态靶辨治

——构建现代中医诊疗体系的理论与实践

◉ 仝小林 著

科学出版社

北京

内 容 简 介

本书是仝小林院士长期致力于中医药传承创新与临床实践成果的结晶。本书系统论述了态靶辨治概念及诊疗模式。即依据现代医学诊断，运用中医思维，对疾病进行分类分期。并在总结归纳疾病的动态演变规律和发展态势基础上，提炼出疾病每个阶段的核心病机（态）和与其相对应的客观指标（靶），结合病因和预后，形成态靶同调、因果兼顾的诊疗方案。态靶辨治有助于提高中医诊治现代主流疾病的服务能力，搭建中西医融合发展的桥梁。

全书分态靶辨治总论和态靶辨治临床运用实例上下两篇。上篇系统性介绍了态靶辨治理论的由来以及具体阐释调态理论、靶方靶药的应用原则。下篇分八章，参考现代医学病名及其分科分类方法，按照系统分类，并在各个系统中选择仝小林院士在临床实践中总结的典型病种及病例进行态靶辨治理论实际应用的阐释。

本书可供中医、西学中、中西医结合医师参阅使用，也可供中医院校学生和中医爱好者阅读参考，助力医务工作者医、教、研中西医融合理论创新与临床实践。

图书在版编目（CIP）数据

态靶辨治：构建现代中医诊疗体系的理论与实践 / 仝小林著. —— 北京：科学出版社，2025. 2. -- ISBN 978-7-03-081241-4

Ⅰ. R24

中国国家版本馆 CIP 数据核字第 2025RB8215 号

责任编辑：刘 亚 / 责任校对：刘 芳
责任印制：赵 博 / 封面设计：陈 敬

科学出版社 出版
北京东黄城根北街 16 号
邮政编码：100717
http://www.sciencep.com

三河市春园印刷有限公司印刷
科学出版社发行 各地新华书店经销

*

2025 年 2 月第 一 版 开本：787×1092 1/16
2025 年 3 月第二次印刷 印张：11 1/4
字数：246 000
定价：**68.00 元**
（如有印装质量问题，我社负责调换）

序 一

守中医之正，让靶归于态

长久以来，中医药为中华民族的繁衍生息作出了巨大贡献，它不仅是中华优秀传统文化的代表，也是中国医药界自主创新的重要源泉之一。中共十八大以来，以习近平同志为核心的党中央将"传承创新发展中医药"作为新时代中国特色社会主义事业和中华民族伟大复兴的重要内容，中医药发展上升为国家战略，中医药的地位提升到了前所未有的高度。至此，中医药的发展迎来了千年不遇的大变局。

中医整体观、辨证施治、治未病等核心思想与当代医学科学的发展方向高度契合。中医药的传承和创新需要抓住当前有利的机遇期，在保持自身特色的同时，融汇现代医学新知，打破中西医之间的壁垒。中医由宏观走向微观，西医从微观走向宏观，两种理论相向而行，互助互济，相得益彰，正在创造出一个高于传统意义上的中医和现代西医的全新医学诊疗体系。

仝小林院士长期致力于中医药传承与创新研究，在现代中医诊疗体系和方药量效体系构建方面做出了扎实而卓越的贡献。他的新作《态靶辨治——构建现代中医诊疗体系的理论与实践》新论迭出，有章有法，其所提"态靶辨治思想"，既有中医原创思维，又有西医诊疗精粹，为中西医融合之道、中西医结合之术做了有价值的探索。态靶思想汲取了传统中医学的"调态理论"，融合了现代医学对疾病的认识及药理研究成果，是对中医传统理法方药量的一次全面创新。病证结合突破了传统辨证刻强轴弱的局限，拓宽了中医学对现代疾病的认识，有助于治未病理论的落地；态靶结合在治疗现代疾病指标上实现了中医药的疗效突破；方药量效研究则推动了中药剂量的精准化。现代医学背景下，"态靶医学"是临床实战医学体系，更是中医药创新研究的指导方略。

一个医学工作者首先看到的是病人，而不是细胞、分子。系统生物医学概念的提出，将生物学扩展到医学，是自上而下、从整体到局部的理念，与西医学自下而上、从局部到整体的经典理念相互补充，这很有利于中西医学在共同的科学语言平台上进行平等的交流。态靶医学是聚焦于系统生物学的一种中医药研究探索。"系统—系统"的研究模式提供了中药物质基础的表征和临床疗效评价的新思路。理论研究、真实世界研究、临床疗效评价、中药学、药理学、系统生物学等多学科研究的共同介入，将为中医药提供全面系统的高级别证据，并揭示其科学内涵。

传承中医药，要坚持传承不泥古，创新不离宗。《态靶辨治——构建现代中医诊疗体系的理论与实践》一书，便为我们揭示了中医药未来发展的一种方向——态靶医学。在现代医学背景下，这种医学模式或将成为中医药传承创新的历史选择。守中医之正，以调态为基，借助现代科技，让靶归于态。创医学之新，以病证结合，实现西为中用，促中西结合。中医药之所以有强大的生命力，就是它的根基厚重，源于古代哲学、道学、儒学、以《黄帝内经》为代表的中医理论、以《伤寒论》为代表的临床实践，并不断革新，吸取同时代自然科学的成果，自我完善，传承创新。期待本书为广大中医、中西医、西医提供医教研新思路和新方法，为促进健康中国建设、为构建人类卫生健康共同体贡献力量。

中国科学院院士　陈竺

2023 年 3 月于北京

序 二

两千年来，中医学伴随经济社会与文化的发展，经历了无数次自我"变革"。在现代科学与医学突飞猛进的今天，中医药也需要接受现代化的洗礼。只有采用现代科学方法，证实中医药的有效性与安全性，揭示作用原理，去其糟粕，取其精华，才能取得真正的发展。

仝小林院士提出的"态靶辨治"，是中医药在现代化背景下的一次系统性的创新实践。该体系从传统辨证论治出发，在现代医学疾病框架下，按照中医思维重新审视疾病发展全程，通过分类、分期（态）、分证，重新构建中医诊疗体系。同时基于现代药理学筛选对疾病理化指标确有疗效的靶向中药，验之临床，回归临床，并揭示其"量-效-毒"关系规律，力图重新构建中医本草体系。"态靶辨治"源于辨证论治，而又高于辨证论治。它在传承中医传统调态优势的基础上，有机融合了现代医学定向打"靶"的诊疗特征，进而提高了中医药对疾病的诊疗能力。此外，借助表型组学、人工智能等新兴科技手段，"态靶辨治"体系还有望搭建起现代医学与中医学对话、融合的桥梁，为现代医学发展提供中医视角和中医智慧。这也正是我所提倡的中西医结合，和而不同，相互促进，共同发展。

值此书付梓之际，得窥新作。书中所述与本人的思考基本相符，遂邀小林院士促膝长谈，切磋探讨，不胜欣喜。可以预见，"态靶辨治"将对中医药学的未来发展，以及为中西医结合寻找切实有效途径发挥积极作用。

是为序。

中国科学院院士 陈凯先

2023 年 4 月于北京

序 三

21世纪是医学由"疾病医学"向"健康医学"互参与转型发展的关键时期，服务生命全周期与健康全过程，增进民生福祉，是中西医共同面临的重要使命。习近平总书记曾强调，坚持中西医并重，加强中西医结合，坚决守护好人民健康。要充分发挥中西医两者优势，不断探索中西医科学结合、最优组合的道路。

中医药作为我国独特的卫生资源，是中华文明的瑰宝。经过几千年的传承发展，目前已经形成包括现代医学在内的多学科向中医学渗透、结合的新局面。通过现代科技对中国传统医学形态的不断契合，基于现代医学疾病诊断的群体化中医药研究，延伸了传统中医四诊手段，丰富和深化了中医对人体的认识，推动了中医药学术的精准化快速发展，中医药学科学内涵的研究可望获得实质性突破。传统中医药学迎来了千年未有之好形势，中医药学创新发展迎来了百年难遇之大契机。

目前，中医临床诊疗模式大致分为三种，一种是传统中医诊疗模式，即中医辨病+中医辨证；另一种是中西医双重诊疗模式，即中医辨病+中医辨证+现代医学诊治疾病；第三种是病证结合模式，即现代医学辨病+中医辨证诊疗，这也是中西医结合发展的主流模式。中西医能够结合的关键点就在于中西医理论体系的互补性、诊疗方法和治疗效果的协同性。简言之，西医优势在于微观，中医优势在于宏观。两者对于疾病的认识角度、方式、方法各有不同与优势，但殊途同归的是两者最终都以病人为中心。解决好人类疾病认识论和方法论中的宏观与微观问题，形成优势互补之合力，打好组合拳，乃是中西医结合的必由之路。

仝小林院士认为学术进步应海纳百川，治学必求于严谨，论述必基于实证，在数十年深研经典，躬耕临床基础上，首创并提出态靶辨治学术思想，是契合中西医结合发展客观需求的创举，也是守中医之正、创医学之新的重要探索，是推动中医学从宏观走向精准的历史选择。小林院士在"态靶辨治"中，提出要重构中医诊疗体系和重构中医本草体系，既保持传统中医药特色和优势，又充分吸收现代科技和医药学成果，医药协同，从而搭建起沟通中西医临床的两座桥梁。该书论述结合，论中屡有新意，提出了"态靶"内涵，"因态""果态"之区分，强调"方药量效"之关系。述中尤重实例，精选作者在长期临床实践中运用态靶辨治理论治疗各系统疾病的一系列案例，实为一部可贵的临床医疗参考佳作。乐为之序。

中国科学院院士　陈可冀

2023 年 3 月于北京

序 四

回望过往数千年，中医学为保障我国人民的生命健康做出了巨大的贡献。早年间，我被分配到东北基层某卫生院工作，在那个交通闭塞、生活艰苦、缺医少药的地方，中医药发挥了重要作用。正是那段从医经历，使我了解到农民的健康情况与切实需求，也让我对中医药产生了深厚的感情，成为我日后在肾脏病临床诊疗中倡导中西医结合的缘由。

当今时代是一个经济、科技、人文高速发展的时代，人们的生活方式发生了很大变化，疾病谱也产生了明显改变，因此，时代对中西医学都提出了更高的要求。我历来倡导中西结合应当以开放包容的姿态，用中医的哲学思维、整体观和个体化的理念，指导现代医学临床和基础研究。用西医的科学思维、先进的研究方法和技术，诠释和挖掘中医经典理论的科学内涵，做到整体观与系统生物学相结合，个体化与精准医学相结合，用现代语言阐明中医的科学内涵，揭开其"知其然不知其所以然"的神秘面纱。创立具有中华民族原创思维的可量化、能重复、易推广的新医学——中西医结合医学，造福人类、服务社会。

然而目前中西医结合临床研究缺乏对疾病本质的探索，以及大样本、高质量的循证医学研究。这主要是由于中医、西医遵循各自理论和标准，缺乏真正基于中西医结合理论的合作研究，对各自的结果缺乏共识。中西医结合发轫于临床实践，最终也将在临床实践中得到检验，提高诊疗水平、实现全生命周期维护是中西医结合医学的发展终极目标。

该书汇集仝小林院士团队多年来的学术思想和研究成果，详细论述了"态靶辨治"理论体系的时代背景、理论渊源及具体内涵，从生态大系统、个体化、治未病三大医学思想出发，整合中医药特色优势和现代科技成果，以"核心病机-分类-分期-分证"为框架，成功搭建沟通中西医临床的"病与证"，"量与效"结合的桥梁——"态靶辨治"诊疗范式，提高了中西医结合的临床实践水平。

"态靶辨治"理论体系融汇中医传统理论与现代医学研究前沿成果，是传承精华、守正创新的典型代表。不仅对于现代中医诊疗体系的构建具有重大临床意义，对于整个中西医结合医学的发展也有重要的启示意义。今受仝小林院士诚邀，为其新作《态靶辨治——构建现代中医诊疗体系的理论与实践》做序，细赏全书，甚为感触：中西医结合之路已昭然揭示于书中，是为序。

中国工程院院士

2023 年 4 月于北京

自　序

守中医之正，创医学之新

中医学的思维方式，就是取类比象。它把人体看成一个黑箱，一端是对证候性质的判断，另一端是用药后的反应。在取类比象思维指导下选方用药的试错中，不断积累经验，最终将这些有规律的病理状态和方药的对应关系固定下来，这就是"调态"。比如寒态、热态、湿态、燥态、虚态、实态、壅态、瘀态、郁态、瘀态等。调态，可以理解为改善人体的环境，是中医学的主要思维和干预的方式。在疾病的调理上发挥了重要的作用。

但是，由于历史条件的限制，中医的"态"有着先天的不足。即只关注刻下的"状态"，难以把握疾病的"动态"和未来发展的"态势"。还有一个更加明显的短板，就是对现代医学客观指标的"打靶"不足。这使得许多中医，对单纯中医药调节客观指标没有把握，只好用西药打靶，中医调态。

经过两百多年的中西医碰撞和现代中医教育中西医课程的系统学习，"白箱"已经打开。现代医学对疾病的认识和诊断，已经成为现代中医的工具。但是，还缺乏对现代医学诊断的疾病，从中医的思维出发，重新进行分类、分期、分证，以指导中医的治疗。甚至教科书还停留在冠心病归属于胸痹范畴，高血压病归属于眩晕范畴，糖尿病归属于消渴病范畴那样一个非常粗浅的对接阶段，与临床实际已经相差甚远。这就要求我们要从现代疾病的临床实际出发，在西医诊断基础上，按照中医思维，分类分期分证，把握疾病状态的同时，要把握疾病的动态和态势，对疾病全方位的时空关照，也就是要构建现代中医诊疗体系。

其次是"打靶"问题。症靶，历代医书、本草书都有很多记载，唯独对病靶、标靶没有记载。那是不是我们中医对打靶就无能为力了呢？完全不是！现代中药药理，为我们提供了非常丰富的打靶指向，只要我们善于"回归"，就可以把指向性很强的打靶药，变成我们手中既可调态又可打靶的利器。比如，肝热型高血压病，我们可以选择夏枯草、黄芩、钩藤、潼白蒺藜、菊花等，肾虚型高血压病，我们可以选择炒杜仲、桑寄生、怀牛膝等，水湿型高血压病，可以选择芜蔚子、泽泻、云苓、车前子等。同理，阴虚型糖尿病选择天花粉、知母，肝热型糖尿病选择赤芍、黄芩，肠道湿热型糖尿病选择川连等。既调态，又打靶，双管齐下，态靶同调。我认为"得病靶者上，得标靶者中，得症靶者下。得病靶，无劳辨证矣"。如是，中医还需要对西药那么强烈的依赖吗？我们突破了中医降糖、降压、降脂、降尿酸、降尿蛋白、降转氨酶、降增高的桥本氏病抗体、降增高的1型糖尿病抗体、降增高的类风湿因子等难题，都得益于现代中药药理的研究成果。我们依据古代本草、现代药理研究成果和临床打靶经验，正在构建现代本草。在两个构建基础上，中医、西医、中药、西药、基础、临床以及多学科共同完善态靶辨治体系，真正有效地提高临床疗效，这就是我们撰写本书的目的和初衷。

全书分态靶辨治总论和态靶辨治临床运用实例上下两篇。上篇系统性介绍了态靶辨治理论的由来以及具体调态理论、靶方靶药的应用原则。下篇分八章，参考现代医学病名及其分科分类方法，按照系统分类，并在各个系统中选择我个人在临床实践中总结的典型病种及病例进行态靶辨治方法的阐释。但不可否认的是，个人的力量是渺小的，态靶辨治的理论还需要在众多具有丰富经验的临床医生的运用中不断完善。

道器不离，天人合一，是中西医汇通的基本立场和方法。我相信，现代科技背景下，态靶辨治是临床实战医学体系，更是创新中医药研究的指导方略。态靶辨治能够更好地聚焦于系统生物学的中医药研究。结合理论研究、真实世界研究、临床疗效评价、药学、药理学、系统生物学等多学科研究的共同介入，将为中医药提供全面系统的高级别证据，并揭示其科学内涵。当代中医，要拥抱现代科技、现代人文，要迎接新时代、新变革的到来。承中启西，承宏启微，承上启下，承古启今。中医自成体系的创新和借助现代科技和医学为主的多学科协同创新，是未来中医发展的两条主线。他山之石，可以攻玉，自山之宝，远未枯竭，这就是守中医之正，创医学之新。

在此书出版之际，我要特别感谢我的老师国医大师李济仁教授、国医大师周仲瑛教授，以及在我行医过程中帮助我、指导我的各位师长，正是有他们的启发与鞭策，我才有勇气推开中西医融合汇通这扇沉重的大门。同时，还要感谢赵林华、宋斌、雷烨、陈锐、何莉莎、张莉莉、苟筱雯等一大批我的学生和传承弟子，是他们的努力，使我辑成此书。感谢科学出版社的曹社长和刘编辑对此书出版所给予的帮助。

2023 年 4 月于北京

目　录

上篇　总　论

下篇　态靶辨治临床运用实例

上 篇
总 论

第一章 现代医学背景下的中医药发展之路

中医药反映了中华民族对生命、健康和疾病的认识，具有悠久历史传统和独特理论及技术方法的医药学体系，是中华文明的瑰宝，为护佑中华民族千年的繁衍生息做出了重大贡献。随着时代的进步和技术的革新，无数中国古代的科学技术成为历史，被现代科学彻底取代，而中医药学传承发展至今，即便在科学技术迅猛发展的当下，不仅未被近现代西方医学所取代，中医学的整体观念、辨证论治、治未病理念蕴含的智慧也影响着现代医学从微观走向宏观，而且中医药仍在中国民众的生活中闪耀着光辉，中医药在新冠感染的防治中取得了满意的疗效，中西医并重、中西药共用，向世界提供了中国方案，这不能不说是世界科学技术史上的奇迹。中医学有如此大的生命力，是由于它不仅仅限于科学技术层面，而且是来源于生活实践，是中国古代生态、心理、哲学、艺术、文化和科技的全方位知识的融合，在与疾病作斗争中不断地进行传承与创新，以疗效为目标，形成诊疗优势，为维护人类健康和疾病防治提供中国新医学方案。

第一节 鼎新革故是中医药千年不衰的内在动力

中医药作为我国特有的传统医学体系，从古至今流传千年，其理论、经验、技术可谓一脉相承，具有鲜明的特点。自明末以降，西方传教士将西医传入中国后，手术、抗生素等快捷的诊疗手段极大程度上对传统中医药学造成了强烈的冲击。近年来，基于循证的现代医学具备了系统化的诊疗策略和疗效评价体系，迅速占据了主流医学的地位，打破了几千年来以中医为主导的中国传统卫生保健体系的格局。在这样的背景下，探索出一条中医药守正创新的发展之路迫在眉睫。

然而，如果我们回溯中国医学发展的历史，就不难发现：今天的中医药学，实则是在经历了无数次大大小小自我"变革"后才形成了趋向完备的学术体系，而这些"变革"无一不与历朝历代的科技发展和临床需求密切结合。

在先秦时代，《黄帝内经》吸纳了当时最先进的天文、地理、气象、历法、物候、心理、哲学等方面的成就，将阴阳五行、精气神等概念引入中医体系，形成了中医关于人体生命、疾病和防治的系统理论，由此确立了"有诸内，必形诸外"的中医学观察和思维方式，从而确定了中医宏观性和整体性的基本特点。这种思维方式在古人微观世界观察能力低下的情况下，可特别敏感地观察到人体与自然界的联系，进而形成了极具特色的中医"藏象"、"经络"等理论。临床上，医家从疾病的表象入手，执简驭繁，依据疾病的临床表现归纳出"证"，作为治疗的切入点，形成基于辨证论治的"调态"理念，成为中医发挥临床疗效的核心手段。这是中医学历史上第一次将医学与其他科学进行融合，并实现理论升华[1]。

至东汉，张仲景有感于家族悲惨境遇，"余宗族素多，向余二百。建安纪年以来，犹未十稔，其死亡者，三分有二，伤寒十居其七"。针对当时猖獗流行的外感伤寒病，以及诸般疑难内伤杂病，将古代医学理论与临床需求结合起来，著成垂世的《伤寒杂病论》一书，构建起"理法方药量"齐备的辨证论治体系，中医学术体系日臻完备，此实乃中医学的又一次重大飞跃。至宋、金、元，理学的发展推动儒学内部的学术嬗变，滥用《太平惠民和剂局方》的弊病日益暴露，中医学内部针对内伤杂病的辨治形成了激烈的学术争鸣，许多经典理论由此提出，如刘完素的寒凉学说，张子和的攻邪学说，朱丹溪的滋阴学说，李东垣的补土学说，推动了中医理论的发展。至明末清初，广为流行的疫病挑战了传统伤寒理论在外感热病辨治领域的权威地位，以吴有性、叶天士、薛雪、王孟英、吴鞠通为代表的江南医家共同构建起外感温热病辨治的温病学说，此乃中医学术理论体系又一次重大的发展[2]。

纵观历史，鼎新革故是中医的内在品质，是中医药历经千年而不衰、守正创新的内生动力。然而，我们应该看到中医历史上几次重大的理论创新与飞跃均具备以下两个显著的特征：一是多学科的渗透，中医学与当时先进的科技及理论相结合；二是以临床需求为导向，以提高临床疗效为目标。同时，我们应该看到，中医学历史上这种种"变革"与"创新"的突出特点是在自身理论体系中闭环进行的，这种"变革"保持着中医基于辨证的"调态"特色与优势，使得中医学术体系呈现出一脉相承的特点。然而，在现代科技背景下的中医变革与既往历史上的"变革"有着截然不同的内涵。

那么，在现代科技背景下的中医传承创新与既往历史上的"变革"有哪些截然不同的内涵？

第二节　传统中医药迎来千年未有之大变局

时代，是中医药发展最强有力的推手。自明末以降，随着西学东渐，西方医学传入中国有 3 个重要的历史时期：第一次是明末清初，以英国、西班牙、葡萄牙、荷兰等国的传教士和商人为主，传播的内容实则是西方医学的"老古董"——以希波克拉底为代表的西方古典医学理论；第二次是 1805 年以英国琴纳的牛痘接种术从菲律宾传入中国为标志的西方医学的传播与推广。但是这两次西方医学的传入，并未打破中医学固有之理论体系，对中医学的理论与实践体系均未产生实质性的影响。直至 1840 年，鸦片战争打开了清王朝闭关锁国的大门，作为基督教和商品贸易的先锋，西医药学伴随着西方科学技术一起第三次传入中国。走上实验道路的西方医学，通过开办医院和诊所（如北京协和医院、中南大学湘雅医院、四川大学华西医院等），创办医学院校和吸引留学生，翻译西方医学书籍和刊物等多种途径在中国传播开来，其传播影响与过去大不相同，不仅改变了数千年中医药独家经营的状况，而且对中医药学术和临床实践体系的发展均产生了强烈的冲击。许多有识之士，如唐宗海、朱沛文、张锡纯、恽铁樵、陆渊雷等医家为中医的振兴与图存做了大量工作；他们对比中西医的差异与优劣，开始探索中西医汇通之路。他们的先知先觉、勇于创新的开拓精神和强烈的责任感，无不令人钦佩。

如果说，以张锡纯等为代表的一代铁杆中医，他们在几千年中医一统天下的时代突然终结时，面临的是生存、困惑和必须勇敢捍卫，那么我们今天所面临的则是世界医学大同的新时代。在当下的时代，已经形成了现代自然学科，其中包括现代医学多学科向中医学汇聚、渗透、结合的新局面。中医似乎又回到了理论构建之初的那种充分开放的时代，迎来了千年未有之大变局，这种变化归根结底是现代科技对中国传统医学形态的重新塑造，是中医发展不可回避的时代洪流，其表现主要有以下几个方面。

一是在疾病的认知方面，依靠现代科技不断打开疾病的黑箱，揭示其本质。 辨病论治自古有之，古代医生从未放弃对疾病本质的探索，也曾试图依靠解剖打开疾病的"黑箱"。如《黄帝内经》《难经》等典籍均对人体的脏腑形态、尺寸重量等进行过解剖学上的度量，中医藏象、经络等理论的最初构建确有解剖实践的参与。再如清代王清任，在大量解剖尸体后，悟出了血瘀之道理，创造了系列逐瘀汤。但古人终究由于缺乏现代诊断工具，对大多数疾病的描述缺乏内在的同质性，疗效评价亦欠客观。所以古代对"病"的认识与现代医学诊断下的"病"有着本质的不同。一方面，在病因认识上，传统中医的病因学不外乎外感六淫、内伤七情、饮食、劳逸、金刃、虫兽伤等，而现代科技已经从基因、免疫、代谢、病原微生物等角度，以及各系统交互作用的层面揭示疾病的病因和发病规律的内涵[2]。此外，现代医学非常注重遗传、环境、心理等综合因素对疾病发展转归的影响，由此不断丰富中医"审因论治"的内涵。另一方面，现代医学对疾病本质的认识已经较为完善，如高血压、冠心病、糖尿病在解剖、病因、病理、诊断、转归等层面已经建立了相对完善的认知体系。现代医学在审因、辨病、对症方面取得了巨大成就，这种研究思路，是古代中医曾经力图探求而力所不能及的。难道已经具备研究条件的现代中医人，不该为之倾尽全力吗？所以从现代医学"病"的角度认识疾病，并用中医的思维，针对疾病或疾病过程中某个坏节的核心病机探索有效治法，是一个全新的视角，也是辨证论治的重要补充。这个视角，古代中医曾经尝试过，但终因打不开人体的黑箱而停滞。如今黑箱已经打开，为丰富和深化中医对人体的认识提供了前所未有的条件和机遇。遗憾的是，到目前为止，重新用中医思维审视的现代疾病仍然非常有限，所以在此领域深耕，实现中医理论的创新与突破是时代赋予中医发展的全新命题。

二是在诊断方面，现代科学诊断技术极大地延伸了中医四诊的范畴。 传统中医囿于科技水平的限制，短于微观辨证，而强于宏观辨证。《黄帝内经》对人体生理、病理的认识构筑在"有诸内必形诸外"的原理之上，通过望、闻、问、切四诊，司外揣内地了解人体规律。而当代科学技术为疾病的诊断提供了全新手段，现代仪器检测的临床理化指标、摄片等辅助检查结果等均可视作中医望诊、切诊的延伸，极大地丰富了中医的诊断依据和评价指标。理化等辅助检查指标的变化往往先于患者的主观感受而出现，并延伸为微观的症，成为治疗的靶点。临床上，从患者到医生都不会满足于仅靠望、闻、问、切四诊所获得的诊断信息，无论是疾病的诊断方面，还是疗效判定方面必然要求得到现代"病名"诊断与理化指标等辅助检查结果，我们已经无法回避血糖而谈糖尿病的治疗，无法回避血压而谈高血压的治疗。而实践证明，对一些无症状性疾病，当引入现代检测方法后，中医才能摆脱宏观上无症可辨、无病可治的困惑，而发挥中医的治疗作用。由此，中医临床上已经开展中西医"双轨"式诊断与辨证，宏观辨证与微观辨症相结合共同服务于中医临床，不断扩大中医辨证论治的内涵，并在此领域积累了丰富的经验。在现阶段，必须发展中医的微观辨症方法，延伸传统的中医四诊手段。突破中医重宏观轻微观的弊病，深刻认识疾病的微观和内在表现，已成为现代中医全新的课题。

三是在疾病治疗方面，精准化成为中西医发展的共同追求。西医精准化的路径是在群体化基础上探索个体化治疗的策略，中医的精准化方向恰恰与此相反，是在个体化基础上的群体化治疗的研究。病家医家一对一"察色按脉"的中医诊疗模式，长足地发展了以辨证论治为主要手段的个体化治疗，但同时存在一个严重的不足，即在把握疾病规律基础上的群体化治疗非常薄弱。古代中医缺乏对疾病统一的客观诊断标准，难以对一个同质的疾病，进行大量的、全程的、系统的观察，所以难以把握疾病的规律，也就缺少针对群体治疗的方案。我们不能不承认，这是中医的短板。随着现代医院建制的形成，中医专科、专病化发展，由中医全科模式逐渐演变为内、外、妇、儿等专科模式，甚至出现糖尿病等单一病种专科，专科医生有条件聚焦于某一种疾病或几种疾病，大量的临床病例使他们得以对同一病种进行群体化研究，从而把握疾病的中医发展规律，把中医擅长的对刻下的把握延伸至对疾病全程的把握。因此，在保持个体化诊疗优势的基础上，我们应当基于现代医学的疾病诊断，从中医的角度，重新认识疾病的规律，重新对疾病进行分类、分期、分型，从而找到群体化中医治疗的规律。这种基于现代医学疾病诊断的群体化中医研究，不是老问题，而是新问题，不是西化，而是重大发展。

中医精准化的另一个问题是中医辨证论治个体化上的优势，大家是广泛认可的，但为什么临床疗效常常不稳定？一是对辨证论治的理解有缩窄趋势。本应是"查因、审机、辨证、对症"的全链条、全方位考量，变成了过度强调"证"，以至于严重忽略了"查因、审机、对症"等其他临床诊疗思维。二是打靶不足。对于临床症状的"症靶"，古人有许多宝贵经验，但尚缺乏系统梳理，继承不够；对于客观检查的理化等指标的"标靶"，现代中药药理研究成果临床转化利用不足，以至于在面对现代医学指标上，中医往往力不从心。三是用量不准。我们提出"态靶辨治"，就是强调以态（包括因、机、证）为基立方，以靶（包括病靶、症靶、标靶）为参选药。比如，肾虚型高血压，我们可以选六味地黄丸，但打靶（降压）不足，在此基础上，加上怀牛膝、炒杜仲，就实现"态靶"双调。所以，按照中医的传统思维针对"态"来选方，将现代药理提示的"靶"重新回归中药药性，再运用于"态方"中，就会实现"态靶"同调，中医治疗的精准性就会大大提高[3]。

四是运用现代科技揭示中医理论实质，阐明中医疗效机理。中医学作为东方文化、思维"基因"的表达和载体，蕴含了许多独特的概念和理论，如藏象、经络、辨证论治等。如辨证论治是中医诊治疾病的主要方法，是取得临床疗效的关键。然而用传统概念表达的辨证论治理论仍停留在模糊、抽象阶段，中医证候实质以及治病取效的内在科学基础尚不明确，辨证论治体系的临床应用亦缺乏标准化、客观化、规范化的措施，使得辨证论治的疗效难以重复。如何在现代医学背景下应用现代科学语言来规范地阐述其科学内涵，已成为当前亟待解决的重大问题。时至今日，前沿科技广泛融入医疗的各个环节，对疾病的本质有了更加清晰的认识，现代检测技术极大延伸了四诊的范畴。由此，有望依赖现代科技，从"动态时空"和"多维界面"揭示中医理论及其辨治的科学内涵。当代分子生物学及多种组学技术，如基因组学、表型组学、蛋白质组学、代谢组学、转录组学、肠道元基因组学等，作为现代生命科学的前沿学科和技术，为中医科研提供了系统化、动态化、定量化的测量技术。从病理生理、细胞、分子等水平来探讨中医"证"的本质，揭示藏象、经络等中医理论的实质，以及中药复方和人体的动态应答这种系统–系统的效应，以此开辟中医科学内涵研究的崭新领域，可望获得实质性突破，而有可能孕育一批有望斩获诺贝尔生理学或医学奖在内的重大成果。

基于此，我们说传统中医药正在遭遇千年未有之大变局！中医历史上，任何一项伟大的创新，都有其强烈的时代背景。发展中医药，必须充分借鉴和利用现代科学、现代医学的成果。任何夜郎自大，任何故步自封，都是对中医药发展的桎梏。当代中医人，应当"唯效是求"，开拓创新，以迎接中医发展的时代机遇。

第三节　中医药创新发展迎来百年难遇之契机

新时代新发展，中医药发展正面临着前所未有的巨大机遇。国务院印发实施的《中医药发展战略规划纲要（2016—2030 年）》《中共中央　国务院关于促进中医药传承创新发展的意见》等一系列文件的出台为中医药的发展提供了政策支撑。近年来，随着人文反思和传统回归，尤其是中医实践的开展，当中国人用中药青蒿素创制抗疟药并获得诺贝尔生理学或医学奖后，人们发现，原来传统医学里的确有很多宝贵的财富可以加以继承和创新，所以如何"古今相能，古为今用"是当代中医的一个重要课题。而抗击新冠感染疫情再一次证明了中医药的独特优势，习近平总书记指出："中西医结合、中西药并用，是这次疫情防控的一大特点，也是中医药传承精华、守正创新的生动实践。"当今时代背景下，中医药正逐渐得到人民群众的普遍信任，在国际上的影响口益增加，这使得中医药创新发展迎来重大机遇。

但中医药的发展，绝不仅仅是靠国家政策的扶持，而是时代的需求。当今科学、医学，正在走向整合、融合，中医和西医相会在 21 世纪，会是怎样一个局面呢？我们首先分析下医学大势。慢性病时代的到来，为中医发展创造了历史的机遇。如果说，20 世纪，时代呼唤解决感染性疾病、创伤性疾病、急性心肌梗死等急性病，把历史的机遇给了现代医学，促进了现代医学的长足发展，那么，21 世纪，涉及多病因、多系统的慢性病，将是中医大显身手的最好舞台。

随着时代的发展，当今时代人类面临六大类疾病的挑战：第一种是老年病，2021 年中国第七次全国人口普查主要数据显示，我国 60 岁及以上人口 2.64 亿，占 18.7%；65 岁及以上人口 1.91 亿，占 13.5%。据世界卫生组织预测，到 2050 年，中国将有 35% 的人口超过 60 岁，成为世界上老龄化最严重的国家。第二种是慢性病，在经济和医疗条件有限的过去，很多慢性病得不到有效治疗，很容易导致死亡，当今随着医疗技术的发展和经济水平的提高，带病生存三五十年的慢性病患者大幅增加，但随之慢性病的并发症也成了一个社会问题。第三种是代谢性疾病，随着现代人饮食结构的改变，高血压、高血脂、肥胖、高尿酸、痛风、糖尿病、脂肪肝等变得十分普遍，几乎已经形成了时代病。第四种是心因性疾病，由于整个社会节奏的加快，人们精神压力增大，抑郁症、焦虑症等疾病的发病率大幅攀升，这些症状在农耕社会中很少出现，也逐渐成为现代常见病。第五种是医源性药源性疾病，如自1928年青霉素发明至今，人类使用抗生素已近百年，然而随之而来的滥用及耐药现象让人们始料未及；此外在临床治疗中激素的使用也引发一系列药源性疾病。第六种是新发突发传染病，现代交通越来越便利，疫病的传播之迅速和以往不可同日而语。过去欧洲暴发黑死病，仅限于欧洲，而严重急性呼吸综合征（SARS）、禽流感、埃博拉出血热、新冠感染等疫病，在短时间内就能传播到全世界。

对于疾病的规律性，中西医有两种完全不同的认知、归纳、抽提的方法。西医是"寻因"。由内而外，不知内则不知外。中医是"辨态"。由外而内，知外可以"揣"内。所以，西医擅长病因明确的疾病，中医擅长病因不明确的疾病；西医擅长单病因的疾病，中医擅长多病因或原因不明的疑难性疾病。尺有所短，寸有所长。在当今老年病、慢性病等的诊治上，中医必将发挥重要的作用，这是时代疾病的特点所决定的。面对这六大类疾病，现代医学从理论到实践，都力有不逮。对中医而言，其大发展的机遇在此，动力在此，疗效亦在此！中医的复兴，是时代的呼唤！中西医平等对话，相互借鉴，走向融合，医学走向大同，这应该是世界医学的发展趋势。互借、互补、互生，可能是未来中西医走向融合的基本过程。

孔子曰："君子不器。"老子说："大制不割。"这六大类疾病诊疗的进步，是时代赋予中医人的艰巨任务和历史机遇。这个机遇，转瞬即逝。我们要紧紧地抓住这次千载难逢的历史机遇，使中医重新回到能与多学科最新成果对话的舞台。敞开胸怀，迎接新时代的八面来风，打开疆界，汲取现代最新研究成果，在继承优秀传统基础上，构建新的体系。

第四节 "态靶辨治"是现代医学背景下中医发展的必由之路

历史的机遇是最大的机遇，中医学的复兴已经初见曙光。在历史的长河里，每一次医学的进步都是在巨变中产生的。21世纪是现代自然科学蓬勃发展的新时代，出现了科学大融合的趋势，这一大好形势促进了中医学朝精准化方向大发展，可以认为中医学正处于传统中医向现代中医发展的大变革时期。之所以说中医大变革的时代到了，是因为有了近400年的西学东渐，有了一个甲子的中西医结合研究、中医分科的积淀，所积累的经验与教训十分丰富，酝酿着新理论、新概念的提出，目前到了大总结以促进大发展的时候了。

中医的发展问题，其核心仍然在临床实战层面。疗效是中医的生命，中医几千年来从未放弃过对临床辨治方法的探索和总结。整个中医的守正创新必定以中医临床医学的发展为先导，以提高临床疗效为原动力，从而带动中药的发展和基础理论的突破。中医自成体系的创新和借助现代科技、医学为主的多学科协同创新，是未来中医发展的两条主线。换而言之，自山之宝，远未枯竭；他山之石，可以攻玉。中医需要的正是自我改变的勇气和再生的决心。如何在现代医学背景下，将中医药特色诊疗理论与现代科技包括现代医学相融合，以更好地指导临床实践，推动中医走向精准化是当代中医发展的关键所在。随着研究与实践不断深化，所有这些都表明重构中医诊疗体系的必要性和必然性已经具备了。

重构中医诊疗体系，应当遵循两条基本原则。

首先，是要保持传统中医特色和优势。任何一个学科，有特色才有生命力。就中医学而言，最大的特色与精髓是基于辨证论治的"调态"理念，这是中医发挥临床效用的核心手段，也是中医在 SARS、新冠感染等突发重大传染病、慢性复杂性疾病和预防保健上获得了优良临床疗效的关键。中医之所以能存在千年，正是基于调态所带来的确切的临床疗效与治疗优势。只有坚持以中医理论为指导，才能防止临床出现仅靠微观辨证指导处方用药的机械化、片面化倾向。如果抛弃中医整体观的优势，也注定失去了中医在新时代新疾病谱系中的优势作用。所以重构中医诊疗体系，绝不能泯灭自身的特色与优势，绝不是简单的中西医对接或中医西化。因此任何不符合中医学术特点的创新，都是缘木求鱼，徒劳无功。

其次，要充分吸收现代科技，包括现代医学成果。过去数千年，中医理论和实践在自身的闭环内发生变革与创新，分析时代的自然科学技术，难以还原中医许多基于整体观形成的中医理论与基本概念，使得中医长期隔绝于自然科学之外。而身处自然科学的系统时代，中医必须摆脱孤立于科技之外的局面，这包括两个方面的内容：一是运用现代科技揭示中医理论实质，如藏象、经络、辨证论治等，阐明中医疗效机制，使之获得现代科学的解释；二是运用现代科技发展中医理论，改进中医治疗方法，提高中医疗效。现代科学包括现代医学与中医学相结合之处，可能是当代中医在理论上创新和临床疗效上取得突破性进展之处，当加倍重视。可以预见，传统中医精华作为重要组成部分所创建的中医诊疗新体系，必然是东西方思维、方法的融合，作为现代科学意义上的新形式而存在。

重构中医诊疗体系，需要通过如下两条重要途径。

其一，在理论层面全面厘清中医传统思维的优势与局限。中医的"调态"理念蕴含着中医的三大特色与优势，即整体观、个体化、治未病，为当今许多病因复杂或者病因不明的疑难疾病提供了一种宝贵的诊疗思路。但是，在与现代医学的碰撞融合中，也暴露出中医诊治的一些弱点，这些不足之处已成为阻碍中医药创新发展的关键因素。中医传统思维的优势与局限可归纳为"三强三弱"：一是，整体观强调人的五脏六腑是一个整体，人与自然环境相互呼应，可以通过调整人体内部的稳态平衡来解决局部乃至全身的问题。然而传统中医主要把握刻下的疾病—人体—环境三者之间的交互关系，对疾病的病因、前期发展过程、后期发展态势、可能出现结局的整体把握不足，缺乏一条完整的疾病时间轴，可概括为"刻强轴弱"。二是，在传统中医的诊疗过程中，医生针对病人的体质特点、疾病类型、刻下症状开出专属方药。一人一方乃至千人千方，能充分体现辨证施治的特点，是一种先进的个体化诊疗策略。然而现代社会以糖尿病、高血压为代表的慢性疾病从症状、病因、病机上均存在较强的同质性，个性化的诊疗模式在针对此类疾病的群体治疗时缺乏统一的认识，共性规律把握相对有限，容易导致疗效不稳定、理论难推广等弊端，可概括为"个强群弱"。三是，治未病是一种未病先防、既病防变的中医理念。传统中医通常从患者的症状、体征入手，通过调节内在环境，恢复体内稳态，起到避免疾病发生、发展的作用。然而很多疾病起病隐匿，在发病前期症状不典型，发展规律难以把控，且中医理论对于现代医学中客观指标异常而临床症状不明显的疾病尚缺乏行之有效的指导，出现方药"无靶可打"的局面，可概括为"态强靶弱"。对中医传统思维中的优势和局限进行系统梳理，清醒地看到自己的短板、不足，是克服中医临床诊疗诸多不足的根本前提，是中医药依据自身发展规律，依靠多学科的支撑，守正创新的必由之路。

其二，在临床层面把传统的辨证论治诊疗模式转变为"态靶辨治"诊疗模式。在中西医结合方面，新中国成立以后，曾提出了两个重要的概念，即"病证结合"和"宏观与微观结合"。但是，怎么实现结合呢？见仁见智，一直没有找到可行之路径。我们提出的"态靶辨治"包含重构中医诊疗体系和重构中医本草体系两个重要部分，从而搭建起沟通临床中西医的两座桥梁（图1-1）。

1）重构中医诊疗体系："态靶辨治"诊疗模式是在传承中医传统辨治思维的基础上，充分借助现代医学对疾病规律的认识，按照中医思维重新审视疾病全过程，厘清疾病发展各个阶段特点，归纳核心病机，以确定理法方药量，并大力寻找治病的靶方靶药，同时关注疾病之前的"因态"和疾病预后的"果态"，实现对疾病的全方位掌握。"态靶辨治"模式，不仅能有效提高临床思维水平，使中医治疗方法的传播变得更为容易和简捷，推动了中西医的互补和结合，还能极大提高治疗的针对性和临床可操作性。由此，在病与态（证）之间，搭建了"分类"、"分期"，使"病"与"证"牵手，可弥补中医"刻强轴弱"、"个强群弱"的不足。

2）重构中医本草体系：打靶，既包括中医证候的改善，又包含对现代疾病及检测指标的针对性治疗。"靶"亦为治疗疾病的关键落脚点，是在传统中医依靠宏观表征定性、定向基础上，结合现代医学微观辨识所得到的当前亟待破除的主要矛盾。随着现代药理学的发展，中医"靶药"亦层出不穷，但大多药物并未在中医理论框架下使用，有"中药西化"之势。此外，"中医的不传之秘在于量"，由于历代度量衡的差异，煎煮方法、药材质量等条件的限制，今人对中医典籍，尤其是经方用量的认识千差万别，不同医家对药物剂量的把控也常差距巨大，超《中华人民共和国药典》规定量用药已成为临床普遍现象，标准实难统一，并且容易引起医疗纠纷，最终制约中医临床疗效。故当代临床急需在现有成果基础上，把有效"靶药"按中药属性归类，并在用量上形成基于临床的经方剂量折算策略。由此，在宏观与微观之间，搭建了"靶"和"量"，使中医走向"量化"和"精准"，以弥补"态强靶弱"的不足。按照这种思路，使中西医结合的两个关键而重要的命题，得以落地[4]。

在科技发展一日千里的今天，发展缓慢就意味着消亡。随着现代科学重塑了整体医疗体系，高新科技为医学发展注入了新的动力，中医学的诊疗理念与其他学科产生了广泛的交叉，为中医学提供了全新的发展机遇。多学科渗透赋予了中医学鲜明的时代特征，不断重塑着中医学的诊疗体系，针对中医诊疗的不足，借鉴前沿科技及现代医学成果，重构中医辨治体系是中医临床发展的必由之路。

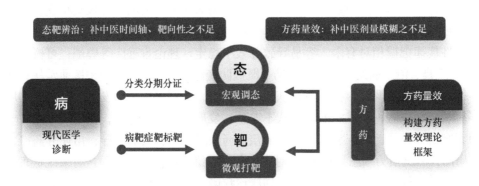

图1-1　态靶辨治模式图

参 考 文 献

[1] 廖育群. 中国传统医药[M]. 2 版. 北京：五洲传播出版社，2010.

[2] 郭子光. 略论中医学术发展之历史经验与继续发展之途径[J]. 新中医，1987，19（9）：1-5.

[3] 仝小林，何莉莎，赵林华. 中医迈向精准时代的思考[J]. 中医杂志，2016，57（20）：1715-1718.

[4] 仝小林. 态靶医学：中医未来发展之路[J]. 中国中西医结合杂志，2021，41（1）：16-18.

第二章 态靶辨治——中医从宏观走向精准的历史选择

有效性是中医药生存发展的关键，中医迈向精准化是历史发展的必然趋势。系统回顾中医学临床辨治模式的历史沿革，总结不同辨治模式的优劣，对于形成适应当代医学发展的中医辨治模式具有重要的意义。回溯中医学术发展历史，从中医临床辨证选药方式的演变历程中不难得出，宏观与微观结合是中医精准化的必然路径。"态靶"辨治是现代医学背景下沟通宏观与微观辨证的桥梁，是中医传统模式与现代科技在医疗历史进程中原始创新驱动下产生的临床辨治新模式。

第一节 精准化是中医发展的历史需求

医学史研究者廖育群在《中国传统医药》中提到"毫不夸张地说，古今中医之别，已然远远大于中西医学之别"[1]。这一观点值得中医临床者的关注与反思，究其深层次的原因是中医本身是一个顺应时代发展的学科。对于中医之过去与未来，我们要用历史的眼光去审视其所处的时代环境，以客观评价中医出现的与之相适应的理论发展变革。

就当代医学而言，造成古今中医出现巨大差异的原因，莫不在于现代科技的日新月异，现代医学对人体解剖、生理，以及对于疾病的认知和治疗较过去数千年出现了跨越式的发展，对疾病的现代认识与诊断方法极大地延伸了中医四诊的范畴，为中医临床施治提供了大量新的可靠的客观依据。在现代医学背景下应运而生的精准医学，成为中西医在新历史环境下共同追求的目标。诚然，尽管中医和西医在精准化道路上的具体内涵和路径大有不同，但是基于诊断体系和疗效评价体系的日益完善，从客观技术上及医患主观期许上，都要求医疗实践行为必须以提高临床疗效的靶向性和精准度为目标。

纵观整个中医发展的历史长河，中医的辨治模式以及遣药原则无不紧跟时代的步伐，以提高临床治疗精准度为目的。中医精准化的本质体现在中医选方用药与疾病本质最大程度的契合，使得治疗有的放矢。

第二节 中医临床辨治和用药方式的历史演变

疗效是中医的生命，落实在临床上则反映在中医的辨证与用方遣药上。将中医辨治模式与用方遣药原则放在历史发展的眼光下不难看出，从中医形成之初开始，历经几千年的演变，临床辨治模式、用药模式根据医疗理论的提升不断丰富、完善。我们有必要对中医的辨治模式和用药思路演变进行系统研究，以便为当代中医提高临床辨治的有效性和准确性提供依据。

一、中医临床辨治模式演变

回溯历史，秦汉之际，《黄帝内经》论述的医学理论已经体现出了早期辨证论治的思想；而其中记载的"十三方"，则体现出专病专方的辨治特点。普遍公认的辨证论治从理法方药量上真正建立起来是从《伤寒杂病论》开始的。晋唐是中国医学发展历史上难能可贵的朴素时期，从《诸病源候论》、《千金方》等重要的医学典籍结合医学发展轨迹来看，医学分科更加精细，对病的认识更加全面，以葛洪、孙思邈为代表的晋唐医家寻找专病专方的务实之风成为主流，可见此时辨病论治、对症治疗和辨证论治共同存在。岳美中先生在谈到其成长过程时，也提到他从汉唐，尤其是隋唐医籍中找了许多实用的古朴效方，而这一点并非完全基于"辨证论治"的模式，而是基于专病（症）专方的形式[2]。如果不从医学史的角度考量中医学发展的轨迹，则往往容易陷入中医只有"辨证论治"的困顿之中。

至宋金元时期，随着医学百家争鸣，尤其是中国北方医学理论的探讨日益繁荣，一系列变革性医学理论创新随之产生，使得辨证论治有了更为丰富的理论作为支撑，进而取代辨病论治，成为这一时期乃至后世中医辨治模式的主流。明清时期，随着温补学派、温病学派的产生，医学理论延续创新与繁荣的势头，辨证论治的主流地位进一步稳固。而"辨证论治"作为明确的概念则是在 1955 年任应秋先生在《中医杂志》发表《中医的辨证论治的体系》一文后，作为中医临床诊治基本原则得以确立，并日益深入人心。由此可见，基于中医自身理论水平发展创新的这一内在生态系统，数千年来，为取得更好的临床疗效，中医自身发展形成了以辨病论治、辨证论治、对症治疗、专病专方、治未病等主要的临床辨治模式，提出了八纲辨证、气血津液辨证、脏腑辨证、六经辨证、卫气营血辨证、三焦辨证、经络辨证等具体的辨证方法。

倘若，中医一直延续这种内在哲学生态与逻辑思维模式，那么可以肯定，辨证论治将在宏观辨证的方向持续发展。然而，中医这一具有良好而稳定传承性的原生态辨治模式发展轨迹，在鸦片战争以后，随着近代西医学和现代科技传入后被打破。由此，形成了早期的"中西汇通学派"，代表性的人物如唐容川、恽铁樵、陆渊雷、张锡纯等，他们通过对比发现中西医之间的异同和优劣，主张医学"衷中参西"，提出中西医结合的理念。近年来，随着现代医学技术在解剖、病因、病理、生理等层面对疾病的认识更加深刻和完整，许多中西医结合医家提出了以西医诊断为基础的病症结合模式，如陈可冀院士指出病症结合所辨之病为现代诊断的疾病，对中医优势病种，以病为纲，据病立法，拟定专方专药，再根据寒热虚实随症加减及对症治疗，形成新的诊疗体系[3]。沈自尹院士首次提出"微观辨证"和"微证微观化"，即在临床中，将现代医学的理化检查、超声、影像学检查等结果作为辨证的依据，利用现代科技手段大大地延伸四诊的广度和深度[4]。国医大师郭子光则提倡"病证结合"模式，提倡吸收辨病（西医诊断之病）论治与辨证论治二者相结合，取长补短，相互促进，具体提出"分证分型论治"、"分期分阶段论治"、"方证相对论治"和"固定方加减论治" 4 种模式[5]。

另外，现代高等院校培养下的中医队伍，其培养模式便是"两条腿"走路，即中医与西医科目并驾齐驱，由此可见，现代中医从培养之初便烙上了现代医学的印记，使得当代中医师具备了从宏观、整体层面与微观、局部层面相结合的系统知识储备，追求疗效精准成为医疗重要目标。由此，辨证论治这一宏观的辨治模式，在新的时代背景下，必然借鉴微观的诊断技术，宏观联系微观，是中医走向精准化的必然要求。

二、中医临床用药模式演变

中医临床是基于"识证、选方、遣药"这一过程，归根到底落脚处便在用药上。回溯中药发展的历史轨迹，可以清晰地发现中医对药物的认识也并非朝夕之间一蹴而就之事。

我国最早的药学专著《神农本草经》对中药功效的记载较为简略，大多是一味药物主治某一疾病或一组症状，如黄连止痢、麻黄平喘、猪苓利尿等，概括地记述了药物四气五味的药性理论，以及七情和合、君臣佐使的配伍理论。此后汉唐时期的药物学专著如陶弘景的《本草经集注》、唐代《新修本草》等，虽然丰富了药物品种，开创了按功效为主的分类方法，规范了药物的炮制工艺，提出了道地药材的概念，但在对中药理论创新方面并无大的突破，而是延续了《神农本草经》的模式，仍是药物的功效直接指向主治疾病或症状。由此可见，汉唐时期药学发展的水平与其服务的辨治模式相适应，这一时期的主流辨治模式在于专病专方的辨病论治、辨证论治以及对症治疗等。

直至宋金元时期，易水学派张元素在临证上发展了脏腑辨证和药物归经理论。张氏将《素问·阴阳应象大论》中关于气味厚薄、寒热升降的理论作了发挥，指导临证用药；并对《素问·脏气法时论》中关于五味与五脏"苦欲"关系进行新的论述，用于指导五脏用药。而张氏最突出的贡献在于其药学著作《珍珠囊》，其中对每味药几乎都有归某经的论述，提出了"药物归经"和"引经报使"理论，提出药性有专司，制方有专主。这一理论被后世医家极力推崇，大大提高了药物选择的精准性。此外，金元医家在药物理论上大力创新，提出了"气嗅"、"药物法象"、"药类法象"、"根梢身例"等理论[6]。药物理论至此，呈现出与中医理论协调一致的繁荣发展态势，并在明清得以继承和发展，尤其是《本草纲目》的问世标志着中药学发展达到鼎盛。这个阶段药物理论的创新归根结底是服务于与之相辅相成的临床辨治模式——辨证论治，并使之成为真正意义上中医主流辨治模式。

而近百年来中药的现代化研究取得了前所未有的飞跃式发展。很多中药有效成分或组分改善临床指标的效应已经在实验室中得到证实，如红曲、绞股蓝、五谷虫降脂，黄连、知母、赤芍降糖，威灵仙、土茯苓降尿酸，雷公藤、穿山龙调节自身免疫反应等。这些功效有些是传统中医所记载，在实验室得到验证；而有些功效则是在实验室中被发现，是传统药学文献未曾记载的功效，甚至存在实验结论与传统药学理论不一致的新功效。现代药理研究的成果使我们在药物的选择上更加具有针对性和科学性。

从中医药的发展史来看，中药与中医的发展是紧密联系的，而中药的实践与理论往往早于中医的实践与理论。正如本草著作的问世促进了临床疗效的提高，使得中医药理论逐渐补充完善。回溯历史，我们清晰地看到，中医对药物的认识经历了朴素的经验总结阶段

——药物"归经"、"法象"等理论的提升阶段——现代药理研究阶段，其总体特征是对药物的认识由宏观走向微观，临床遣方用药逐步精准化。前一个阶段的发展，来源于中药理论自身的突破与发展，并与中医辨证论治的模式相得益彰；后一阶段的发展，建立在近代科学技术基础上，但与之相适应的临床辨治模式和理论发展则相对滞后，当代中医亟待从理论和实践上构架宏观与微观联系的桥梁。

三、基于单一成分微观研究到与中医宏观理论结合的现代中药研究

从近百年来中药现代化发展方向来看，脱离中医理论，照搬西方唯成分论的思路，也会"水土不服"，离真正的中医精准化相去甚远。

早期的中药研究，主要参照化学药物的研究方法，即分离鉴定其中的单一成分药效或其交互作用。随着技术的进步，为了表征中药及中药复方的多种成分，研究者引入了系统生物学的研究理念，采用代谢组学、蛋白质组学、基因组学、菌群元基因组学等技术，在一定程度上，能够准确、灵敏地反映生物体系的整体功能状态，通过这种"系统-系统"的研究方法，可以实现对中药复杂成分功能组团的整体认识。

尽管如此，中医治疗过程中强调辨证论治，即强调疾病的整体性和动态性，遣方用药过程应随证加减。研究者逐渐发现，单纯从复方物质基础的角度对中药的药效和毒理进行研究，都未能根本还原基于中医理论指导下的中药本质。基于此，研究者对研究思路进行了调整，从不断深入的微观组分研究，逐渐过渡到中医宏观理论指导下的中药学研究。

例如，王喜军等从中医方证代谢组学研究中药药效物质基础，即以证候为切入点，以方剂为研究对象，利用代谢组学技术发现并鉴定证候的生物标志物，以证候生物标志物为参数评价方剂的整体疗效[7]。肖小河等在中药毒理研究中，以中医药传统理论的中药通过"以偏纠偏"发挥作用，从药物的药效与毒性是辨证统一的认识出发，基于"有故无殒"思想为中药的"证-毒-效"关系研究提出了一个独特研究模式[8]。罗国安等从动物模型和从靶点出发的新药研究开发的局限性研究中，指出西医的"病"和中医的"证"具有统一的生物学意义和生物物质基础（基因、蛋白质、代谢物等），提出了基于"系统-系统"（人体系统-药物系统）模式的复方药物的研究模式[9]。

由此可见，在中药的研究发展历程中，其发展趋势是在现代研究技术变革的推动下，由简单模仿化学药物对中药单一活性成分的研究，逐渐过渡到物质基础研究与中医理论相结合的状态，强调人体状态对药效、药物毒埋的影响，更好地还原了中医药发挥作用的本质过程。这一从微观到宏观发展相结合的过程，契合了中医"整体-动态"的基本特点，体现了中医药现代研究所经历的历程和必然趋势。同样，中药走向国际化，更应遵循中医辨证理论为指导，采用整体、动态、辨证的中医思维，进行多学科、多维度、多靶点中药研究，以及基于中医辨证论治指导下的量效关系研究。

四、态靶辨治是宏观走向精准的历史选择

中医擅长从宏观、整体层面把握疾病的本质。从数千年中医选方遣药的发展规律来看，

中医呈现出从宏观辨证到微观辨证发展的趋势；而中医药的现代研究从单一唯成分论逐渐发展至与宏观辨证的结合。可见在现代医学背景下，精准化是当代中西医学在新历史环境下发展的共同目标。面对医学发展提出的新问题，辨治模式也应该随之发展。中医宏观的"态"、"证"与微观的"标"、"靶"在临床中如何连接，成为现代中医辨治模式发展中的关键问题。当代中医在迈向精准化的过程中，我们提出必须尊重中医的原创思维，又要极大限度地利用现代医学、药学研究的新成果；并在此基础上提出了一种旨在沟通宏观与微观辨治桥梁的中医临床辨治新模式——"态靶辨治"模式。

"态靶辨治"的全新模式，解决了将中医传统的调态理念与现代研究揭示出的微观标靶相结合的诊疗思路，这一诊疗模式也充分体现了中西医汇通之"师古而不泥古，参西而不背中"的原则。回到开篇的问题，"古今中医之别"深层次的原因是中医本身是一个发展变化的学科，造成了古今中医的差异。对于过去与未来，我们要用历史的眼光去审视中医的发展。现代科技为中医临床施治提供了大量可靠的客观依据，而构建沟通宏观与微观的辨治模式是中医精准化道路上的必然选择。

参 考 文 献

[1] 廖育群. 中国传统医药[M]. 2 版. 北京：五洲传播出版社，2010：16.

[2] 周凤梧，张奇文，丛林. 名老中医之路-第二辑[M]. 济南：山东科学技术出版社，2015：6.

[3] 陈可冀，宋军. 病证结合的临床研究是中西医结合研究的重要模式[J]. 世界科学技术，2006，8（2）：1-5.

[4] 沈自尹. 微观辨证和辨证微观化[J]. 中医杂志，1986，27（2）：55-57.

[5] 郭子光. 论当前临床上三种结合形式的必然性[J]. 实用中医内科杂志，1990，4（4）：8-11.

[6] 郑金生. 中药[M]. 北京：人民卫生出版社，2011：53-61.

[7] 王喜军，张爱华，孙晖，等. 基于中医方证代谢组学的中医证候精准诊断及方剂疗效精准评价[J]. 世界科学技术-中医药现代化，2017，19（1）：30-34.

[8] 李会芳，邢小燕，肖小河，等. 浅论"有故无殒，亦无殒"的内涵及其在中药安全性评价中的意义[J]. 中医杂志，2008，49（3）：281-282.

[9] 罗国安，王义明，范雪梅，等. 从临床出发，以信号通路为靶标的复方新药研发策略、途径与实践：六论创建新医药学[J]. 世界科学技术-中医药现代化，2018，20（7）：1047-1068.

第三章　"态靶辨治"中医诊疗模式的具体内涵

纵观中医临床辨治模式的演变历程，一个时代的发展状况影响着医学理念和技术的发展。"态靶辨治"体系的构建是在现代科技背景下，基于临床需求所决定的，是中医学创新与发展的标志，代表了中医诊疗的最先进的理念集成，其具体内涵如下。

第一节　中医通过调态治疗疾病

中医诊疗疾病，善于从整体观出发，通过"调态"，即调整人体和疾病的状态来实现。病者，失衡之念也，证为其表。《黄帝内经》讲"阴平阳秘，精神乃治"，当机体的平衡被打破，机体就会呈现出各种病"态"，如热态、寒态、湿态、燥态、虚态、实态等，机体的病态导致正常的功能和作用无法发挥。中医从宏观入手，利用药物的偏性，调整疾病时的偏态，充分调动人体自身的调节适应能力和抗病能力，使体内的自调节、自修复、自平衡的能力得以最大效能地发挥，这是中医治疗的基本原理。

例如，当一个西瓜烂了一部分，怎样防止其进一步腐烂呢？可以不打开，从外表观其状态，通过冷藏等改善环境，控制腐烂（整体辨治）；可以打开，找到病变，切掉腐烂处，延缓腐烂（局部治疗）；也可以针对病因，有效杀死微生物，防止新的腐烂（审因论治）。西医针对细菌的"祛邪"和中医针对内环境的"调态"，都是有效的治疗手段，西医擅长调"微态"，中医的特色和长处在于调"宏态"，各行其道的话都可以解决部分问题，但综合治理效果则会更好。识"态"、辨"态"和调"态"，是中医认识疾病和治疗疾病的独特思维。

当然，机体的修复，是一个极其精巧的工程。不是说，你给病人喝的药，就是修复剂。实际上，药只是给机体一个助力，在已经失衡的天平上，帮它加一个砝码。真正的修复更多靠的是机体自身，即所谓的"体内自有大药"。如果眼睛只盯到"祛邪"的指标，就可能埋没了复方中药"扶正"的作用。换而言之，起效了的物质基础不完全是中药本身成分或代谢产物，也有"体内大药"。调态的本质，就是调整内环境，给机体发挥自身的修复能力扫除障碍。

这种基于整体观的调态模式为病因不明，或者复杂病因，以及一些重大新发突发传染病等提供了一种宝贵的治疗思路。如代谢综合征，其临床表现为在肥胖基础上出现高血糖、高血脂、高血压、高尿酸血症等多种代谢紊乱综合征。现代医学针对其中各个病理组分，分别采取降糖、降脂、减重等治疗措施，但是缺乏针对多靶点协同作用的整体策略。我们基于"脾瘅"理论提出清热降浊法，针对患者中满内热的核心病机，在这种复杂疾病上起到"糖、脂、肥"同调的整体调控作用。笔者在一线参与抗击流行性出血热、SARS 与新冠感染的多次临床实战中，深刻地体会到，面对这些突发烈性传染病，中医具有很强的理论优势与临床实践优势。例如，笔者在运用纯中医治疗 SARS 的成功经验中，就是在 SARS 发病早期高热时，通过发汗，把体温迅速降下来，然后让体内的自身免疫功能发挥作用，清除 SARS 病毒。又如针对 2019 年末武汉的新冠疫情，我们从"寒湿疫"的角度进行辨治，以"祛除戾气"为本，"改善环境"为标，中医药的早期、全程介入对于扭转疫情局势都起到了极为重要的作用。这些经验反映出来的基本思想是中医擅长从整体角度，通过调整"瘟疫之邪"所致人体失衡的阴阳气血达到平和，以最大限度地调动人体"正气"，即免疫能力，使被遏制、压抑状态下的"体内大药"，发挥出强大的自我修复作用，从而达到"祛邪"的目的，这一点是中医的优势。

尽管如此，针对极具中医传统优势的"调态"理念，我们仍然需要思考以下 3 个问题：一是基于整体观形成的"调态"理念与传统辨证治疗的联系与区别是什么？二是关注刻下的"调态"理念与疾病全程这一纵一横的关系，临床中当如何处理？三是基于宏观的"调态"理论如何与微观的"打靶"结合形成"态靶"共振的精准化中医临床诊疗新体系？

一、厘清"态"的层次

辨证论治是中医的特色与精髓，古人从疾病的表象入手，执简驭繁，依据疾病的表象归纳出"证候"，作为治疗的切入点。中医的"证候"是对疾病系统某一阶段外在表型的本质概括，如热证、寒证、阴虚证、阳虚证等不同分类。辨证论治的提出与古代的科技发展水平密切相关，在微观能力低下的古代，这种个体化的治疗理念对中医的发展起到积极的作用。同时我们要注意到，古代中医虽然是考虑到了病与病、病与人、人与环境等的不同维度的时空关系，但由于条件所限，导致古代中医过分关注疾病的"刻下"状态，缺乏对疾病全过程的动态把握，使得疾病发展的整体态势在无形中被割裂，疾病自身发展的整体观鲜有人提及与重视，以至于对疾病发展的预后，缺乏预判和提前干预。

由此，中医应当充分借鉴现代医学对疾病全貌认知的成果，实现对疾病全方位的、动态的、连续的认识，把握疾病的发展态势。所以，我们主张按照疾病发展的动态规律，在中医"证候"的基础上，提出"态"的概念，以适应现代疾病的分期[1]。比如偏于肥胖的 2 型糖尿病，我们把它分成"郁、热、虚、损"四个发展阶段。这里的郁态、热态、虚态、损态，不一定能直接指导遣方用药，但它可以清楚地提示我们，病人已经处于疾病的哪个阶段。例如，在虚态阶段，是什么具体证候，还需要细辨，由此根据临床实际我们提出气阴两虚、肝肾阴虚、阴阳两虚等不同的辨证分型。临床上，我们基于疾病具体所处的阶段（"态"）和证候辨证处方的基础上，再选择靶药（症靶药或标靶药），这就是态靶结合处方。但到了这一步还不够，在充分了解疾病发展态势的基础上，应当环顾"因果"。如虚态之前的热态（因），是不是还存在？如果存在，仍当兼以清热。虚态之后的损态（果），也必须提前干预，可能在辨证上还没有显示脉损、络损时，已经加上了三七、桃仁等活血化瘀、防止脉络损伤之药。由此可见，"态"是基于"病势"提出的概念。对疾病"审势"的内涵具体而言有：病欲外，以辛散驱之；病欲下，以通利引之；病欲吐，以酸苦涌之；病欲潜，以扶正托之；病欲溃，以攻击追之。审时度势，因势利导，方可事半功倍。可见，"态"是从基本病机角度对现代疾病共性发展规律的概括，反映的是疾病在某一阶段的核心病机，"证候"是这一阶段的具体分型。"态"比"证候"内涵更宽泛一些。证候，更强调当下的病机，偏于"战术"；态，更强调宏观的态势，偏于"战略"。中医临床，要从原有的战术层面，提升为战略层面，就会对疾病的整体把握，做到心中了了。所以，"态"是对疾病病程发展全方位的关照，这个意义上是基于疾病本身对中医整体观内容的一次补充。目前中医能把一个现代疾病的病机演变过程准确概括出来的还不是很多，这正是我们未来需要着力的。

二、以"病"为纬，窥病之全貌

中医从来就重视辨病。证是共性的，而病是特异的，辨病能够明确治疗的靶向，提高治疗的针对性。但辨病，是用西医还是中医病名？经常有医生问笔者。我说当然是用西医病名。中医病名，许多能与西医直接接轨，如痄腮、烂喉丹痧、麻疹、疟疾。而有些如风温、春温，则包括多种时令病，无法与西医病名直接接轨。蒲辅周说："目前用现代医学的病名来整理研究发扬祖国医学是必要的。病名的统一，是中西医结合的需要。"

从《黄帝内经》时代开始，传统的中医辨治策略从未忽视过辨病论治，然而在不同的历史发展阶段，"病"的概念发生着巨大的变化。受时代诊疗水平的限制，古代中医对疾病的认识比较模糊和笼统，很多疾病仅仅是根据症状或体征命名。例如，《金匮要略》根据症状提出"黄疸病"、"历节病"、"狐惑病"等病名，而这些病名包含了疾病、证候、症状、病机甚至"系统"等不同层面的内容。中医许多病名是朴素的、直观的、笼统的，缺乏规范，靠四诊得到的诊断也较为模糊，对疾病的全过程缺乏完整的认识。因而无法像现代医学对疾病的命名那样准确地反映疾病的基本病理特点，如肝硬化、冠状动脉粥样硬化性心脏病、肺间质纤维化等。此外，伴随时代出现的许多现代疾病在古代甚至没有任何相关记载，如艾滋病、SARS等。

疾病是一个动态发生发展的漫长过程，随着诊断水平的提高和现代治疗的早期介入，现代疾病的发现时间提前，而疾病进程大幅延缓，很多古代无法诊断和治疗的疾病已逐渐归为慢性病的行列，使我们得以窥见疾病的全貌。这使得中医传统命名的疾病，如"眩晕"、"胸痹"、"消渴"等，往往无法很好地与现代疾病相对应。比如传统消渴，强调的是有三多一少的那一部分病人，不是现代糖尿病的全过程，也不是全部糖尿病病人。所以才出现以"三消"理论指导糖尿病全程治疗的错位。这种模糊和笼统的认识与现代临床的偏差越来越大，许多中医临床医生也逐渐体会到不考虑西医之病，单从中医疾病论治往往收效不佳。而广泛应用的实验室检查也是针对现代疾病，而非古代疾病。辨现代医学之病直接提示了治疗的主要方向，提高临床治疗的特异性，如对于肺间质纤维化，基本治疗原则是活血通络，对于糖尿病基本治疗原则是降糖。所以，在辨证同为气阴两虚的情况下，针对肺纤维化就要以活血通络为主兼以益气养阴，而对于糖尿病则以降低血糖为根本兼益气养阴。因此，辨西医之病才可能更好地针对疾病的病理特点实现靶点治疗，提高临床疗效，实现与现代临床的逐渐接轨。

此外，我们还应该注意到，现代医学对疾病的认识，是建立在先进的诊疗技术上的，从解剖、病因、病理、生理等层面揭示出疾病的本质和全过程[2]。现代以疾病命名更多地体现了疾病在显微结构下的病理特点，而随着人类基因组学及基因测序技术的发展，以及随着蛋白组学、代谢组学等组学技术的发展，人类对疾病的认识必将进入一个全新的时代。然而中医能够认识到这些疾病的特殊性，却经历了漫长的时间，有的几百年，有的甚至上千年。既然现代医学在很大程度上已经揭示出许多疾病的规律性和特殊性，这是古人无法想象也无法做到的。我们有现在的诊断条件，如果不去研究疾病的规律，仍然以古套今，疗效如何提高？如何超越古人？无数事实证明，使用现代医学病名不仅无损于突出中医特色，还有利于提高疗效，何况现代医学病名为世界各国所认同，用之有利于交流和推广应用。基于此，我们提倡当代中医临床的辨病论治应该是基于现代医学诊断的疾病[1]。

三、以"态"为经，探病之机要

面对西医诊断的疾病，如何辨病论治，不是老问题，而是全新的问题，不是已经有答案解决了，而是大多数还没有答案，没有解决。这也正是中国的西医近百年异军突起飞速发展，以至于中医阵地急剧萎缩的根源所在。基于此，我们才特别强调要在辨证基础上，看到我们的短板，大力发展基于西医疾病的辨病论治。它和传统中医的辨病，甚至完全不是一个概念。回顾中西医结合之初，曾在指导思想上犯了一个严重的错误，就是简单地"嫁接"。把糖尿病和消渴"嫁接"，把冠心病与胸痹"嫁接"，把高血压与眩晕"嫁接"等。消渴分几型，糖尿病就分几型，胸痹分几型，冠心病就分几型，眩晕分几型，高血压就分几型。这种"嫁接"的结果，让中医人的疗效，在现代医学诊断的疾病面前，感到力不从心甚至逐渐丧失信心。其根源在于，没有清楚地认识到，传统中医虽然在辨证论治上有优势，但在对现代医学诊断的疾病规律的把握上，辨病治疗（特别是指标治疗）是短板，以为用传统的中医辨证论治可以"包打天下"。如果研究一个疾病，没有将疾病各个主要阶段的核心病机搞清楚，没找到切实有效的、群体化的处方，这种研究一定是不到位的。我们的糖尿病研究，是在深刻汲取以往中西医简单"嫁接"的教训基础上，按照糖尿病自身的规律，按照中医的思维，重新分类、分期、分型，才使得糖尿病的中医认识和治疗取得了重大突破和进展。历史的经验和教训值得回忆。

现代中医，一切从临床实际出发，借助于现代医学的诊断，认真研究每一种疾病的规律，按照中医的思维，形成适用于疾病不同阶段的通用方、通用量，进而在循证医学的帮助下，确证治疗方法的有效性，再结合病人具体情况来制订基于共性的个体化方案。这不但大大提高了临床疗效，而且使中医治疗方法的传播变得更为容易和简捷。所以，我们提出"态靶辨治"的临床诊疗模式，提倡参照西医的疾病框架，按照中医的思维，重新审视疾病的全过程，对疾病进行分期，抓住每个时期的"态"的核心病机，重新确立主要证候、治法、处方，包括靶方靶药。这种以"病"为纬，在疾病横向认识上按病分期；以"态"为经，在疾病纵向认识上层层剥离地分析，实现对疾病全方位的、动态的、连续的认识，使治疗有的放矢，能极大提高治疗的针对性和临床可操作性。所以从这个意义上讲，思维模式、诊疗模式的创新，是实现中医"维新"的前提。

由此我们提出"分类-分期（态）-分证"是实现"态靶辨治"的重要临床路径。"分期-分证"辨治模式，古已有之，例如，叶天士创立的卫气营血辨证论治方法，实际就是高度概括外感热病分期论治的经典范例。在现代医学背景下，在"分期-分证"基础上，我们根据疾病的共性提出"分类"的概念，即根据疾病临床表现与预后划分疾病的不同类型，根据疾病发展的自然病程中不同时期、不同阶段的病机变化特点进行辨治的模式，可概括为"病-类-期-态-证-靶"的临床辨治模式，综合考量疾病共性及患者个性，尤其是在各类慢性病辨治中构建起有效的中医诊疗模式。以糖尿病为例，我们经过二十多年的艰苦求索过程，构建起糖尿病"分类-分期-分证"的态靶辨治模式。根据现代流行病学调查研究显示，现代糖尿病的主要表现有两大类，即肥胖型和消瘦型，而肥胖型占比高达 80%以上。现代医学研究表明，类型不同，其发病的原因、病理特征、进展和预后都有很大的差别。肥胖型糖尿病，在血糖升高的同时常伴有血脂异常、血压升高、血尿酸升高等多代谢紊乱，多因长期嗜食肥甘而发病，膏粱厚味堆积中焦，运化不行，则生内热，热因郁而生，核心病机为中满内热，现代大部分 2 型糖尿病均属此类。消瘦型糖尿病，患者往往体质偏虚，病程始末均不出现肥胖，其发病多与遗传、体质、情志等因素相关，按照现代医学标准应当归属于 1 型糖尿病、1.5 型糖尿病或者部分 2 型糖尿病。根据两类糖尿病的发病机制，我们认为肥胖型糖尿病归属于《黄帝内经》所载的"脾瘅"范畴，而消瘦型糖尿病则归属于"消瘅"范畴。可以明确，肥胖 2 型糖尿病作为现代糖尿病主体，可以参照糖尿病前期、糖尿病期和并发症期，分为"郁→热→虚→损"四个阶段。在糖尿病"郁"的阶段又细分为中土壅滞、肝郁气滞等具体的证型；在"热"的阶段细分为肝胃郁热、肺胃热盛等具体证型；在"虚"的阶段细分为热盛伤津、阴虚火旺等证型；在"损"的阶段细分为肝肾阴虚证、阴阳两虚证、脾肾阳虚证等。由此，我们系统地构建起了糖尿病中医现代诊疗模式，实现了临床的重大突破。

诚然，有些疾病不像糖尿病，不具备明显分类特征，但分期分证的辨治原则仍然适用。例如肝癌的辨治，从病毒性肝炎→肝硬化→肝癌发展的三个阶段，从中医上看则是经历"毒→瘀→虚"的不同态的阶段。例如 SARS 从潜伏期到疾病的早、中、晚期存在着"卫分有热→气分热盛→气营两燔→痰热瘀结→喘脱"的不同态的发展历程。

而有一些现代疾病，其分期特点并不明显，如抑郁症。针对这类疾病，我们主张针对其核心病机，明确其核心"态"，在"态"下分辨出几种不同的证候类型，结合特殊"靶"点进行治疗，即"态"-"证"-"靶"论治。此种论治，最适用于以慢性病为主多因素所致、多脏腑受累、多病机演变的综合性疾病，这类疾病其核心病机较为突出，然而针对不同靶点的治疗方向迥异，以此提炼其所处状态特征明显容易辨别，有利于治疗。

四、以"慢病十态"辨析为例，掌握"辨态、识态、调态"基本方法

不明病因或多重病因的慢性非传染性疾病（慢性病）占据现代疾病的主流，造成沉重的社会经济负担。笔者提倡将慢性病防治回归天人合一最基本、最纯朴的状态，从根本上执简驭繁论治。以大自然赋予人类生存的四大基本要素即阳光、水分、空气和营养为基础，加之人生的自然规律老、虚，提纲挈领地提出"慢病十态"，即寒态、热态、燥态、湿态、

郁态、瘀态、痹态、壅态、老态、虚态。基于临床实践，总结"慢病十态"的辨治方略，即识"态"、辨"态"后，在调态方的基础上，直接加打靶（症靶、标靶）药治疗。这一调态方略是宏观"调态"和微观"打靶"的有机结合，是慢性病诊疗思维的有益探索，可为现代医学背景下中医药防治慢性病提供辨治思路。

"态"是人体内环境的状态、动态、态势，是中医认识疾病非常独特的视角[1]。任何一种疾病，当达到某一种"态"时，表明机体环境已被破坏，而环境是机体各种能力和作用发挥的前提。因此，识"态"、辨"态"、调"态"，改善人体环境所处的病理状态促使机体自调节、自修复、自平衡的能力得以最大效能地发挥是中医治疗有效的基本原理，也是中医学认识和治疗疾病的独特思维。若将基本"态"还原至人类生存最基本的条件——阳光、水分、空气和营养，其中任何一个方面失衡，都会导致人体内环境的破坏。

大道自然、道法自然，自然之象，本即直白，雕琢太多，真象反藏，故中医治法必源于自然之理，合于术数之规。面对临床上多病因、多系统的慢性病，应层层剥离，还原至疾病最基本的自然之象，以执简驭繁。阳光强弱，寒热分焉；水分多少，旱涝分焉；空气厚薄，盈亏分焉；营养溢缺，壅瘪分焉；老和虚是人生不可避免的自然趋势。基于此，提出"慢病十态"即寒态、热态、燥态、湿态、郁态、瘀态、痹态、壅态、老态、虚态；同时根据多年临床实践经验，结合"态靶因果"中医辨治处方策略[2]，提出"慢病十态"的辨治方略，即识"态"、辨"态"后，可以省去再辨证候的过程，在调态方的基础上直接加打靶（症靶、标靶）药即可。

"慢病十态"辨治方略

1. 寒态、热态

温度是判断体内寒热状态的简易方法。机体的温度由能量多少决定，能量即是体内的"阳光"，来自于先天命火和后天水谷精微在代谢过程中产生的热量和能量。自然界中阳光不足或无阳光的地方阴暗、潮湿、寒冷，阳光亢盛或阳光直射的地方则炽热。对于人体内环境的状态而言，能量太过时为热态，能量不及时则为寒态。

（1）寒态

【寒态含义】 指机体阳气虚衰，温煦气化功能减退，虚寒内生，或阴寒之邪弥漫积滞的病理状态。

【辨识要点】 寒态有脏腑寒和经络寒之别。临床辨识要点是畏寒怕冷，恶风，舌苔白，脉虚弱或虚数。脏腑寒伴有全身功能衰退、尺肤凉潮的表现，经络寒可并见四肢发凉、麻木、疼痛。

【调态要点】 脏腑寒以温阳散寒为主，经络寒以温通经络为主，以达到纠正体寒的状态，同时生活中应注意避寒就温。

【调态方】 脏腑寒，偏于上焦者，小青龙汤或射干麻黄汤；偏于中焦者，黄芪建中汤或附子理中汤；偏于下焦者，自拟仙附阳光汤（淫羊藿、人参、附子）。经络寒，予黄芪桂枝五物汤或葛根汤。

（2）热态

【热态含义】 指由于阳盛有余，或阴虚阳亢，或气血郁结，郁久化热化火，或病邪郁结，从阳化热化火，因而产生火热内扰、功能亢奋的病理状态。

【辨识要点】 实热，凡阳盛、邪郁化热化火及五志过极化火，多为实热、实火。实热主要指胃肠热、肝热和肺热，临床常见面红目赤、口渴饮冷，或斑疹吐衄、口臭、口苦、口舌生疮、尿赤便秘、舌红苔黄、脉滑数。虚热，又称虚火，阴虚内热，多见全身性虚热征象，如五心烦热、骨蒸潮热、面部烘热、消瘦、盗汗等症。郁热，是代谢产生的内热散发异常所致，郁热特点为自觉灼热但扪之多不热、舌质不红，无论按照实火还是虚火论治效果皆不佳，长期不愈、反复发作。若火郁在表，则皮肤自觉灼热、瘙痒或疮疡；若火郁在上，则表现为反复口舌生疮、口鼻灼热、头痛耳鸣等症状。

【调态要点】 实热以清热、泻火为法，虚热以滋阴清热为法，郁热以发散解郁、调畅气机为法。

【调态方】 实热，偏于胃肠者，予大黄黄连泻心汤；偏于肺者，予白虎加人参汤；偏于肝者，予大柴胡汤。虚热，予知柏地黄汤。郁热，若胃阳被遏，阳气不能散发所致的四肢、胸背发热或慢性咽炎、唇炎者，予升阳散火汤；若以中气下陷所致小腹坠胀、周身发热为主症者，予补中益气汤；若脾气虚兼胃阳被遏者，予升阳益胃汤。

2. 燥态、湿态

湿度是判断体内水分状态的简易方法。机体内水分平衡，则诸脏得养。水之盈亏，补不足，损有余。人体内由水分决定的湿度，可以通过望、触皮肤得知，或通过舌象来判断。舌是唯一用肉眼可以观察到的内部器官，可以真实地反映体内的湿度。若体内水分太少为"燥态"，若水分太多则为"湿态"。

（1）燥态

【燥态含义】 指机体津液不足，人体各组织器官和孔窍失其濡润，因而出现干燥枯涩的病理状态。

【辨识要点】 临床辨识要点主要是口干、咽干、唇燥、目干、皮肤干燥甚至皲裂、干咳少痰、大便干燥、舌苔干燥。燥态有凉燥和温燥之别，温燥热多水少，身觉烘热，更年期多见；凉燥为阳气不足，气不化津，身冷皮燥，四肢燥痹多见。

【调态要点】 温燥以养阴清热为主；凉燥以温阳化气为主。

【调态方】 偏于温燥，当归六黄汤；偏于凉燥，乌头桂枝汤或黄芪桂枝五物汤。

（2）湿态

【湿态含义】 指由于脾的运化功能和输布津液功能障碍，引起湿浊蓄积停滞的病理状态。

【辨识要点】 湿有外湿和内湿之别，慢性病多以内湿为主。临床辨识要点主要为头重如裹、肢体酸楚疼痛、口中黏腻、浮肿、痰多、舌苔白厚腻水滑或白腻或白滑、脉濡缓或濡。

【调态要点】 治疗以渗湿、利湿、化湿、燥湿为主，配合平素适当运动。

【调态方】苓桂术甘汤类或二陈汤。

3. 郁态、瘀态

气色是判断体内气血流动状态的简易方法。机体气血运行是否通畅，可以通过面目、唇、舌底、指甲颜色等得知。具体而言，郁、瘀分别对应人体的气和血，即人体中气运行不畅为郁态，血液运行不畅则为瘀态。

（1）郁态

【郁态含义】 主要是由气机不畅、情志不舒所导致，以情绪抑郁、心中烦闷、胸胁胀满、咽中如有梗物、善怒易哭为主要特征。

【辨识要点】 郁态有郁、躁程度的不同。气郁、躁动是气机运行不畅发生和发展的两个阶段，情绪是判断气机郁滞程度的重要依据。气郁主要表现为情绪低落、胸胁胀满、胸闷叹气、精神紧张、性急易怒，躁动主要表现为躁动不安、心神不宁、烦躁欲哭等。

【调态要点】 气郁或宣肺理气，或扶阳；躁动以镇心清肝为主。同时生活中应注意调畅情志。

【调态方】 若为气郁者，自拟光明丸（淫羊藿、人参、附子）或四逆散；若为躁动者，自拟三黄躁狂煎（天竺黄、生大黄、牛黄）。

（2）瘀态

【瘀态含义】 指因血液运行不畅而阻滞于脉中，或溢于脉外，凝聚于某一局部而形成的病理状态。

【辨识要点】 瘀态有滞、瘀、闭程度的不同，血滞、血瘀、血闭是瘀血形成和发展的3个阶段。舌下脉络是辨别血瘀程度的重要部位：血滞，舌下主干静脉的两旁有许多散在的细小络脉，呈暗红色；血瘀，舌下主干静脉增粗、迂曲、发黑；血闭，在血瘀基础上舌下主干静脉两旁之络脉呈串珠样。此外，临床常见的辨识要点为多发斑块、肿物、结节，舌质暗、舌底瘀或滞或闭。

【调态要点】 以行血、活血、化瘀、破瘀、消癥等为主。

【调态方】 5个逐瘀汤类方或化斑汤（浙贝母、莪术、三七）。具体而言，若瘀偏于顶焦[3]、上焦、中焦、下焦，分别运用通窍活血汤、血府逐瘀汤、膈下逐瘀汤、少腹逐瘀汤；若瘀偏于周身，则用身痛逐瘀汤。

4. 瘠态、壅态

体形是判断营养状态的简易方法。临床上诸多慢性病，或"起于中焦，及于上下"，或四旁久病，归于中焦。因此，无论体形瘦弱还是肥胖，调脾胃为第一大法。若体形瘦弱为瘠态；若体形肥胖，尤其是腹型肥胖，则为壅态。

（1）瘠态

【瘠态含义】 多因病程日久或营养不良所致的病理状态。具体而言，如瘠瘵（因患病而瘦弱）或瘠弱（瘦弱，衰弱）。

【辨识要点】 面黄肌瘦、乏力倦怠、神疲懒言、不欲饮食、舌体瘦小、淡红无苔、脉细弱。成年人体重指数（BMI）$<18\text{kg/m}^2$，小儿多见五迟五软、矮小、体弱多病。

【调态要点】 调理脾胃，补益气血，填精益髓。饮食忌寒凉、辛辣以免损伤脾胃。

【调态方】 补中益气汤或四君子汤或十全大补汤或自拟填精益髓汤（阿胶、紫河车、鹿角胶）。

（2）壅态

【壅态含义】 指中焦（脾胃、肝胆）因寒湿、痰浊或痰热、湿热等病理产物堆积产生的壅滞状态。

【辨识要点】　腹型肥胖（BMI＞25kg/m^2）。实者，口干渴或口苦、口臭、便秘，血糖、血脂、血压、尿酸等异常（代谢综合征）；虚者，整体代谢功能低下，常伴胸闷气短甚至颜面四肢肿胀、怕冷、舌体胖大或边有齿痕、苔白厚腻、脉濡缓。

【调态要点】　清通胃肠即是顾护脾胃，饮食中减脂（油腻）是治疗之本。若虚壅，益气健脾、化痰降浊；若实壅，开郁清热、通腑泻浊。饮食宜清淡，配合适当运动。

【调态方】　实者，小陷胸汤或二陈汤或温胆汤或大腹皮加大黄黄连泻心汤；虚者，六君子汤。

5. 老态、虚态

年龄是判断虚损状态的简易方法。老年人患慢性病，往往无法恢复生理性平衡，此时，应最大限度地实现病理状态下的平衡，使患者的受益最大化。治疗时应围绕平衡和中庸而展开，采用小剂量、广覆盖、多靶点、长疗程的手法。此外，老年人各项代谢功能都减弱，故应少食多动以维持代谢平衡。老年者，老态和虚态常同时出现。

（1）老态

【老态含义】　年高者身体功能衰退所表现出的苍老状态。

【辨识要点】　年高（年龄＞60岁）、步履维艰、反应迟缓、发秃齿豁为辨识要点。

【调态要点】　以补肾为主。

【调态方】　二仙汤加枸杞子。

（2）虚态

【虚态含义】　年高体弱或慢性病日久，气血阴阳亏耗或素体弱者所表现出的虚弱状态。

【辨识要点】　主要表现为不足、松弛、衰退等特征的各种状态，如精神萎靡、声低息微。舌质嫩、苔少或无苔，脉无力。

【调态要点】　注意补亦需缓。

【调态方】　知柏地黄汤或当归补血汤或二仙汤加黄芪等。

6. 复合态

慢性病多数是多系统、多脏器的损伤，机体所处的病理状态往往是多种病态组成的复合态。寒态、热态、燥态、湿态、郁态、瘀态、瘤态、壅态、老态、虚态十态可在同一疾病中两两叠加、多态组合即存在复合态，如寒湿态、湿热态、瘀热态、虚寒态、老虚瘀态等，临床须灵活辨识。如有些患者就诊时，舌苔既黄又腻，大便既黏腻又异味大，可判断状态为热态、湿态，可用葛根芩连汤调整机体湿热的态势：若患者怕冷、身体困重、舌底瘀滞，可判断其所处的内环境为寒态、湿态、瘀态，治疗时运用桂枝茯苓丸调整寒、湿、瘀的状态；若患者病程日久，年高体弱，根据久病多虚多瘀的特点，可判断其为老态、虚态、瘀态，治疗时运用淫羊藿（老态）、黄芪（虚态）、当归（瘀态）等调整机体老、虚、瘀的状态。

慢病十态的辨治模式是"态靶结合"处方策略内涵的进一步丰富，从根本上执简驭繁地诊治复杂的慢性病。治疗疾病最好是审因论治，从源头截断疾病的发展，其次是调态和打靶，但对于慢性病，多是复合因、不明因，且常常有痰、湿、浊、瘀、毒等病理产物，成为加重疾病的第二病因。因此，针对多系统、多脏器、多疾病、多层面的慢性病，"调态"和"打靶"就显得尤为重要。"调态"即调整机体的动态、状态、态势，其本质是调理内环境，通过清理病理产物促使机体自身修复能力的发挥，使之恢复常态；"打靶"的药物是针对临床症状和理化指标而选取的有针对性的药物，既有中医理论指导，又充分借鉴现代医学的中药药理研究成果，实现药理研究的临床回归。本文阐述的慢性病十态主方，在调整机体状态的同时，也根据主要症状而打靶，为态靶同调的靶方。如热态，大黄黄连泻心汤不仅是调整机体热态的靶方，同时也是口臭、口苦、口舌生疮、尿赤、便秘等症状的靶药。因此，慢病十态（图3-1）的辨治策略是宏观"调态"和微观"打靶"的有机结合，在定态定靶的基础上，再"瞻前（因）顾后（果）"，这将是慢性病诊疗的重要思维。通过十态的辨识，掌握调态基本方略[4]。

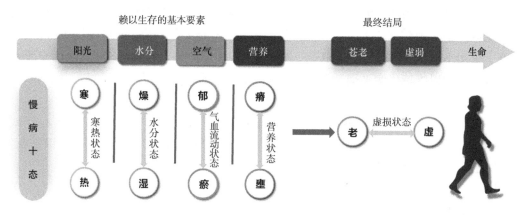

图 3-1　慢病十态示意图

参　考　文　献

[1] 仝小林，何莉莎，赵林华. 论"态靶因果"中医临床辨治方略[J]. 中医杂志，2015，56（17）：1441-1444.
[2] 仝小林，洪皎，于波. 试论现代中药药理研究成果的临床回归[J]. 江苏中医药，2008，40（3）：16-17.
[3] 仝小林. 论四焦八系理论体系及其临床价值[J]. 中国中医基础医学杂志，2012，18（4）：357-359.
[4] 张莉莉，王蕾，周毅德等. 仝小林"慢病十态"之调态方略简析[J]. 中医杂志，2021，62（11）：934-938+942.

第二节　态靶同调，提高治疗的精准性

一、靶方靶药的分类

"态"是中医的发明，是中医认识疾病非常独特的视角。但调态理念在疾病治疗中的局限性使得治疗的靶向性不够明确，中医擅长从"宏态"上定性、定向，现代医学则擅长于"微态"中定量、定靶[1]。如果我们不去研究靶方靶药，在现代医学指标面前，就会显得力不从心。所以，在继承传统中医基础上，提高治疗的"靶向性"，增强治病的精准度，还需要借鉴现代中药药理研究的成果，通过药物的性味归经，找到中医自己的武器——靶方靶药。这里，靶方靶药有以下3个层面的含义。

一是对疾病层面，即在准确诊断的前提下，通过"病靶药"以达到治疗疾病本身的目的。证是共性的，而病是特异的，辨病能提高治疗的针对性。《兰台轨范·序》中提出，"欲治病者，必先识病之名，能识病名，而后求其病之所由生，知其所由生，又当辨其生之因各不同，而病状所由异，然后考其治之法，一病必有主方，一方必有主药"。在西医诊断的疾病面前，大家的认识是可以统一的。在这个统一基础上，寻找辨病方药，即治疗的共性，是中医发展的重要途径。因为这种共性，不仅仅有利于中医传承、有利于中西医融合，更重要的是可以大大提高疗效。例如，用于抗疟的青蒿素、治疗急性早幼粒细胞白血病的三氧化二砷（砒霜）等，均是在中医药的宝库中传承、创新、转化形成的对疾病针对性很强的靶药。诚然，当前的病靶药数量较少，但随着现代医学对于疾病病因认识的深入以及中药药理学研究的进展，必将有更多的病靶药不断涌现。

二是对症状层面，通过"症靶药"迅速改善患者主要症状。"有诸内必形诸外"，"症"是疾病最直观的外在表现。在所有症状中，主症是最突出的临床表现，反映了疾病的主要矛盾。当症状突出，病势紧急，对症治疗往往能够迅速缓解紧急之势，此属"急则治标"。中医治病最早也是从缓解症状入手，《金匮要略》《千金方》等著作也是以主症为辨治要点进行方药选择的，而历代本草学对药物功效的认识，很大部分也是对症状的缓解，如大黄通便、灶心黄土涩肠止泻、乌头止痛、半夏止呕、瓦楞子制酸等，均是重要的对症治疗药物。对症选药的思路在慢性疾病和急症治疗中尤为适合。复杂的慢性疾病，临床表现多样、病因病机复杂，中医辨证往往因杂证丛生、变证蜂起而难以明辨主症方向，遣方用药方向难明，为求覆盖疾病，临床常出现杂方、大方，导致药物作用相互牵制，疗效不显著。如果针对疾病主要症状或重要症状，使用特异性较强的药物或方剂，进行对症治疗，就可使症状尽快缓解或消除，减轻患者痛苦，提高疗效。临床急症，病势急迫，症状突出时，针对主要不适进行的治疗，往往能缓解患者的急危之势。例如阳明腑实之便秘，重度腹泻，妇女崩漏，重度抑郁等，这些临床主症为患者最为苦恼的地方，甚至可危及生命，此时迅速缓解主症，寻找对症治疗的特效药物，尽快缓解患者的苦处，无疑是当务之急。辨症治疗不仅可以简化临床思辨过程，对于指导临床配伍组方也有重要意义；且对症选药治疗具有丰富的文献资料和临床经验作为背景，又能与现代研究成果相契合，将来可能成为中西医结合的一个突破口。

三是在临床指标层面，即通过寻找特效的"标靶药"，使之恢复正常，也使中医疗效的评价有据可循。临床指标是现代诊断和判断病情的重要依据。时至今日，各种理化检测等手段在临床中的广泛应用，使许多疾病的潜证或隐证被提早发现，这些潜证或隐证只表现出胃镜、X线、血糖等实验室检查的异常，而无任何临床症状或体征，因而造成了临床常见的"无证可辨"现象。实际上，这些客观存在的辅助检查异常也是一种"症状"，是"症"在现代临床中的延伸，是"症"的微观和客观的表现形式。近年来，一些学者提倡微观辨证实际上主要是针对辅助检查异常的辨证论证。将"症"的概念扩大，把辅助检查结果也看作是一种症状表现，对症治疗，便可解决临床"无证可辨"问题[2]。如对于生化检查发现血脂升高而无任何不适症状的患者，可针对血脂异常首先选用生山楂、红曲、五谷虫等具有降脂作用的中药对症治疗，再根据患者体质择用合宜方药。这种针对临床检验检查指标治疗的辨治思维具有很强的针对性和精确性，易于操作，可以大大拓展中医的治疗范围。找到"标靶药",将会大大提高治疗的精准度,尤其是大大增强年轻中医临床医生的疗效自信。

二、寻找态靶同调药,实现现代药理研究成果的临床回归

病靶、症靶、标靶,与"态"互参,可以大大提高疗效。这一点,大家比较容易形成共识。至于哪些药是靶药,的确需要好好梳理。但就目前中药研究来看,单味药、单组分、单成分,在临床使用中尚少,多数是复方使用。故阐明每一味药的机制,常常不易,只能借助一些动物实验等来间接说明。但有一点是清楚的,那就是运用"态靶辨治"的思维,较单纯辨证论治,对诊疗许多靶点清楚的疾病来说,疗效差别很大。从"态靶辨治"来讲,靶药,常常奠定核心方的基础。病靶药,往往涵盖到疾病不同阶段"态"下的不同证型,就会达到疾病不同阶段的"态靶同治"。症靶药,中医积淀甚丰,需大力挖掘,许多可以借鉴古书加以继承,如某药治某症。但标靶药,则主要借助现代中药药理研究结果的提示,再回归到临床中去实践、去验证、去创新。这方面的研究才刚刚起步,特别需要我们各个学科的医生去探索。

关注现代药理研究成果,思考其应用于临床的有效途径,是对发展完善中医药理论的积极探索。中药药理学主要针对现代疾病的病理生理特点,研究单味中药及其活性成分的治疗作用,将传统中药与现代疾病结合起来,为中药治疗现代疾病提供了有力的证据,符合辨病论治的定位与定性需求。得益于现代药理学研究,很多中药改善临床指标的效应已经从细胞、分子等层面得到科学证实,如杜仲、决明子降压,黄连、知母降糖等。由此明确了中药对现代疾病客观指标或病理改变的治疗作用,使我们在药物的选择上更加具有针对性和科学性。

然而,单纯按照化学药物的思维研究中药及其临床转化面临两个困境:其一,在中药新药研发层面,眼睛盯在了中药药理作用的"靶"上,所以常常找不到有效成分或有效成分浓度太低,而在"调态"上,又找不到明确的指标,由此得出错误的结论,即中药无效。其二,在中医临床上,多数现代药理研究成果并没有转化为中医治疗"疾病"的利器。很多实验室证明有效的成分在临床转化中却并不能尽如人意,例如我们在降脂中尝试过绞股蓝,结果疗效并不显著;我们尝试过五谷虫,无论是 30g 入汤剂,还是 6g 打粉冲服,对血脂改善仍然没有明显疗效;我们尝试过马鞭草 30~45g 降尿酸,仍以失败告终。

可见现代药理学成果从实验室到临床的回归和转化并非易事。很多失败的转化也促使我们深入思考:实验室的结论是来自于中药的某种成分,而临床是以传统饮片入汤剂,两者不可等同;而有些实验结果虽来自于单药和单方,与临床的不同之处在于实验动物与人种属差异,所以临床转化有许多问题需要解决。例如药理研究显示,五味子中的五味子甲素等 5 种有效成分具有明确的降转氨酶功效,而在临床转化的时候,我们必须考虑作为饮片的五味子经过煎煮后是否具有同样的功效。实验中五味子有效成分降转氨酶所需的有效剂量如何转换成临床饮片所需剂量。五味子饮片的四气五味的药物偏性,尤其是酸敛的特性,是否有敛邪之虞。该如何在不同的疾病中进行配伍。

靶方靶药的寻找过程并不是简单地把中药当西药使用。中医学,把疾病和药物相联系

的纽带是"态"，四气、五味、升降浮沉理论的构建，都是针对疾病的"态"；但药物本身，又具有其天然的一物降一物的属性，可以调节某些指标。所以我们中医和植物药、天然药研究者最大的不同是辨"态"用药。而现代中医最大的短板在于辨"指标"用药。所以，笔者提倡"态靶"结合。要实现现代药理的临床回归，关键在于必须以中医理论为指导，历经临床千锤百炼地摸索和验证。例如红曲降脂能成功实现临床的回归，是因其降脂理论符合中医原理。药理研究发现红曲的主要成分是洛伐他汀，具有降脂作用。中医认为血脂是沉积在血管的血浊，红曲是以籼米为原料经过发酵而成，具有很强的化浊能力，而这种经发酵而降浊的理论无论是中医还是西医都能认同。此外，药理研究显示洛伐他汀对于高胆固醇有很好的疗效，对三酰甘油疗效稍差，这也提示在临床中如何更好地选取治疗的优势人群。再如黄连中的小檗碱能够降糖，而饮片黄连应用时，我们需要有辨证的考虑，即黄连主要针对胃肠湿热这部分患者更有效，这就是态靶结合了；如用其治疗脾胃虚寒证的糖尿病，同样也是靶药，但须用佐药，以去其苦寒之性，存其降糖之用也。明晰靶药，尤其是态靶双合的药，就是组成核心方的基础。再如基于辨证前提下，降压中药又可分为利水降压、活血利水降压、清肝降压、通络降压、镇肝降压、平肝降压等，既有中医理论指导，又充分借鉴现代中药药理成果，使宏观调态与微观定靶有机结合，实现药理研究的现代回归，临床必将事半功倍。

多年的临床实践中，我们总结出靶药应用的一些原则：①遵循中医辨治的"态靶同调"原则，即基于辨证前提下打靶。②针对药物偏性的减毒增效配伍原则，如五味子配伍苍术、云苓防其敛邪，黄连配伍干姜、生姜防其苦寒伤胃。③平性药物可以直接作为靶药使用，例如，红曲可以当作降脂的靶药在各种证型中直接使用。既有中医理论指导，又充分借鉴现代中药药理成果，使宏观调态与微观打靶有机结合，实现中药药理研究的现代回归，是实现中医精准性的重要途径。态靶辨治，寻找态靶同调的靶方靶药，或许会带来中医和中药的一场变革，最终的目的是提高疗效。

参 考 文 献

[1] 仝小林，何莉莎，赵林华. 论"态靶因果"中医临床辨治方略[J]. 中医杂志，2015，56（17）：1441-1444.
[2] 仝小林. 论症、证、病结合辨治模式在临床中的应用[J]. 中医杂志，2010，51（4）：300-303.

第三节　环顾因果，形成"态靶因果"的经纬网格处方策略

中医区别于西医的最大优势和特色，在于通过辨证对疾病当时所处病理生理状态的整体把握，而其短处也就显而易见，那就是缺乏对具体疾病病因的针对性治疗和疾病全过程的深刻了解及整体把握。根据症状来辨病、识证、寻因、测果，是现代中医诊断的基本思维步骤。而在辨证方基础上，针对主症、疾病的病理或指标、病因或诱因，以及对预后关照进行调整和加减，是完善处方的基本思维过程。临床上，笔者常喜欢看病时，给疾病画像。病与病之间的时空关系，主要矛盾和次要矛盾，矛盾的主要方面和次要方面，治疗的分阶段、步骤等。一个清晰的画像，可以把疾病的因果关系、证候特征、时空定位和可能

撬动的支点展示得一览无余。这是医生决定治疗方案的重要步骤，分析得越透彻，治疗的把握性就越大；反之，把握性就差。所以，我们在"态靶辨治"的理念上提出对疾病"因果"的观照，最终形成"态靶因果"的经纬网格处方策略。

一、察"因态"，切断病之源头

察"因态"，指对疾病的认识前移，重视病因。病因则是疾病形成的源头，有时病因不祛，源头不断，疾病难愈。所以审因论治是直接针对病因的治疗，在辨证治疗难以取得疗效时，可从根源截断疾病的发生发展。奈何诸多疾病，本最难求，因最难消，故为医者亦不得不用治标之权宜。但厘清层次，知己所为，或可深究其发生背后之逻辑，而不至满足于浅尝辄止。借助现代科技，为我们发展审因论治，创造了前所未有的条件和机遇，所以我们应该大力深入挖掘审因论治的方药。

中医讲的病因包括"种子"和"环境"两端。中医的审因论治，概而言之，一个是要消灭种子，一个是改善内环境。

种子有内在的，如遗传；有外来的，如细菌、病毒。如内在基因问题，像地中海贫血这种单基因遗传性疾病，遗传占主导地位，环境占次要地位，病因是很清楚的。对于基因突变，明明知道是病因，但很多束手无策，不可能根治。西医正在探索基因治疗，未来或许能取得突破性发现，然而中医药目前只能改善环境，可以减轻症状，这也是审因论治。而针对外来的"种子"是现代医学审因论治的主要内涵，亦是其突出优势。现代医学的诊断思路通常是首先寻找病因，再针对其病因进行治疗，故而西医有时比中医收效迅捷，例如一些传染性疾病，在其发病与病理演变过程中，细菌等病原微生物是引发疾病的直接原因，抑制了这些致病因子就能达到治疗目的。正因如此，抗生素的发明才带来了近现代医学临床治疗上革命性的飞跃。相对而言，直接针对种子的审因治疗是中医之弱项。中医确有几千年没有攻克的疾病，如结核、恶性疟疾等，这是事实，不必掩饰，更不要夸大其词。现代医学，从微观病因治疗取得了巨大突破。这正是中医要反思和学习的地方。今天，现代科学的发展为我们打开疾病病因的黑箱，中药的现代研究成果为我们直接针对"种子"的处方选药提供了一些可靠的依据。如笔者曾治一例铜绿假单胞菌肺炎，反复静脉滴注及口服氨苄西林、阿米卡星等多种抗铜绿假单胞菌抗生素，痰培养仍有铜绿假单胞菌生长，胸片显示右下肺炎症，胸膜肥厚粘连无变化。我们根据现代药理研究结果，选择体外实验对铜绿假单胞菌高度敏感的中药白头翁、夏枯草、玄参等煎汤后通过超声雾化吸入肺，治疗1个疗程后，症状消失，多次痰培养均无铜绿假单胞菌生长。直接杀灭种子，虽然我们进行了一些探索，但这对于中医来说仍是短板。由是观之，发展中医，审因论治最需着力，需大胆创新，可继承者无多。

至于治理环境，不给种子发芽的土壤，在这方面，中医擅长。如南宋医家陈无择在《三因极一病证方论》中言："凡治病，先须识因；不知其因，病源无目。"将病因分为内因、外因和不内外因，不仅强调了辨病因的重要性，还在微观水平低下的情况下，将中医病因与外部环境、内在情志相联系，构建起宏观层面的中医病因体系。今天我们仍然应当继承中医的优势，可以把研究方向相对集中于通过内环境的改善，就可以临床治愈或至少是可以症状明显减轻的疾病上。例如脚气（足癣）该病，看似很简单，但搞不清病因就很难治愈。找到了病因，就很好治。这个病因，从西医讲是真菌，从中医讲是湿热环境。虽都有效，但治菌可以临床治愈，治理环境可以彻底不生。有个病人，脚气非常重，已有二三十年病史，用达克宁有效，但不能根治。他买了一双非常透气的鞋，结果彻底治愈，至今六年，未犯过。真菌无环境，怎么感染？这就是中医思维！

有些疾病，外环境可能是直接病因，但没有内环境的"内应"，也很难得病。我们能做到的是帮助病人"练内功"，消除内因。比如，寒冷的北方，高血压发病率比南方大约高 4 倍。许多东北的高血压病人到了海南，大大缓解，减药甚至停服降压药物。说明寒冷气候的确是这些高血压患者发病的直接外因。但改变这个外因，我们无能为力。我们能做什么？针对经络的寒凝血瘀引起的肩背僵凝等症，用葛根汤就可以祛寒解肌，通经活络，舒缓血压。这里的经络之"寒"就是我们要找的"病因"（内因），寒而致"凝"就是病机，血压高、肩背僵硬肌酸肌痛，就是症状。这组症状加舌脉，就是"寒凝经脉证"。可见辨证论治的"证"，本应该是包括"因、机、症"的。比如上述高血压的寒凝经脉证，本身就是求因审机论治。但为什么还要强调求因审机论治呢？辨证论治的问题到底出在哪里呢？出在没有结合到病，没有结合到病的因、病的机，仅停留在"标象"上。比如，我们常常看到医生诊断气血两虚证，就用八珍汤。但气血两虚的因是什么呢？机是什么呢？就没有深层次去挖掘。胃溃疡病的气血两虚，可能是寒湿伤脾，运化失常；慢性肾炎的气血两虚，可能是寒湿伤肾，肾虚血瘀水停导致的中焦升降失常，气血生化不足；再生障碍性贫血导致的气血两虚，可能是髓海空虚，生血之源不足；心力衰竭导致的气血两虚，可能是血脉受阻，脾失濡养。所以，证的诊断，仅仅到气血两虚这个层面还不够，还要在气血两虚前面，加上因、机的诊断。这就是研究求因审机的价值所在。所以，态靶为抓手，求因是溯源。治病必求其本，此之谓也。

另外，还有一个问题值得关注，即西医定病名，是多层面的，有的以外来种子命名疾病如结核病，有的以内源性种子命名疾病，如血友病，有的种子不知道或种子多歧，仅以症状或指标命名，如高血压、糖尿病等。所以中医要面对的病因，有的持续存在，有的一走一过，有的模糊不清，故而各种情况的"审因论治"应当具体分析。

二、重"果态"，先安未受邪之地

重视"果态"，是"既病防变"的"治未病"思想在治疗中的体现，是对疾病的发展预后的动态把握，在慢性病的调摄中尤为重要。早在《黄帝内经》中就提出了治未病的理念，并成为评价医生水平高低的标准之一。《素问·四气调神大论》载"是故圣人不治已病治未病，不治已乱治未乱，此之谓也"。"态靶因果"的处方策略要求将预防理念贯穿治疗全程，提前干预，料在机先。

但是古代"治未病"与当代的"预防"理论有很大的不同，具体体现在：一是古代的治未病大多是基于五行生克理论、脏腑传变规律上提出的未病先防理念，而非基于疾病本身发展过程与规律的预判及干预；二是古代的"治未病"大多是"已病防变"，与当代医学构建起的三级预防体系不能完全等同。因此疾病的预测性，是基于对该病发生发展过程的完整认识。古代中医，由于个体诊疗的条件限制，对很多慢性病缺乏群体化规律性的认识，只能关注"刻下"。没有时间轴，就难以对疾病本身的发展趋势进行精准预测，也就不可能提前干预[1]。现代已经有了这个条件，应当运用全方位关照的时空观，充分研究慢性病的规律性，只有这样，才能未病先防和已病防变。再看基于现代疾病的三级预防体系，病就相当于"果"。我们可以打个比喻，果从青到熟，从熟到烂的过程中，"青"的时候，如何防其"熟"是一级预防；"熟"的时候，如何防其"烂"是二级预防，"烂"的时候，如何延缓其烂的进程是三级预防。而每一阶段的态、靶不同，预防的重心也就不同。所以，当代中医预防体系的本质，是分阶段的态靶辨治，是系统的、精准的预防[2]。换而言之，在预防上，中医要实现"大概率预测"某一脏器的"提前受累"，采取"精准干预"，而不是仅仅停留在某种体质的未知干预上。例如治疗糖尿病时，治络理念贯穿全程，并发症未出现之时，适当使用三七、丹参等活血之品预防微血管病变；适当选用黄芪、水蛭防止和延缓糖尿病肾病的发生发展。在洞悉疾病发展过程的基础上，针对疾病欲发之兆，未雨绸缪，才能真正做到"先安未受邪之地"，阻断传变[3]。

综上所述，"态靶辨治"诊疗模式是集辨病论治、辨证论治、辨症论治、审因论治、治未病五位于一体，是针对疾病的一种把握时空、全方位关照、简洁高效的诊疗模式。由此，形成的"态靶因果"经纬网格处方策略，具体而言，"纬线"代表病的全程，左边表示病因，右边表示预后；"经线"代表当下，为疾病所处阶段"态"的情况，态与疾病交汇点表示治疗的靶标。处方时，关注当下，先定态（证候，包括主症）方，再加靶药；环顾左右，左为疾病之病因，考虑能否消除，右为未来发展预后，判断能否预防。由此实现对疾病的全方位关照。在临床应用的关键是注重经纬交汇点，就是我们要寻找的态靶结合药，可谓一箭双雕，如果态靶结合药还能兼顾上前"因"、后"果"，则可一箭多雕。

参 考 文 献

[1] 王翼天，仝小林. 分类、分期、分证思想对慢性病中医理论构建的启示[J]. 中医杂志，2017，58（24）：2091-2094.

[2] 仝小林. 糖络杂病论[M]. 2版. 北京：科学出版社，2014：6-9.

[3] 仝小林，李洪皎，于波. 试论现代中药药理研究成果的临床回归[J]. 江苏中医药，2008，40（3）：16-17.

第四节　合理用量是"态靶辨治"的重要内容

中医临床是一个有证、有方、有药、有量的辨证思维过程。没有一定的量，就没有一定的质，也就没有一定的效。对量的把控能力，是衡量一个医生临床水平的重要尺度，能把握症、证、病之进退，精准地用量，是一个医生成熟的标志。治病是一门艺术，是在治病的方式方法上，表现出的创造力和有效性，是突破常规的卓越。而用量策略是治疗艺术的集中体现。故自古有云"中医不传之秘在药量"，合理用量是取得疗效的关键，是中医精准化的要求，也是"态靶"辨治的重要内容之一。

一、经方本原剂量 "误乱惑缺" 的现状

东汉张仲景所著《伤寒杂病论》药少而精，药专力宏，配伍精良，被称为方书之祖。《伤寒杂病论》所载方剂被后世誉为经方，至今仍在临床广泛使用。我们在临床大力寻找态靶同调方，经方当为首选。然而仲景经方在剂量的传承上历代存在着重大分歧。由于古今度量衡的演变，经方 "1 两" 如何折算成为 "千古悬案"。后世有以仲景 1 两折合今 1～1.6g、3g、6.96g、7.8g、13.75g、13.92g、15.625g 等 32 种不同说法，致使临床选择莫衷一是，无 "法" 可依，极大地制约了中医的临床疗效[1]。

搞清楚历代度量衡演变，是中医继承工作走向精准的前提，是疗效的关键。如果连古代度量衡都没有弄清，何谈继承！只能是把 "虎" 变成 "猫" 了，中医只能退回到 "保健" 的位置，在治疗疑难重证上何堪大任！那么经方 1 两到底是多少呢？现代教科书认为 1 两约等于 3g。这种折算方法出自《本草纲目》"古之一两，今用一钱可也"；而推广在于汪昂。中医之人学方必学汤头，汪昂的《汤头歌诀》援引李时珍的说法，极大地推动了这一折算方法。近年来，北京中医药大学傅延龄教授团队通过文献考证、药物实测等综合逻辑考证法，得出经方 1 两约等于 13.8g 的结论，这一结论目前得到了科技工作者的普遍认同[2]。但这与 1 两折合 3g 的传统认识相差近 5 倍。那么现代临床方药用量的情况是怎样的呢？我们对《中国药典》收载的常用 600 味中药的剂量范围进行研究，发现《中国药典》规定的剂量范围多在 3～10g。我们将当代常用 50 味中药在《中国药典》中规定的剂量范围与仲景经方中使用的剂量范围进行比较发现，当代方药用量范围明显缩窄，严重地制约了当代中医的临床疗效。

可见经方剂量在传承中有较大变异。傅延龄教授团队详细考证了仲景常用中药两千年来的剂量域，在历史长河的不同阶段，经方用量有宽有窄。在唐代以前，大小剂量并存，临床以汤剂为主，以大剂量为主；宋代以后，大小剂量并存，临床以小剂量为主。据文献考证发现，宋代官修方书《太平圣惠方》大力提倡煮散，使临床用量范围——剂量域大大缩小，故林亿有 "久用散剂，遂忘汤法" 之论。可见，经方剂量的选择整体经历了由宽到窄的历史过程。

从文献研究的结果看，经方的多数药物剂量范围远远比现代宽泛，而现代药典法规的剂量整体偏小且限定过于严苛，制约了经方的疗效。特别是经方中有毒药物的使用，被《中国药典》严格限制，剂量大大减小，如乌头、附子、水蛭等；而有些有毒药物，药房根本没有，如甘遂、大戟、芫花等。这样临床虽然说是用经方，但有的只有经方之药，而无经方之量，有的甚至根本就抓不到经方之药，怎么能够谈得上经方之效呢？以至于中医在急危重症和疑难病面前显得力不从心，阵地逐渐缩小。所以，要想真正发挥经方的神奇功效，服务于人民群众，就要重新审视经方的剂量问题。当代经方剂量问题，突出地表现为经方本原剂量折算的错误与混乱和方药剂量理论及研究方法缺乏的现状。长期以来，中药该用多大剂量始终停留在个人经验的层面，随意性甚大。由于对方药剂量理论缺乏深入、系统的研究，使其始终停留在传统、模糊的描述与概括阶段，一直未取得突破性进展，在临床合理选择剂量、安全有效用药方面仍缺乏科学支撑和理论依据。因此，开展方药量效关系

研究，是引导中医走向量化时代的必由之路。

二、方药量效关系的研究现状

1984 年笔者在亳州参加学术会议期间，曾经向钱超尘和梁俊（时任中医研究院医史研究所副所长）先生提出请求，希望他们能通过考据，回答两千年中医界的疑惑：伤寒其病和伤寒其量。但两位先生表示，他们都不懂得临床，有些问题难以定夺，只靠文献考据不够。所以，笔者一直留心这两个问题。没想到，1985 年考取了周仲瑛老师的博士生，在流行性出血热的中医药防治中笔者发现流行性出血热的自然病程与仲景所述的"伤寒病"高度契合，这使我的第一个问题不攻自破。而我们通过临床实践经方本原剂量去救治流行性出血热患者，获得良好的临床疗效，又使笔者对第二个问题有了深刻的感悟。后来，1995年笔者在《中华医史杂志》发表的《神农秤考》，对经方本原剂量的折算已经很有底气。再之后 2009 年由笔者牵头，国家 973 计划"以量-效关系为主的经典名方相关基础研究"项目支持下，终于有机会在急危重难疾病中，用循证医学证实了张仲景本原剂量的可信性，从临床角度用循证研究，实现了本原剂量研究的历史性突破。

诚如二位先生所言，方药量效关系的研究不能脱离临床，经方剂量如何折算也必须由临床给出答案，否则，方药量效关系研究就成了空中楼阁。那么，经方 1 两在临床能否按照文献考证的 13.8g 直接进行折算使用？我们进行深入研究来回答这个问题。我们的 973 研究团队经过 5 年努力，开展了多项临床研究，其中包括葛根芩连汤治疗 2 型糖尿病（肠道湿热证），大承气汤治疗急性不全性肠梗阻（阳明腑实证），麻杏石甘汤治疗小儿肺炎（风热闭肺证），大黄附子汤治疗慢性肾衰（脾肾阳虚，浊毒内蕴证）。临床研究在剂量设置上，扩大了常规剂量范围，将经方 1 两分别按照 15g、9g、3g 折算，分为高剂量、中剂量、低剂量和安慰剂组，进行剂量平行的随机双盲对照研究，从剂量设置上首次按照经方本原剂量设置高剂量组，弥补既往研究剂量范围过窄的不足，旨在从更宽的剂量范围内寻找到最适合的临床用量。临床研究的结果提示中、高剂量组疗效优于低剂量组和安慰剂组；而中剂量组和高剂量组之间没有统计学差异。随后，在基础研究方面，我们以临床研究的 3 个剂量为核心，共设计 9 个给药剂量，弥补了临床研究剂量设置梯度上的不足。首次描绘出中药复方的量效曲线，并通过剂量域参数的求值，得出的推荐剂量与临床研究得到的结论一致。

但是，基于古今煎煮法的差异，《伤寒杂病论》中经方绝大部分是一煎，现代中药普遍采用两煎，不同的煎煮方式是否对临床经方剂量选择产生影响呢？对于这个问题，我们的研究团队专门开展了经方煎煮法与剂量折算关系的研究，结果表明：经方一煎，能煎出的有效成分为 60%～70%；两煎，可达 90%左右。经过科学计算，结果提示用经方，若采取当代常规的两煎法，剂量折算可以适当低于经方本源剂量，推荐按照经方 1 两折算 9g 进行临床应用。最终，我们在多项循证医学研究的基础上，综合药物煎煮研究、药理、毒理、代谢组学、元基因组学、网络药理学等多学科角度的研究成果，我们汇总了近百位临床专家意见，从有效性、安全性和节约药材的角度，形成了方药用量临床策略的专家共识。推荐临床预防用药、慢性病调理时，经方 1 两可折合 1～3g 应用；治疗一般疾病时，经方 1

两可折合 3～6g 应用；治疗急危重症，经方 1 两可折合 6～9g 应用。通过 973 研究，团队初步建立了方药量效关系研究方法学体系，提出并证实了"随症施量"等临床用量策略。方药量效关系的研究成果，不仅解开了中药经方剂量千年之谜，引领中医走向量化时代，更使中医个体化医学模式的内容变得丰富[2]。

三、经方剂量从研究回归临床的启示

通过还原经方本源剂量的研究，我们看到了仲景展示出的一个更加宽泛的剂量范围，提供了古人临床用量的智慧和经验，这对于疑难危重疾病具有无比重要的价值！

在急危重症治疗上，当下临床可能有较大的剂量探索空间。中医要拿下来（有效性），要有把握（安全性），找到合理的最佳剂量，是我们探索的目的和目标。急危重症，轻手轻脚，足成偾事。所以我们所提倡的经方大剂量应用，是针对急危重症这个特定的病情及其急性发作期这个特定的阶段，所采取的快速起效、遏制病势的措施。病情一旦得到有效控制，则中病即止或中病即减，改用丸散膏丹善后调理。大剂量应用安全性的关键在于：多次频服，伺变而进退，或中病即加，或中病即减即止。然则，如果临床拿捏不准，小量递增；拿捏得准，一步到位。所谓放浪鲁莽足成偾事，胆大心细安效两求。

与急性病大剂量应用相反，慢性病，起效时间、显效时间与病程之间，有一种对应关系，笔者称之为"慢性病效阈"。在"阈"的范围内，通过剂量调整，可适当"提速"。但剂量过大，反而可能"减速"。何也？坚冰欲速化，过热反激；欲速则不达，过犹不及也。故针对慢性病、老年病，以及多系统、多脏器、多层面的复杂疾病，需采用小剂量、广覆盖、多靶点、长疗程的手法。不求一蹴而就，但求日日见功。不求立竿见影，但求累积获效。

故选方不必胶柱，合病即是好方；用药不宜猎奇，管用即是良药。唯用量精准，汤丸合理，在较宽之剂量范围内，游刃有余，确需不断实践，切磋尝试，非古人已立之规矩可照搬套用也。所以，临床以效择量，以毒限量，效毒权衡，合理用量，方为正途。

参 考 文 献

[1] 仝小林. 方药量效学[M]. 北京：科学技术出版社，2014：12-16.
[2] 傅延龄，张林，宋佳. 中药临床用量流域研究[M]. 北京：科学出版社，2015：3-6.

第四章　中医"态靶辨治"理论与现代科技的融合

一般认为，自然科学经历了三个发展阶段，即整体时代、分析时代和系统时代[1]。中医学是宏观的、整体的、综合的思维方式，由此形成的藏象、经络、精气神、气化等高层次的复杂理论体系是过去分析时代有限的科技水平无法真实还原的。当今的自然科学已经从过去的分析还原时代逐步走向趋于辨证综合的系统时代。中医独特的"调态"理念具有显著的系统论思想特点，这与当代以系统论为指导的科学技术体系（尤其是系统生物学技术）具有高度的共通性。近年来的许多研究表明，在分析时代未被认识的中医理论和规律，在辨证综合的系统时代可能被逐渐认识清楚，而传统中医理论发展的闭环将由此被打破。具体而言，我们应当回答中医辨证论治体系取得临床疗效的生物学基础是什么，如何将现代医学与科技融入传统辨证以提高临床"病证辨识"的客观性与准确性，如何实现传统辨证论治与现代医学的有机结合。由此，我们相信"态靶辨治"理念与现代科技的融合，无论是思维模式还是研究的技术手段，都可能产生出巨大的创新，为彼此发展提供助力，共同助推当代医学走向精准化。

第一节　用科学的语言来阐释"态靶辨治"的内涵

中医学的疗效已被临床证实，然而用传统概念表达的中医药理论难以被现代社会普遍理解和接受。如何在现代医学背景下应用现代科学语言来规范地阐述其科学内涵，已成为当前亟待解决的重大问题。

一、系统生物学是揭示中医理论科学实质的关键技术

中医药既往研究可描述为"多点-多点"的模式，即多个化合物对多个靶点、多个途径、多个环节的作用模式。而中医药是一个复杂的系统，过去的研究无法清晰表述中医学整体恒动的科学内涵。系统生物学是研究一个生物系统中所有组成成分（基因、mRNA、蛋白质、代谢物等）的构成，以及在特定条件，如遗传的、环境的因素变化时，分析这些组分间相互关系的学科。随着多种组学技术以及生物信息技术平台的发展和完善，系统生物学整体表征和局部特征信息获取能力和信息处理能力也将得到极大提升，将实现从基因、蛋白质和代谢物全面表征人体的病理、生理状态。在中医药理论指导下，充分吸收系统生物学最新技术并整合提升发展"系统-系统"的中医药整体系统生物学研究方法，是符合中医

药特点和规律的创新方法体系，由此入手可望揭示中医许多基础理论的科学实质[2]。

二、现代科技解密中医理论"黑箱"的探索

在证候实质研究上，证是人体疾病某一阶段的生理和病理变化的综合本质，其实质可以通过人体蛋白质、代谢物组的实时变化来进行系统表征。例如，有学者研究从代谢组学的角度研究发现脾气虚证、脾阳虚证大鼠血清中花生四烯酸、十二碳烯酸、亚麻酸含量显著下降，主要存在糖代谢、脂代谢、能量代谢等异常；从蛋白质组学的角度发现脾虚证涉及细胞骨架损伤、免疫功能改变等。然而，因为基因不可能像证型那样变化得快，所以基因的变化和调控作用，可能主要参与了人体体质的形成，如寒性体质、热性体质等，而不是直接体现在与疾病阶段性变化相关的证型上。所以，如果从基因层面研究中医证候实质，当把体质因素纳入考虑的范围。

此外，人体与外界的相互作用既有基因、蛋白质、代谢物的参与，也有人体内所有微生物（元基因组）的参与。人体内的元基因组处于动态平衡状态，构成人体内环境，成为中医调"态"的物质基础。大多数的中药经过口服进入肠道，对肠道的微生物菌群进行调节。我们的研究也发现，葛根芩连汤对 2 型糖尿病肠道湿热证具有良好的降糖效应，且这种药理效应可能与其能够显著提高肠道中有益菌普拉梭菌等丁酸盐产生菌富集水平有关。为了进一步深化机制探索，我们在微生物组基础上，增加了菌群代谢组、肠道黏膜转录组、细胞因子组研究，进一步证实本方在降低肿瘤坏死因子 α（TNF-α）、白细胞介素（IL）-1、IL-6、IL-17 等炎症细胞因子水平，以及缓解机体系统性炎症的同时，也可抑制胰岛细胞中炎症通路基因表达，缓解胰岛局部炎症[3]。由此，我们可以从西医生理病理及影像学指标和临床系统生物学所确定的生物标志物，量化中医证候的标准，结合现在正在发展的四诊诊断仪器，可以推动中医在识证、辨证上的标准化、数字化，进而避免医生和个体之间因评判标准不同而引起的差异，提高中医精准化程度。

在藏象实质的研究中，西医治疗疾病是针对靶器官、靶组织和靶点，心、肝、脾、肺、肾皆有所实指，而中医藏象理论下的心、肝、脾、肺、肾皆非具体脏器，即此"心"非彼"心"。从实质器官的层面，中西医无法达成一致，那有没有可能在生命整体最基本物质层次上到达统一呢？即在基因、蛋白质和代谢物的整体、系统、网络上达到融合？基于此，有学者从西医的"神经-内分泌-免疫网络"对机体的整体功能调节阐释中医"天人相应"、五脏生克制化的整体思想，进而提出"下丘脑-垂体-甲状腺轴"细胞分子机制的季节变化与中医肾本质密切相关，并在动物模型上进行了初步验证。这些有益的探索有望为五脏本身的物质基础研究提供依据。

在中药及其复方物质基础和作用机制的研究上，清华大学的罗国安教授认为，目前针对化合物群（有效部分、组分）采用指纹图谱和多指标成分定量测定相结合的模式进行研究后，现在已可以对复方中上百种成分进行定性和全局表征，对其中指标成分进行定量测定，可以说已经能基本说清楚药效物质基础，达到质量评价和质量控制的基本要求。摸清中药化学物质组（中药复方）与生物体系的动态应答（系统-系统）的关系，系统地揭示中医药的科学性。"系统-系统"的研究模式则提供了中药物质基础的表征和临床

疗效评价的新思路、新方法。在揭示中药复方药物的系统生物学整体筛选和整体评价研究中，按照中医方证对应的原则，选择临床疗效确切的中药方剂及适应病证，建立病证结合的药效评价模型。通过化学物质组学研究手段表征和跟踪中药方剂的整体化学物质组及不同配伍模式的有效化学物质组的组成特征，化学与药效学相结合揭示其组效关系和配伍关系，完成有效组分配伍筛选，可望从"系统-系统"的层次认识中药复方的作用机制。

中医的科学研究，是中医学术进步的巨大推手。借鉴现代科学、现代医学的方法，是搞好中医科研的捷径。关键问题，是做好顶层设计。这个设计，是把中医的精华，转化为具体的科学问题，再找到能够解决这一科学问题的合适方法。系统生物学的快速发展将为中医药科学研究注入新的活力。以高度综合为特征的系统生物学技术，充分反映事物的整体特性，又能充分反映组成整体的各层次，各部分的特性以及相互联系和影响，从这一点看中医药个体化诊疗原理是完全有可能从系统生物学研究方面找到其内在科学依据。目前，许多科学家从系统论思想对中医的阴阳、五行、藏象、辨证、治则、方药等做了有意义的初步探索，尽管有一些尚未能向实践方向深入和转化，也就不能达到成为中医临床诊疗的具体操作方法，但是这一探索方向无疑是正确的，是科学阐释中医内涵和创建中医现代化的临床诊疗新体系的必由之路。

第二节　助力精准医学：表型组学与中医"态靶辨治"的借鉴与融合

一、人类表型组学与中医学在宏观认知上的一致

东西方医学体系的差异是很大的，但东西方医学优势互补、相互融合的趋势已经出现。近年来，在生命科学领域掀起了表型组学的研究热潮。表型组的概念来源于对疾病的遗传学研究中对表型的测量和描述的标准化，从而实现多个研究结果的比较和数据的整合，并为罕见遗传疾病的诊断和治疗提供支撑。人类表型组是基因与环境相互作用产生的所有人体表征，是全面解读人类生命密码所需的关键信息，更是健康辨识的基本依据和医疗干预的调控目标。

人类表型组学是在基因组学研究基础上提出的，在罕见病的基因研究中，人们逐渐认识到，即使同一个基因发生突变，而在外表现出的疾病也可能是多种多样的。例如，德朗热综合征是一种罕见的多系统疾病，是一类由于早期发育病损而导致智力障碍、肢体变形和其他残疾的疾病，在1933年首次被描述，据估计每1万名儿童中有一名受累于该疾病。遗传学家发现了一个关键的基因 HDAC8，并揭示该基因突变是该病的发生机制[4]。从罕见病的基因研究中，科学家们认识到，单纯考虑基因的因素，无法完全解释生命过程的全部信息，而必须考虑环境对基因的影响作用，并通过科学的测量与分析，找出基因与生命表型的关联。因为从生命科学的角度来说，人的基因组是不会变化的，但是代谢的特点是会变化的，疾病会呈现多种多样的特点。

　　医学从来都不只是科学，疾病不是单一因果关系链的结果，是许多因素共同作用的复合物，是人与环境相互作用的产物。1977 年美国恩格尔（Engel.GL）教授提出的生物-心理-社会医学模式，倡导了全新的医学思想理念，在全世界产生了深远的影响。这种在疾病认识上的整体观念与人类表型组学具有高度的一致性；在对生命的认知上，两者与中医学的整体观和天人相应的思想具有天然的一致性。纵观中医学发展史，中医学因时、因地、因人的"三因"学说，从环境与人相互作用的角度对疾病进行审视，寻找现象与本质之间的内在关联，成为中医认识和治疗疾病的关键切入点。如《灵枢·寒热病》载："春取络脉，夏取分腠，秋取气口，冬取经输，凡此四时，各以时为齐。"这说明，中国古人已经意识到在治疗上需因时施治。此外，《黄帝内经》认为天人合一、形神合一、阴阳平衡是最佳的生理状态，提出"六淫"、"七情"等是引发疾病的重要致病因素。其中情志致病与现代心理医学模式有着共同的医学理念。

　　人类表型组学建立在基因组学发展之上，在生物医学的纵深上有了巨大的发展，并积极致力于心理与社会环境影响下，疾病宏观表型和分子表型的标准化的测量与描绘工作，将为医学模式的转化提供可操作的技术支撑。

二、人类表型组学与中医学在认知历程上的差异

　　随着"全球人类基因组计划"的开展，基因组学的发展已经获得飞速的进步。如在肿瘤精确诊疗中，基因测序技术和药物靶向治疗在肺癌、胃癌、乳腺癌等实体瘤的诊断和治疗中已经取得了丰硕的成就。但是，基因检测并不等同于精准医学，单纯依靠基因检测，无法囊括所有疾病的病因和表现，以基因诊断为基础的诊疗在疾病诊疗的宏观层面仍然具有局限性。科学家逐渐意识到疾病病因的交错复杂，基因在疾病这棵大树中就好比树根，但是结出什么样的枝叶还与环境相关。即使是单基因突变，在不同环境因素影响下，疾病会出现复杂的临床表现。基于此，人类表型组学在对疾病的认知上，逐渐从基因的微观认知逐渐发展为基因-人体-环境相互关系的宏观认知，这是一种"自下而上"的认知历程。

　　而中医学产生之初，囿于科技水平的低下，古人只能是从疾病直观的临床表现入手，以中国传统哲学思想为指导，在疾病的发展历程中将人与自然紧密联系，从纷繁的症状中归纳出疾病的证候、人体所处整体状态（包括寒态、热态、燥态、湿态等）。在治疗中，以证候为切入点，关注主要症状。"证候"是复杂生命和疾病体系外在表型与内在本质的中间认知环节。这种认识历程就如同从大树的枝叶（疾病表现）归纳到树干（证候），是一种"自上而下"的认知历程。治疗时针对树干就能改善一系列症状，但是中医对疾病的树根（病因）是什么不甚了解。

　　尽管两者在认知历程上有所差异，然而最终却是殊途同归。正是这种不同使得两种学科可以在理念和技术上可以互相补充，未来的发展是既要在宏观上汲取中医天人相应和整体观的思想，又要在疾病认知的微观纵深上借鉴表型组学的研究方法，实现宏观与微观的统一。

三、表型组学与中医学在发展上的相互借鉴

表型组学将为中医发展提供技术方法。人类表型组的研究方向将是系统化、动态化、定量化揭示生命过程的本质[5]。在这一过程中，系统生物医学将发挥重要作用。如前所述，利用组学技术，大规模提取反映人体系统特性的各类生物信息，并通过数学模型，建立方法体系，用于量化人体生命过程中，在个体、器官、组织、细胞乃至分子水平的形态结构、功能行为、分子组成规律等所有生物学性状。深入研究基因组信息与环境信息在人体水平上的相互作用，从而阐明发病机制，创建新的诊疗技术，引领现代医学进入预测性、预防性和个性化的时代做出贡献。根据中医药自身特点，利用系统-系统的研究模式，通过分析、还原与整合的层层递进，溯源"态"的本质，以及"调态"科学内涵，系统地揭示中医药的科学性，进而增强中医治疗的靶向性。

更为重要的是，中医学可能从疾病的认知上为人类表型组学提供借鉴。人体基因组测序技术已经有了突破性的进展，我们可以对患者基因组进行测序，可以鉴定几乎所有的突变，并且已经建立了相应的标准，用以确定基因改变是否在整体人群中具有提示某种疾病风险的意义。然而，要想确定某个突变在某个患者所患疾病中扮演的具体角色，仍然是很难给出确切答案的。罕见病 80% 是由于单基因突变引起的，然而同一个基因突变往往在临床上会引起不同的疾病表现，导致对罕见病的诊断增加难度。

将这些疾病表现和基因突变相关联是研究的难点。中医学的藏象和经络理论对人体有独到的见解。众所周知，中医的"五藏"不完全等于西医解剖学上的心、肝、脾、肺、肾，它内联六腑，外络四肢百骸，将人体联系为一个整体。中医的经络学说将皮肉筋骨等人体不同组织按照经络走行相关联。中医将看似不相关的东西联系在一起，例如，中医之肾为先天之本，肾藏精，与生长发育和生殖功能密切相关。肾主骨生髓，髓聚于脑，精髓充盛，髓海得养，则司听觉，故称肾开窍于耳。肾与冬季、北方、寒、水、咸味等有着内在联系。这就将中医"肾"与下丘脑-垂体-甲状腺/肾上腺/性腺轴的功能联系在一起。以中医肾脏理论为指导，通过补肾方法，可以治疗许多"肾系"相关的疾病，如地中海贫血、免疫相关恶性黑色素瘤、淋巴瘤、不孕症、不育症、脱发等。

中医的藏象和经络理论揭示了人体内存在着广泛的联系，把人体的五脏六腑、四肢百骸、五官九窍、皮肉筋脉等组织器官联系成一个有机的统一体。这种对人体的认知将为人类表型组学复杂疾病表现与基因关联提供全新的思路。

表型组学与中医学理念相结合是未来精准医学发展的方向。人体与外界的相互作用既有人类本身的基因组参与，也有人体内所有微生物（"元基因组"）的参与。人体内的元基因组处于动态平衡状态，构成人体内环境，成为中医调"态"的物质基础。大多数的中药经过口服进入肠道，对肠道的微生物菌群进行调节。在一项肠癌治疗的研究中，发现化疗对肠道微生物菌群结构产生影响，而人类基因并未在治疗中产生应答，说明发挥作用的是肠道微生物的元基因[6]。所以，表型组研究探索疾病基因之外的其他影响因素，在这个层面上，同中国的中医有着异曲同工之妙。由此看出，精准医疗是针对整个系统的研究。

精准医疗需要借助先进研究手段量化治疗过程。例如在确证葛根芩连汤具有降糖效应

的基础上，我们在基础研究中发现方中降糖主药黄芩的主要成分黄芩苷和黄连的主要成分小檗碱在一定剂量范围内有协同降糖的效应；超出一定剂量后，黄芩苷会拮抗小檗碱的降糖效应[7]。基础研究成果为临床处方中葛根和黄芩的具体配比提供了很好的依据。由此说明，表型组学的研究技术能为中医治疗提供更精准的靶向性。

中医学是为精准医疗提供了一个更广泛的角度，中医本身也体现了精准医疗的精神。因为中医其实也是一个系统的疗法，主要关注各种复杂因素之间的相互关系，包括不同器官之间的相互影响，基于这一认识来进行防病、治病。而这种以整体、系统、动态、复方和个体化（辨证）思维方式治疗疾病，疗效已被国际社会公认。未来医学的发展，将是在中医与现代科学理念与技术融合的基础上，向精准医疗迈进。借助现代科学，特别是现代医学，把整体的框架分解成精细的结构，把宏观的视野延伸至微观的精细，把证的定性与病的定量有机结合，是时代赋予中医的历史责任，是中医发展的必由之路，也是中医走向世界的关键一步。由此，中医的发展继承是根基，创新是动力，重塑是必然。当传统中医遭遇到系统生物学，孕育出一个深度融合的"态靶医学"，也就指日可待了。

参 考 文 献

[1] 郭子光. 现代中医治疗学[M]. 成都：四川科技出版社，2004：12.

[2] 罗国安. 中医药系统生物学[M]. 北京：科学出版社，2011.

[3] Xu J, Lian F M, Zhao L H, et al. Structural modulation of gut microbiota during alleviation of type 2 diabetes with a Chinese herbal formula[J]. The ISME Journal, 2015, 9（3）: 552-562.

[4] Deardorff M A, Bando M, Nakato R, et al. HDAC8 mutations in Cornelia de Lange syndrome affect the cohesin acetylation cycle. Nature, 2012, 489（7415）: 313-317.

[5] 金力. 表型组研究的发展态势[J]. 香山科学会议国际人类表型组研究论文集，2015，5：20.

[6] Iida N, Dzutsev A, Stewart C A, et al. Commensal bacteria control cancer response to therapy by modulating the tumor microenvironment[J]. Science, 2013, 342（6161）: 967-970.

[7] Zhang C H, Yu R Y, Liu Y H, et al. Interaction of baicalin with berberine for glucose uptake in 3T3-L1 adipocytes and HepG2 hepatocytes[J]. Journal of Ethnopharmacology, 2014, 151（2）: 864-872.

下　篇
态靶辨治临床运用实例

本部分精选仝小林教授在临床工作中运用态靶辨治理论治疗各个系统疾病的实例，结合疾病特色，重点阐释不同疾病的调态思路及靶方、靶药的选用。

第五章　代谢性疾病

第一节　糖尿病及其并发症

糖尿病是一种危险因素多、发病机制复杂的慢性疾病。2021 年数据显示，过去的 10 余年间，我国的糖尿病患者由 9000 万例增加至 1.4 亿例，增幅达 56%，中国已成为全球成人（20～79 岁）糖尿病患者最多的国家[1]。随着我国老龄人口、城市人口的不断增加和生活方式的改变，糖尿病已成为严重的公共卫生问题。

糖尿病属于中医学"脾瘅"、"消瘅"等范畴，以肥胖为根源的糖尿病归属中医学"脾瘅"范畴，以过食肥甘为始动因素。"脾瘅"首见于《素问·奇病论》，"有病口甘者……此五气之溢也，名曰脾瘅……此肥美之所发也，此人必数食甘美而多肥也。肥者令人内热，甘者令人中满，故其气上溢转为消渴"，提示过食肥甘为"脾瘅"的病因，中满内热为其病机，相当于肥胖型糖尿病。起病即瘦的糖尿病归属于"消瘅"范畴。《灵枢·五变》曰："人之善病消瘅者，何以候之？少俞答曰：五脏皆柔弱者，善病消瘅……此人薄皮肤而目坚固以深者，长衡直扬，其心刚，刚则多怒，怒则气上逆，胸中蓄积，血气逆流，髋皮充肌，血脉不行，转而为热，热则消肌肤，故为消瘅。"患者往往体质偏弱，并且病程始末均不出现肥胖，其发病多与遗传、体质、情志等因素相关，以脾虚胃热为核心病机，相当于消瘦型糖尿病[2]。

一、糖尿病的病因病机

1. 脾瘅-中满内热

盖肥者腻，甘者滞，长期过食肥甘，胃纳太过，脾运不及，谷食壅滞中焦，形成中满；土壅木郁，影响肝之疏泄，木不疏土，加剧中满，致积久化火，形成内热，波及脏腑则表现为肝热、胃热、肺热、肠热，或肝胃俱热、胃肠俱热等，从而发为脾瘅。

所以，中满内热是脾瘅阶段的核心病机，也是其主要病理状态基础。脾瘅病程日久，可并发中焦壅滞脾胃失运、肝胆湿热、浊入血脉、膏聚脏腑、湿热流注等多种态势演变，进一步发展，膏脂痰湿瘀蓄积，损伤脏腑经络，导致功能障碍，出现复杂的并发症，以大血管病变和微血管病变为多见。

纵观脾瘅的发展演变，可以用"郁、热、虚、损"四个阶段来概括其从未病到已病、从潜态到显态的整个过程，因郁而热，热耗而虚，由虚及损，形成脾瘅发生、发展的主线（图 5-1）。①郁：郁态阶段相当于脾瘅早期，多属于糖尿病前期。肥胖是糖尿病早期的代表性临床特征。该阶段由于患者长期饮食积滞或情志不调，致机体处于郁滞状态。此后由于自身体质及外界因素影响，导致气、血、痰、湿等郁滞不通，而产生脾胃升降失和、肝疏泄不及等情况，最终郁而化热，进入糖尿病中期（热态阶段）。②热：此阶段相当于脾瘅的早、中期，由郁发展而来。热态表现最为突出，究其病机不外乎胃热、肠热、肝热、心火等，饮食不节生胃热，情志不遂生肝热，吸烟过度生肺热，大便秘结生肠热。热与痰结则为痰热，热与湿结则为湿热，热与血结则为血热。病性以实为主。③虚：此阶段相当于脾瘅的中、后期，病机较为复杂。前一阶段热还未尽，又耗气伤阴，气阴两伤为始，进而阴损及阳，阴阳两虚。这一阶段虽以各种不足为其矛盾主要方面，表现为脾虚胃滞、脾虚痰阻、气阴两虚、脾肾阳虚等多种证型，但多虚实夹杂，可夹热、夹痰、夹湿、夹瘀等。④损：此阶段相当于脾瘅的后期。或因虚极而脏腑受损，或因久病入络，使全身脉络损伤，脉络瘀滞。这一阶段的根本在于络损（微血管病变）、脉损（大血管病变），以此为基础导致脏腑的损伤。瘀和虚成为病机的主要方面，瘀血内阻使脏腑功能失调，正气益虚促使体内各种代谢失衡，从而变证百出。

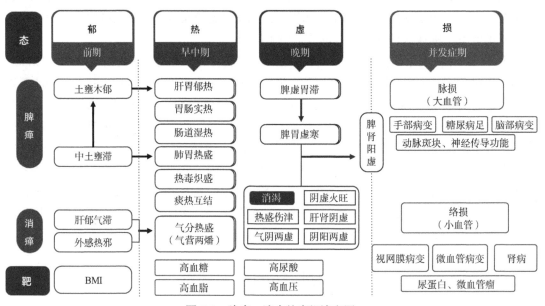

图 5-1　脾瘅、消瘅的病机演变图

2. 消瘅-脾虚胃热

消瘅的发生与先天禀赋有关，所谓"五脏皆柔弱者，善病消瘅"（《灵枢·五变》），在脏腑中，肾、脾为先、后天之本，因此脏腑虚弱最关乎脾肾。《灵枢·邪气脏腑病形》记载："肾脉……微小为消瘅。"肾虚则先天不足，脏腑功能低下，脾虚则运化无力，若饮食不慎或情志抑郁肝木克土，则更伤脾胃，令谷食难运，日久化热，可致阳土（胃土）有热，阴土（脾土）愈虚。《脾胃论》云："脾胃气虚，则下流于肾，阴火得以乘其土位。"因而脾肾更虚，邪火伏胃。肝脉挟胃，若胃中伏火之邪波及肝木，可成肝热。化热是消瘅形成的关键，内热既成，消瘅易发，正如《灵枢·五变》云："其心刚，刚则多怒，怒则气上逆，胸中蓄积，血气逆流，髋皮充肌，血脉不行，转而为热，热则消肌肤，故为消瘅。"消瘅之热非由实热而来，乃缘于脾肾之虚，如《脾胃论》云："脾胃虚则火邪乘之，而生大热。"其火邪为脾胃气虚下流于肾形成的阴火，虽见"大热"，实为虚火，脾肾两虚是其根本。故消瘅起病多见虚态、热态和郁态。

消瘅虽为虚热，亦耗伤津液，损人阳气，渐致阴虚火旺→肝肾阴虚、气阴两虚→阴阳两虚→脾肾阳虚，形成消瘅发生、发展的主线（图5-1）。①郁：先天不足，五脏柔弱，阴不足则情志易怒，脾不足则水谷难运，中焦处于郁滞状态。②热：津亏化燥，郁阻生热，燥热累犯脏腑，多见肝热、胃热、肤热、肺热、血热等。③虚：燥热长期耗灼阴液，致气阴两虚，渐致肝肾阴虚，最终进展至阴阳两虚。④损：由虚致损，表现为脏腑脉络的损伤，消瘅损，多为络损（微血管）。上述演变规律中，由于热是消瘅形成的核心病机，其引起的络脉病变多是因热而伤，因瘀而损，少见痰、浊、脂、膏等病理产物胶结蓄积、壅聚血脉，故消瘅进一步发展，衍生的并发症以络脉病变即微血管并发症常见。

二、态靶结合话辨治

1. 郁态

郁态代表疾病早期，肥胖是2型糖尿病前期及早期的代表性临床特征，患者多饮食不节而食郁中焦，此后由于自身体质及外界因素的影响，导致气、血、痰、湿等郁滞不通，而产生脾胃升降失和、肝疏泄不及等情况，最终郁而化热，进入糖尿病中期——热阶段。此阶段患者多表现为体重增加，倦怠乏力、口中黏腻、胸闷脘痞、不思饮食，或食欲亢进、情绪抑郁。根据病机可选用行气导滞、开郁清热、辛开苦降等方法，以厚朴三物汤、逍遥散等调态治疗。

（1）**中土（脾胃）壅滞证**

【症状】 腹型肥胖，脘腹胀满，嗳气，矢气频频，苔白厚，脉滑。

【治法】 理气化痰，消壅导滞。

【方药】 厚朴三物汤。胸闷脘痞、痰涎量多者加半夏、陈皮、橘红。腹胀甚、大便秘结者加槟榔、牵牛子、莱菔子。

（2）**肝郁气滞证**

【症状】 情志抑郁，喜太息，胁肋胀满，脉弦。

【治法】 疏肝解郁，理气导滞。

【方药】 逍遥散。纳呆加焦山楂、神曲、麦芽，抑郁易怒加牡丹皮、赤芍。眠差加炒酸枣仁、五味子。

（3）**湿热蕴脾证**

【症状】 口干口渴，或口中甜腻，脘腹胀满，身重困倦，小便短黄，舌质红，苔厚腻或微黄欠润，脉滑数。尤以脘腹胀满、身重困倦为辨证核心。

【治法】 清热化湿。

【方药】 半夏泻心汤。脘腹痞满、头晕沉重加佩兰、藿香、桑白皮。肺有燥热加地骨皮、知母。

（4）**脾虚痰湿证**

【症状】 形体肥胖，腹部增大，或见倦怠乏力，纳呆便溏，口淡无味或黏腻，舌质淡有齿痕，脉沉滑。

【治法】　健脾化痰。

【方药】　六君子汤。倦怠乏力加黄芪。食欲不振加焦三仙。口黏腻加薏苡仁、白蔻仁。

2. 热态

若患者郁而日久，则会由郁态逐渐转变为热态，表现为肝、胃、肠中痰湿热毒聚集，形成内热炽盛之象。患者多出现口干口渴、面色红赤、脘腹胀满、大便偏干、舌红、苔黄腻等症状，以肝胃郁热、胃肠实热、肠道湿热、肺胃热盛、热毒炽盛、痰热互结等为主要证候。热者寒之，调态当以清热为主，选方大柴胡汤、大黄黄连泻心汤、葛根芩连汤、白虎汤、三黄汤合五味消毒饮、小陷胸汤等。

（1）肝胃郁热证

【症状】　胸胁胀闷，面色红赤，形体偏胖，心烦易怒，口干口苦，舌红，苔黄，脉弦数。

【治法】　开郁清热。

【方药】　大柴胡汤。舌苔厚腻加化橘红、陈皮、茯苓，兼舌苔黄腻、脘痞加五谷虫、红曲、生山楂，兼舌暗，舌底脉络瘀加水蛭粉、桃仁。

（2）胃肠实热证

【症状】　大便秘结难行，口干口苦，或有口臭，脘腹胀满，痞塞不适，多食易饥，渴喜冷饮，饮水量多，舌红，苔黄，脉数有力，右关明显。

【治法】　清泻实热。

【方药】　大黄黄连泻心汤加减或小承气汤加减。口渴甚加天花粉、生牡蛎。大便干结不行加枳壳、厚朴，并加大大黄、玄明粉用量。大便干结如球状加当归、何首乌、生地黄。

（3）肠道湿热证

【症状】　脘腹痞满，大便黏腻不爽，或臭秽难闻，小便色黄，口干不渴，或有口臭，舌红，舌体胖大，或边有齿痕，苔黄腻，脉滑数。

【治法】　清利湿热。

【方药】　葛根芩连汤加减。苔厚腐腻去炙甘草，加苍术。纳食不香、脘腹胀闷、四肢沉重，加苍术、藿香、佩兰、炒薏苡仁。湿热下注、肢体酸重加秦皮、威灵仙、防己。湿热伤阴加天花粉、生牡蛎。

（4）肺胃热盛证

【症状】　口大渴，喜冷饮，汗出多，舌红，苔黄，脉洪大。

【治法】　清泻肺胃，生津止渴。

【方药】　白虎汤加减或桑白皮汤合玉女煎加减。心烦加黄连，大便干结加大黄，乏力、汗出多加西洋参、乌梅、桑叶。

（5）热毒炽盛证

【症状】　口渴引饮，心胸烦热，体生疔疮、痈、疽或皮肤瘙痒，便干溲黄。舌红，苔黄，脉数。

【治法】　清热解毒，滋阴凉血。

【方药】　三黄汤合五味消毒饮。心中懊恼而烦、卧寐不安者加栀子。皮肤瘙痒甚加苦参、地肤子、白鲜皮。痈疽疮疖热红肿甚，加牡丹皮、赤芍、蒲公英。

（6）痰热互结证

【症状】　形体肥胖，腹部胀大，胸闷脘痞，口干口渴，喜冷饮，饮水量多，心烦口苦，大便干结，小便色黄，舌质红，舌体胖，苔黄腻，脉弦滑。

【治法】　清热涤痰，消膏化浊。

【方药】　小陷胸汤加减。

3. 虚态

伤阴、伤阳是糖尿病发展的主线，郁热日久病性由实转虚，热伤气阴，损及阳气，最终阴阳两虚、五脏不足。本阶段的发病特点为病程较长，患者体形偏于瘦弱，部分病人已经出现并发症，故在治疗上应当注意配伍，避免大苦大寒伤及中阳。此时的证型主要为脾虚胃滞、脾胃虚寒、阴虚火旺、热盛伤津、肝肾阴虚、气阴两虚、阴阳两虚等，虚则补之，故调态以补益五脏气血，平调阴阳为主，治疗用半夏泻心汤、附子理中汤、知柏地黄丸、白虎加人参汤、杞菊地黄丸、生脉散合增液汤、金匮肾气丸等加减。

（1）脾虚胃滞证

【症状】　心下痞满，呕恶纳呆，水谷不消，便溏，或肠鸣下利，干呕呃逆，舌淡胖苔腻，舌下络瘀，脉弦滑无力。

【治法】　辛开苦降，运脾理滞。

【方药】　半夏泻心汤加减。腹泻甚，易干姜为生姜。呕吐加紫苏叶、紫苏梗、旋覆花等，便秘加槟榔、枳实、大黄。

（2）脾胃虚寒证

【症状】　脘腹痞闷，喜温喜按，恶心欲吐，纳呆，身倦乏力，大便稀溏，舌淡苔白，脉沉细。

【治法】　温中祛寒，补气健脾。

【方药】　附子理中汤加减。若胀闷甚，加木香、枳壳、厚朴。若胃虚气逆，心下痞硬，加旋覆花、代赭石。病久及肾，肾阳不足，腰膝酸软，加附子、肉桂、吴茱萸。

（3）阴虚火旺证

【症状】　五心烦热，急躁易怒，口干口渴，时时汗出，少寐多梦，小便短赤，大便干，舌红赤，少苔，脉虚细数。

【治法】　滋阴降火。

【方药】　知柏地黄丸加减。失眠甚，加夜交藤、炒酸枣仁。火热重加黄连、乌梅，大便秘结加玄参、当归。

（4）热盛伤津证

【症状】　口大渴，喜冷饮，饮水量多，汗多，乏力，易饥多食，尿频量多，口苦，溲赤便秘，舌干红，苔黄燥，脉洪大而虚。

【治法】　清热益气生津。

【方药】　白虎加人参汤或消渴方加减。口干渴甚加瓜蒌根、生牡蛎。便秘加玄参、生地黄、麦冬。热象重加黄连、黄芩，太子参易为西洋参。大汗出、乏力甚，加浮小麦、乌梅、白芍。

（5）肝肾阴虚证

【症状】 小便频数、浑浊如膏，腰膝酸软，眩晕耳鸣，五心烦热，低热颧红，口干咽燥，多梦遗精，皮肤干燥，视物模糊，雀目，或蚊蝇飞舞，或失明，皮肤瘙痒，舌红少苔，脉细数。本证主要见于糖尿病合并视网膜病变。

【治法】 滋补肝肾。

【方药】 杞菊地黄丸。视物模糊加芜蔚子、桑椹子。头晕加桑叶、天麻。

（6）气阴两虚证

【症状】 消瘦，疲乏无力，易汗出，口干口苦，心悸失眠，舌红少津，苔薄白干或少苔，脉虚细数。

【治法】 益气养阴清热。

【方药】 生脉散合增液汤加减。口苦、大汗、舌红脉数等热象较著者加黄连、黄柏，口干渴、舌干少苔等阴虚之象明显者加石斛、天花粉、生牡蛎，乏力、自汗等气虚症状明显者加黄芪。

（7）阴阳两虚证

【症状】 小便频数，夜尿增多、浑浊如脂如膏，甚至饮一溲一，五心烦热，口干咽燥，神疲，耳轮干枯，面色黧黑，腰膝酸软无力，畏寒肢凉，四肢欠温，阳痿，下肢浮肿，甚则全身皆肿，舌质淡，苔白而干，脉沉细无力。本证主要见于糖尿病肾病、糖尿病合并周围神经病变等疾病的后期。

【治法】 滋阴补阳。

【方药】 金匮肾气丸加减。偏肾阳虚选右归饮（《景岳全书》）加减，偏肾阴虚选左归饮（《景岳全书》）加减。

4. 损态

此阶段代表疾病的终末。糖尿病后期，诸虚渐重，气阴两虚，阴损及阳，或因虚极而脏腑受损，或因久病入络，络瘀脉损而成，表现为络损（微血管）和脉损（大血管）及以此为基础导致的脏腑器官损伤。此期痰浊瘀毒等病理产物积聚，各种并发症相继而生，治疗以调补阴阳为基础。在治疗方面对并发症的治疗应放在首位，降糖可结合患者的全身状态选用前文提到的态靶同调药物并酌情配合西药共同控制血糖。

5. 兼证

除以上证候外，痰、湿、浊、瘀是本病常见的兼证。兼痰主要见于肥胖糖尿病患者，兼湿主要见于糖尿病胃肠病变，兼浊主要见于糖尿病血脂、血尿酸较高的患者，兼瘀主要见于糖尿病血管病变。

（1）兼痰

【症状】 嗜食肥甘，形体肥胖，呕恶眩晕，头重嗜睡，恶心口黏，食油腻则加重，舌体胖大，苔白厚腻，脉滑。

【治法】 理气化痰。

【方药】 二陈汤加减。

（2）兼湿

【症状】 头重昏蒙，四肢沉重，遇阴雨天加重，倦怠嗜卧，脘腹胀满，食少纳呆，大便溏泄或黏滞不爽，小便不利，舌胖大，边有齿痕，苔腻，脉弦滑。

【治法】 燥湿运脾。

【方药】 平胃散加减。

（3）兼浊

【症状】 腹部肥胖，实验室检查血脂或血尿酸升高，或伴脂肪肝，舌胖大，苔腐腻，脉滑。

【治法】 活血消脂降浊。

【方药】 红曲、五谷虫、生山楂、西红花、威灵仙。

（4）兼瘀

【症状】 肢体麻木或疼痛，胸闷刺痛，或中风偏瘫，语言謇涩，或眼底出血，或下肢紫暗，唇舌紫暗，舌有瘀斑或舌下青筋暴露，苔薄白，脉弦涩。

【治法】 活血通络。

【方药】 一般选用桃红四物汤，以眼底或肾脏络脉病变为主者选用抵挡汤。

6. 靶药的选择

糖尿病及其并发症阶段，出现口渴多饮、乏力、胸闷心悸、水肿、视物模糊、手脚针刺样疼痛等不同临床表现，还可见血糖、糖化血红蛋白、血肌酐、尿白蛋白/肌酐比值（UACR）等理化指标异常，使用相应的症靶药、标靶药，以提高治疗的针对性。糖尿病及其并发症常用的靶药如下（表5-1，表5-2）。

表 5-1 糖尿病及其并发症常用的标靶药

异常指标	靶药
血糖升高	热态、湿态：黄连、知母、葛根
	热态、郁态：赤芍、知母
	虚态（阴虚）：天花粉、桑叶、桑白皮、桑枝
	虚态（阳虚）：黄芪、人参、淫羊藿、肉桂
血压增高	寒态：葛根、桂枝
	热态：夏枯草、黄芩
	水态：茯苓、益母草、茺蔚子
	虚态：杜仲、牛膝、天麻
高血脂	红曲、山楂、绞股蓝
高尿酸	威灵仙、草薢、土茯苓
胆红素升高	茵陈、赤芍、五味子
UACR升高	黄芪、丹参、水蛭、人黄
红细胞减少	丹参、黄芪
眼底出血	蒲黄、三七、仙鹤草
黄斑水肿	茯苓、猪苓、车前子
微血管瘤	丹参、水蛭粉、桃仁
动脉硬化	莪术、三七、浙贝母

表 5-2　糖尿病及其并发症常用的症靶药

症状	靶药
口干渴	天花粉、西洋参、知母
眠差	酸枣仁
夜尿频多	山茱萸+黄芪
泡沫尿	芡实+金樱子
视物模糊	夜明砂
手足针刺样疼痛	黄芪、鸡血藤、五灵脂、桂枝
肢体冷痛	麻黄、乌头、黄芪、桂枝、苍术
多汗	煅龙骨、煅牡蛎
皮肤瘙痒	苦参、白鲜皮、地肤子
勃起功能障碍	蜈蚣粉、川芎、白芍
排尿障碍	荔枝核、橘核、沉香粉
呕吐	半夏、生姜
胃胀	枳实、白术
水肿	茯苓、茺蔚子、益母草
大便干结	火麻仁、大黄
排便无力	生白术

三、病案举隅

案例 1　态靶辨治在肥胖 2 型糖尿病肝胃郁热中的运用

王某，男，55 岁。H[①] 182cm，W[②] 95kg，BMI[③] 28.68kg/m²。

初诊：主诉"发现血糖升高 3 年"。3 年前诊断"2 型糖尿病"，以饮食、运动控制，血糖控制不佳。后予二甲双胍口服降糖，未监测血糖，现患者躯体症状明显求中医诊疗。刻下症：乏力，怕冷，口干渴，性情急躁易怒，视力下降，纳可，眠浅，大便日一行，成形，小便有排不尽感。舌胖大、有齿痕，舌质暗，苔淡黄腻，舌底暗红瘀滞，脉沉弦滑，尺肤潮。既往有高脂血症。现用药：二甲双胍 0.25g，tid[④]。测 BP[⑤] 120/80mmHg。查 HbA1c[⑥] 6.6%；FBG[⑦] 7.27mmol/L，TG[⑧] 2.17mmol/L，ALT[⑨] 51.7U/L，AST[⑩] 25.9U/L，γ-GT[⑪] 104.0U/L，

---

① H：身高。
② W：体重。
③ BMI：体重指数。
④ tid：服药每天 3 次。
⑤ BP：血压。
⑥ HbA1c：糖化血红蛋白。
⑦ FBG：空腹血糖。
⑧ TG：三酰甘油。
⑨ ALT：谷丙转氨酶。
⑩ AST：谷草转氨酶。
⑪ γ-GT：γ-谷氨酰转移酶。

IBIL[①] 16.11μmol/L，LDL-C[②] 3.93mmol/L，血肌酐、血尿酸正常；腹部超声示脂肪肝，胆囊息肉。

西医诊断 2型糖尿病。

中医诊断 脾瘅 肝胃郁热。

治法 疏肝清胃，通腑泄热。

处方 大柴胡汤加减。

柴胡9g，清半夏15g，黄芩15g，炒枳实15g，赤芍30g，黄连9g，知母30g，生大黄6g，威灵仙30g，皂角刺30g，生姜15g，大枣9g。

水煎服，两日一剂，每天服一次，医嘱停用二甲双胍。

上方加减服用3个月后复诊 患者乏力基本消失，时有口干渴，急躁易怒减轻，颈部发紧、酸痛，纳可，眠一般，大便日1~2次，成形，小便排不尽感未见明显变化。现用药：无。测BP 110/68mmHg。查HbA1c 6.6%；FPG 7.16mmol/L，TG 3.04mmol/L，ALT 43.1U/L，AST 24.8U/L，γ-GT 101.8U/L，IBIL 18.51μmol/L，LDL-C 2.67mmol/L，血肌酐、血尿酸正常。患者停用二甲双胍后，血糖控制平稳，但患者转氨酶、胆红素仍轻度升高，上方加绵茵陈30g清热利湿，生蒲黄6g化瘀利尿，五味子30g酸敛保肝，红曲9g调脂，继续两日一剂口服中药。

2个月后再复诊 患者体重90kg，BMI 27.17kg/m^2，无低血糖反应，口干口渴缓解80%，急躁易怒减轻，纳眠可，大便日1~2次，成形，小便频多。现用药：无。测BP 120/90mmHg。查HbA1c 6.1%；FPG 6.69mmol/L，TG 2.61mmol/L，ALT 31.6U/L，LDL-C 2.33mmol/L，血肌酐、血尿酸正常。患者服上方加减5个月后予单纯大柴胡汤加减治疗，体重逐渐减轻，糖化血红蛋白控制在理想范围内，强化患者胆红素异常、胆囊息肉及尿频治疗，上方加入莪术15g，三七9g活血化瘀，服法同前。嘱患者适当运动，减轻体重。

【按语】 糖尿病之郁态包括气、血、湿、食、痰、火在内的六郁，仝小林教授认为六郁以气郁、食郁为主，尤以食郁为先导。食郁以壅滞不通为主，或以饮食肥甘厚腻，壅塞中焦，或以饮食自倍，肠胃乃伤，脾胃失运，生湿生痰，久壅化热，内灼五脏而成消渴等。即多食少动，摄入与消耗严重失衡，营养过剩堆积，而成肥胖，则易代谢紊乱，自然中满生内热。

肝胃郁热证是糖尿病从"郁"发展到"热"阶段的主要证型之一。气郁或以肝火表现为急躁易怒，或以精神压力引起的焦虑、抑郁寡欢等气机不顺达，或由脾壅及肝气失条达表现为忧思抑郁等。土壅与木郁互为因果，糖尿病之热态多由久郁壅滞不化，郁久成热，表现为肝热、胃热、肠热。"肝为起病之源，胃为传病之所"，郁久壅热为本，肝胃郁热是关键。现代医学认为过食肥甘厚腻，营养过剩，运动消耗减少，精神压力大，多易肥胖，而肥胖尤其是腹型肥胖与胰岛素抵抗关系密切，易导致血糖异常。

仝小林教授从肝胃启动治疗糖尿病，肝为风木之脏，肝主疏泄，主一身气机，生理上以条达为顺，病理上以"抑郁"为病；胃为阳明之腑，生理上以降为顺，病理上以滞为病。

---

① IBIL：间接胆红素。
② LDL-C：低密度脂蛋白胆固醇。

土壅木郁是关键，肝胃郁热为核心，外在表现为肥胖、病理产物堆积，糖、脂、酸、压等代谢障碍，因而为病。基于此，仝小林教授认为肝胃郁热是肥胖2型糖尿病的热态下的一种类型，"四红"即面红、唇红、舌红、掌红为其特征表现。肝胃郁热态势含有疾病动态的、连续的变化过程，郁得达，热得清，视为顺；郁热不清，耗气伤阴，发为"虚、损"，视为逆。

患者55岁为中年男性，营养过剩引起超重，中土壅滞，郁久化热，肝胃俱热，宜疏肝清胃，截断热之来源，调态治本。方用大柴胡汤加减，柴、芩疏解少阳邪热，枳实、大黄走胃腑，清泄阳明壅热。仝小林教授提出"苦酸制甜"降糖，苦可调胃、养气、泄热。黄连、知母、赤芍是仝小林教授临床降糖首选靶药。皂角刺搜风通络，化痰散结，其锋锐引诸药直达病所，威灵仙涤痰逐瘀，通行十二经络，可以消痰瘀凝滞之癖积，皂角刺和威灵仙同为治疗息肉的靶药，大剂量使用均用至30g，诸药合用，疏肝清胃，通腑泄热。后在此方基础上依症状、指标不同进行适度加减，用药精准，收效良好。

案例2　态靶辨治在肺胃热盛型肥胖2型糖尿病中的运用

韩某，男，51岁，初诊，主诉：口干口渴，喜饮半个月。现病史：患者半个月前体检时发现血糖升高，查空腹血糖9.32mmol/L，餐后2小时血糖14.31mmol/L，诊断为2型糖尿病，未予药物治疗。刻下症：口干口渴，喜饮，视物模糊，舌部溃疡，纳眠可，大便日1行，小便色深黄，有异味，伴泡沫。面隐红，舌红，苔少，舌下脉络瘀，脉略数。身高/体重180cm/88kg，BMI 27.16kg/m^2。BP 120/80mmHg。辅助检查：空腹血糖9.32mmol/L，餐后2小时血糖14.31mmol/L，HbA1c 8.3%。

西医诊断　2型糖尿病。

中医诊断　糖络病　肺胃热盛。

治法　清热生津。

处方　白虎汤加减。

生石膏30g，知母30g，黄连30g，生牡蛎120g（先煎），天花粉30g，生姜5片。

二诊　服上方28付，口干口渴减轻，纳眠可，大便调，小便色黄，仍有异味及泡沫，苔少，舌下脉络瘀，脉偏沉。辅助检查：空腹血糖5.77mmol/L，餐后2小时血糖4.79mmol/L，HbA1c 7.3%。方药：上方加黄柏30g，竹叶15g，继服。

三诊　服上方28付，诸症均得到明显改善，舌苔少，脉偏沉略细弦。辅助检查：空腹血糖5.3mmol/L，餐后2小时血糖5.93mmol/L，HbA1c 5.7%。方药：二诊方减生石膏、生姜、黄连、生牡蛎、竹叶，加石斛30g，山萸肉30g，赤芍30g，干姜6g，制成水丸，每次9g，每日3次。3个月后复诊，血糖正常范围，HbA1c 5.1%。方药：上方加西洋参9g，继续做成水丸服用，半年复诊一次，监测血糖一直在正常范围内，HbA1c维持在5.5%左右，无明显不适。

【按语】　肺胃热盛为糖尿病"热"阶段的核心病机，热为实热，病位在肺胃，热盛则津伤。因此，在治疗该类糖尿病时当先除热，《素问·至真要大论》云："热淫于内，治以咸寒，佐以甘苦……以苦发之。"肺胃热盛提示糖尿病往往处于初发期，还未出现并发症，此时治疗以清热为主，以调病之"态"，同时根据不同的血糖情况予以相应的"靶药"降糖。仝小林教授针对肺胃热盛型糖尿病的首选"调态方"为白虎汤。

本患者为新发糖尿病，且有明显的口渴喜饮，初步可以判断该患者处于糖尿病的"热"阶段。再根据面部隐红、舌部溃疡、小便色深黄等症状，结合舌红苔少，脉略数，四诊合参，可辨其为肺胃热盛证。在"热"阶段，患者的糖尿病为新发糖尿病而无并发症，故以清热、降糖为治疗核心，用白虎汤清肺胃之火热，方中石膏甘寒，知母苦寒，二者均入肺、胃二经，为清肺胃大热之首选，且知母具有滋阴之效，可补热盛所伤津液。以天花粉替代粳米。患者血糖高，仅凭石膏、知母降糖之力有所不足，故加入大剂量黄连以清热，同时作为降糖的靶药，效专力宏。同时，患者苔少，表明阴分已伤，故加天花粉、生牡蛎以助养阴之力，且生牡蛎用量达120g，对缓解口干有明显的功效。二诊时可见患者症状虽减轻但仍有口干渴、小便异味，可见肺胃之热未能除尽，故加黄柏、竹叶在加大清热力度的同时利小便。三诊时症状改善明显，血糖控制佳，此时余热已清，但患者伤阴较重，故去石膏、黄连、竹叶等药，而加入石斛、西洋参等养阴生津之品，并减小剂量，改为水丸，主要是调整患者的"态"，改善内环境，逐渐达到相对平衡的状态，而后以长期服用水丸的形式进行维持性治疗。

案例3　态靶辨治在糖尿病胃肠实热证中的运用

杨某，女，47岁，2017年12月11日初诊。主诉：发现血糖升高2年。现病史：患者2年前体检发现血糖升高，未予重视并系统诊疗，近期因体重下降明显，伴大便干，心下胀满，口舌反复生疮遂来求诊。刻下症：心下胀满，头晕，口舌生疮，体重下降，近1个月体重下降5kg，周身乏力，腰酸痛，双足麻木，眠差，纳可，大便干结难解，小便可。舌红少苔，舌下络脉瘀滞；脉沉细弦数。当日辅助检查：空腹血糖18.2mmol/L，餐后2小时血糖28.8mmol/L，IIbA1c 17.1%。身高165cm，体重75kg，BMI=27.5kg/cm²。

西医诊断　2型糖尿病。

中医诊断　糖络病　脾瘅　胃肠实热。

治法　泻热消痞。

处方　大黄6g，黄连30g，黄芩45g，知母30g，桑叶30g，苦瓜30g，生姜3片。

2017年12月18日复诊　患者服药7剂，心下胀满减轻70%，双足麻木减轻60%，头晕减轻50%，口舌生疮较前好转。当日空腹血糖11.9mmol/L，餐后2小时血糖17mmol/L。上方加天花粉30g，生牡蛎30g，乌梅15g。半个月后复诊，心下胀满减轻80%，口舌生疮好转80%，头晕及双足麻木、乏力等症明显缓解，二诊调。空腹血糖降至8.3mmol/L，餐后2小时血糖降至11.4mmol/L，继服上方半个月，复诊前查空腹血糖7.9mmol/L，餐后2小时血糖9.5mmol/L，HbA1c 12.0%。上方加减服用3个月后，复查HbA1c 8.2%，原方减量继服，血糖基本稳定，HbA1c逐渐下降至正常。

【按语】　糖尿病胃肠实热证为内热炽盛，肆在胃则消谷善饥，虐在肠则大便坚。中满内热波及肠胃，则致胃肠实热，中焦热结。内热腑实，最易伤阴，故应"急下存阴"，泻热通腑。2型糖尿病患者多久食肥甘，"肥者令人内热，甘者令人中满"，中焦气机失于斡旋则郁而化热，胃热熏蒸则消谷善饥，治疗上选苦寒气味厚者以清泄胃热，胃肠实热一去，其气机自然通畅。胃肠实热为当下之态势，代表方剂为大黄黄连泻心汤。仝小林教授认为，大黄黄连泻心汤为现代胃肠病第一良方。

患者形体肥胖，内热结于胃肠，蓄积体内，积而化火，损伤阴津，使体内存有热象，表现为心下胀满，头晕，口舌生疮，大便干结，舌红少苔，舌下络脉瘀滞。患者以心下胀满难忍就诊，《伤寒论》第 154 条："心下痞，按之濡，其脉关上浮者，大黄黄连泻心汤主之。"因无形邪热结聚心下，以致心下胀满，热毒炽盛，上灼于口则口舌生疮，上蒸于头则头晕，下结于胃肠则大便干。患者血糖较高，大便干结，根据"急则治其标"的原则，稳糖和通便为治疗的首要任务。胃肠实热为当下之态势，大便坚干、口舌生疮为"症状靶"，血糖升高为"指标靶"，结合症状、指标，迅速找到辨证要点，抓准核心病机，结合态靶辨治模式指导诊疗。方中大黄黄连泻心汤泻热消痞，泻火解毒，黄连清热燥湿，清胃肠实热、燥肠胃之湿。黄连单用易使燥屎内结，配伍大黄通腑则防此弊端，又能增强清热之功。两者相辅相成，釜底抽薪以清胃肠之实热，热毒火邪清解，则诸症好转，知母、苦瓜、桑叶清热降糖，滋阴润燥，故仅服药 7 剂收效甚佳。二诊加天花粉、生牡蛎滋阴生津，乌梅酸以生津，酸敛气阴，因热毒炽盛日久，有伤阴伤津之虞。三诊时病情进一步好转，已趋于稳定，故可继服。患者血糖逐渐下降的过程中，逐渐减用大剂量苦寒之药的剂量，全程配伍生姜以去黄连、黄芩、知母等药的苦寒之性，存其降糖之用，也考虑苦寒伤胃，中病即减。

案例 4 态靶辨证在 2 型糖尿病肠道湿热证中的运用

患者刘某，男，46 岁，2019 年 6 月 7 日初诊。主诉：血糖升高 5 年。现病史：患者 5 年前体检发现血糖升高，诊断为 2 型糖尿病，未系统治疗，平时饮食油腻，形体肥胖，腹部胀满，有吸烟、饮酒史 20 余年，近期大便黏腻不爽，臭秽，自测血糖控制欠佳，空腹血糖波动在 8～11mmol/L，餐后血糖波动在 12～15mmol/L，遂至门诊就诊。刻下：多食易饥，口干口苦，大便黏腻臭秽，排便次数多，次量不多，口中异味，小便色黄，睡眠尚可，舌淡，苔黄腻，脉弦数。辅助检查：FBG 8.2mmol/L，HbA1c 9.7%，TC[①] 6.1mmol/L，TG 6.04mmol/L，LDL-C 3.7mmol/L，ALT 60.5U/L，AST 45.7U/L，H 174cm，W 92kg，BMI 30.4kg/m^2。

西医诊断 2 型糖尿病，肥胖，血脂异常，肝功能异常。

中医诊断 糖络病 脾瘅 肠道湿热。

治法 清热利湿，化浊降糖。

处方 葛根 30g，黄芩 15g，黄连 15g，甘草 10g，红曲 6g，虎杖 15g，五味子 15g，赤芍 15g，云苓 45g，生姜 15g。

15 剂，日 1 剂，2 次分服。

2019 年 6 月 23 日二诊 服上方 15 剂，大便黏腻臭秽好转 30%，腹胀减轻 40%，口中

---

① TC：总胆固醇。

异味略好转，仍有口干口苦，多食易饥，睡眠欠佳。自测空腹血糖波动在 7～9mmol/L，餐后血糖波动在 9～11mmol/L。予上方加玄参 15g，桑叶 20g，桑白皮 20g，酸枣仁 30g。守法继服 15 剂。

2019 年 7 月 10 日三诊　服上方 15 剂，大便黏腻臭秽减轻 70%，每日 1～2 次排便，多为成形软便，腹胀减轻 60%，口干、口苦好转 50%，多食易饥好转 40%，睡眠可，小便正常。近 1 个月体重下降约 4kg。复诊当日测 FBG 7mmol/L，HbA1c 8.4%，TC 5.6mmol/L，TG 4.5mmol/L，LDL-C 3.5mmol/L，ALT 49.5U/L，AST 41.7U/L。后患者定期于门诊复诊，以上方为主方加减治疗，血糖逐渐平稳，体重平稳下降。

【按语】　仝小林教授认为，糖尿病在"热"的阶段，不良饮食和生活习惯是重要的"前因"，热由中焦郁滞而来，气机壅滞，升降失常，水谷和水液运化受阻，因此治疗上在调肠热之态的同时还要注重健脾胃、利水湿，目的在于打开中焦郁滞，恢复脾胃运化之力。常以葛根芩连汤为调态方，在清肠道湿热的同时亦可兼具降糖之功，同时辅以云苓利湿健脾，生姜辛开苦降。

患者为中年男性，发现血糖升高后未系统治疗，平素缺乏饮食、运动控制，有长期吸烟饮酒史，形体肥胖，同时伴有血脂异常。喜食肥甘厚味，脾胃运化不及，日久湿热之邪壅滞中焦，导致中满内热。患者舌苔黄腻，长期大便黏臭，属于"脾瘅"范畴，当下主要病态为热态，且以肠道湿热为主要辨证。在治疗上选择葛根芩连汤为主方，清肠道湿热，兼顾降糖，方中葛根味甘性凉，为阳明经药，可除阳明之热，通阳明之津气，黄芩味苦性寒，清实热、坚肠胃，可通里气之热，二者配合，升降得宜，调畅气津。黄芩清热燥湿、坚肠胃，黄连燥泻湿热之态，降血糖升高之靶，方中再加以甘草调和，可达态靶同调之功。又因患者脾虚湿邪困阻难化，加以云苓健脾利湿，运健脾胃的同时助水湿随小便而利，使大便得以调和，再佐生姜辛开，制约大剂量黄连所带来的苦寒，红曲降脂，虎杖、五味子、赤芍敛肝降酶。诸药合用，有效调整湿热壅滞之态，改善苔黄腻、便黏臭，血糖、血脂、转氨酶之靶，执简驭繁，态靶同调，有效改善刻下之困的同时也推迟和防止了不良果态的发生。

案例 5　态靶辨治在 2 型糖尿病"虚态"中的运用

赵某，女，55 岁，入院时间：2018 年 10 月 16 日。诊断：2 型糖尿病。主诉：口渴多饮 1 年余，加重 3 天。刻下症：口渴多饮，乏力，腰部酸痛，夜寐差，入睡困难，醒后头沉，纳可，咽喉不利、小便频，大便可。舌淡、苔薄、脉整体浮虚。平素口服格列齐特控制血糖。查糖化血红蛋白 8.1%，空腹血糖 10.0mmol/L。

西医诊断　2 型糖尿病。

中医诊断　脾瘅　虚阳上浮。

处方　潜阳封髓丹加味。

黄柏 12g，醋龟甲 15g，砂仁 30g（后下），炙甘草 10g，黑顺片 20g（先煎），牛膝 30g，知母 30g，射干 10g，金钱草 30g，桑叶 30g。

七剂，水煎服，早晚饭后 2 剂分服，原格列齐特缓释片方案不变，口服联合降糖。

入院第二日 患者口渴多饮好转，乏力缓解，腰部酸痛，夜寐差有所缓解。空腹血糖降至 7.2mmol/L，餐后 2 小时血糖降至 9.7～10.7mmol/L。

入院第五日 患者口渴多饮明显好转，乏力消失，微有头痛头晕，空腹血糖降至 6.7～7.0mmol/L，餐后 2 小时血糖降至 9.0～10.1mmol/L，血糖基本稳定。

二诊诊脉 舌微红、苔薄、舌底瘀滞，脉略弦。调整中药处方，去射干、金钱草；砂仁减至 20g，知母加至 45g，龟甲加至 20g，加赤芍 15g，牡丹皮 15g，钩藤 15g，土鳖虫 6g。以稳定血糖，巩固疗效。至入院第十日：出院之前患者口渴多饮明显好转，乏力基本消失，夜寐可，纳可，小便可，大便可。空腹血糖稳定在 6.5～7.0mmol/L，餐后 2 小时血糖波动在 8.5～10.1mmol/L。

【按语】 糖尿病早期一派火热之象，代谢旺盛，肝胃火旺，糖尿病患者可因实火不除，脏腑功能持续亢进，耗散元气、而致脾肾阳虚，从而阴盛于下，虚火上浮，火热日久必然伤阴，阴损及阳，造成阴阳两虚。常以潜阳封髓丹纳气归肾，附子、龟板共潜阳强，封髓三药调和阴阳，知母阴中求阳，降糖打靶。

患者久病年高，阴液渐亏，现为虚阳上浮之态，乏力、腰部酸痛、小便频皆提示其阳虚。其靶在症状的指标则是血糖升高难以控制。方中以潜阳封髓丹为主方，交通心肾，加牛膝增强其引火归元之功。知母、桑叶皆为降糖靶药，故各重用为 30g，射干消痰利咽，为咽喉不利之靶药。入院第 5 日时，患者诸症皆有缓解，观其舌微红，故去射干、金钱草；砂仁减至 20g，知母加至 45g，龟甲加至 20g，加赤芍 15g 增强降糖之力，赤芍、牡丹皮清热凉血散瘀，可改善热象之舌红。观其舌底瘀滞，故加土鳖虫增强活血通络之力。患者服药后血糖下降并稳定，其余症状明显改善。

案例 6 态靶辨治在低血糖型脆性糖尿病中的运用

患者，女，29 岁，2 型糖尿病 6 年，怀孕 12 周。身高 158cm；体重 60kg；BMI 24kg/m^2。2014 年 5 月 19 日初诊。主诉：自诉夜间及餐前频发低血糖反应。该患者于 6 年前体检发现血糖偏高，即时空腹血糖 12mmol/L，于当地医院诊断为 2 型糖尿病，并开始服用降糖药物控制血糖，后因血糖管理较差，于 1 年前停服降糖药物，开始注射胰岛素诺和灵 R，早 16U，午 12U，晚 16U，血糖控制效果一般。近 5 个月来，患者夜间常常出现 2～3 次低血糖反应，血糖波动较大，忽高忽低，于当地医院诊断为脆性糖尿病，予强化胰岛素方案治疗，配合饮食运动干预，症状没有变化。3 个月前患者检查发现怀孕，已有身孕 12 周，血糖水平继续恶化，且低血糖反应增多，每餐前均出现低血糖反应，血糖值低至测不出，但患者自述无明显低血糖症状。考虑西药对于胎儿可能造成的不良影响，患者希望服中药治疗，遂来就诊。刻下症：孕 12 周（双胎）。餐前及夜间低血糖，但无身体反应，血糖波动较大，腰部沉坠感，怕冷，多汗，纳差，纳呆，乏力，偶恶心呕吐，眠可，大便 3～5 日 1 次，成形，小便黄，无泡沫，夜尿 1 次；舌苔白、微腻，脉沉弦滑、略数，尺肤微潮。无既往病史。近查 FBG 14.89mmol/L，2 小时 PG 15.23mmol/L，HbA1c 7.8%，血压 100/70mmHg。

西医诊断 脆性糖尿病，糖尿病合并双胎妊娠，糖尿病泌汗异常，肥胖，贫血，脐带绕颈。

中医诊断 糖络病 虚态 元气不足，中气下陷。

治法 补中益气安胎。

处方 补中益气精简方化裁。

黄芪30g，炒白术9g，茯苓15g，当归15g，肉苁蓉15g，炒杜仲15g，黄芩9g。

共28付，水煎服日两剂，同时嘱患者注意调整情绪，胰岛素用量不变。

2014年6月23日二诊 孕16周。服药28剂后，患者自述夜间及餐前偶有1~2次低血糖，症状不明显，较上个月已明显减少。怕冷、多汗、纳呆、乏力基本消失，仍有腰部沉坠感，偶有恶心呕吐。纳眠可，大便3~4天1次，小便频，夜尿2次。近查FBG 7.85mmol/L，2小时PG 14.43mmol/L，HbA1c 6.5%。于前方加怀山药15g，锁阳15g，葛根15g，继服28剂。

2014年7月21日三诊 孕20周。未发生低血糖反应。腰部沉坠感减轻，大便5~6日1次，质可，眠欠安，小便频减轻，夜尿1~2次，胎盘稍低。FBG 7.87mmol/L，HbA1c 6.2%。仍守前方，加一味红参6g。继服28剂，两日1剂。

2014年9月22日四诊 孕29周。未有低血糖反应发生，腰部沉坠感基本消失，纳眠可，大便1周4次，小便正常，胎位正常。近查：HbA1c 6.5%，FBG 6.36mmol/L，2小时PG 12.11mmol/L，AST 11U/L，ALT 9U/L，Cr 41μmol/L。处方：黄芪30g，生白术15g，山萸肉15g，怀山药15g，知母30g，黄柏30g，桑寄生15g，当归15g，炒杜仲15g，茯苓15g，肉苁蓉30g，葛根15g，锁阳15g，红参6g，黄连9g，生姜15g，炒栀子15g，嘱做水丸，1日2次，1次6g，以巩固疗效。

随访6个月，已产下健康婴儿，且患者再未出现低血糖反应。

【按语】 仝小林教授认为脆性糖尿病归属于"消渴"、"虚劳"范畴，其核心病机为虚，但虚中亦有虚实之分，脾虚胃热型低血糖型脆性糖尿病（HBD）属"虚中之实"。中气亏虚（下陷）型血糖型脆性糖尿病属"虚中之虚"，当患者血糖较低时，机体不能有效动员胰岛素对抗激素的分泌，维持正常血糖，造成不断出现低血糖症状，即"气虚不摄"，少火宜补，补中益气汤之类屡效，取"气食少火"之意。

该患者在强化胰岛素及口服降糖药物治疗后，血糖管理仍不理想，血糖波动较大，频繁反复发作低血糖，且在怀孕后逐渐加重，符合低血糖型脆性糖尿病的诊断。根据其腰坠感、怕冷多汗、纳呆乏力、舌苔白腻的临床表现可知，该病是由脾胃虚弱、中气下陷所致，气虚不摄则多汗，气虚表卫失司则怕冷，气陷不升则腰部下坠，脾胃亏虚则饮食减少，脾失健运水湿留滞则舌苔白腻，治疗当在安胎基础上，补中益气降糖，方用补中益气精简方加减，黄芪味甘微温，入脾肺经，补中益气、升阳固表，为君药；配伍白术健脾益气为臣；枳实虽为通腑降浊之要药。但因此药下气迅猛，恐伤胎儿，故去枳实，加当归养血和营，肉苁蓉、炒杜仲补肾元固胎，佐黄芩清虚热安幼胎。二诊已收显效，低血糖发作次数明显减少，且怕冷多汗、纳呆乏力等气虚症状基本消失，仍有腰坠及呕恶感，加怀山药等补虚降糖之品巩固；三诊之后未有低血糖发作，腰坠感基本消失，大便次数增多，且胎儿检查正常，血糖水平平稳下降至合理区间，故予轻剂水丸长期服用，巩固疗效，方药仍以补中益气精简方为基础，选用山萸肉、怀山药等靶药，辅以锁阳、红参、桑寄生等强腰膝安胎元之药，终获满意疗效，母子平安。

案例 7　态靶辨治在糖尿病周围神经病变气虚络瘀证中的运用

患者，男，50 岁，2019 年 2 月 21 日就诊。主诉：患 2 型糖尿病 10 余年，近觉肢体麻木怕凉。既往有糖尿病视网膜病变、糖尿病肾病，曾行胰腺手术。2018 年 7 月 30 日于抚顺市中心医院检查，HbA1c 6.5%，FBG 9.13mmol/L，查肌电图示：①右腓总神经、右胫神经运动神经传导速度减慢；左腓总神经运动神经传导速度减慢，诱发电位波幅降低；左胫神经运动神经传导速度减慢，远端潜伏期延长。②左右腓肠神经感觉神经传导速度减慢；右腓浅神经感觉神经传导速度正常；左腓浅神经（小腿外侧刺激）感觉神经诱发电位未引出，（足背刺激）感觉神经传导速度正常。刻下症：手指、足趾、脚掌发凉、麻木，臀部、双下肢连及阴囊发凉，盗汗，前胸、后背瘙痒，视物模糊，纳可，寐差，入睡困难，二便调。舌底暗瘀，苔腐腻，脉沉弦细硬数，整体弱。

西医诊断　糖尿病周围神经病变。

中医诊断　糖络病　损态　气虚络瘀。

治法　温经通络，化瘀散结。

处方　三七 15g，莪术 15g，浙贝母 15g，五灵脂 15g，蚕沙 9g，夜明砂 9g，蜜黄芪 30g，桂枝 15g，鸡血藤 30g，乳香 6g，没药 6g，煅龙骨 30g，煅牡蛎 30g。

28 剂，日一剂两次分服。

2019 年 4 月 18 日二诊　患者自觉手足麻木、发凉好转，臀部、双下肢及阴囊发凉同前，伴局部冷汗出，盗汗及前胸、后背瘙痒好转 80%～90%，睡眠较前好转。复查 HbA1c 5.8%，FBG 4.56mmol/L。调整处方：前方加丹参 15g，当归 15g，水蛭 6g（分冲），生姜 15g，28 剂，日一剂两次分服。

2019 年 6 月 20 日三诊　患者手足麻木、凉痛同前，仍臀部、阴囊发凉伴冷汗，盗汗及瘙痒改善。调整处方：蜜黄芪 30g，桂枝 15g，鸡血藤 30g，莪术 9g，三七 9g，浙贝母 9g，桑枝 30g，水蛭 3g（分冲），生姜 3 片，大枣 3 枚。28 剂，日一剂两次分服。

2019 年 7 月 25 日四诊　双手指尖及双下肢麻、凉、痛较前减轻。复查肌电图示：①左右腓总神经运动神经传导速度减慢；左胫神经运动神经传导速度减慢，远端潜伏期延长；右胫神经运动神经传导速度正常。②左腓肠神经感觉神经诱发电位未引出；右腓肠神经、左右腓浅神经感觉神经传导速度正常。

【按语】　糖尿病周围神经病变基本病机为气血亏虚，络脉瘀阻，多属"血痹虚劳"范畴。养血活血通络是基本治法，临床常用黄芪桂枝五物汤加减。其病位在络，涉及血络、脉络、皮络等。基于上述病机，结合态靶辨证思想可分析此为"虚损态"，兼有血瘀，宜补虚通络、温通祛寒。

患者既往有糖尿病病史十余年，血糖控制不佳，近半年自觉四肢末端及双下肢、臀部麻木、发凉、疼痛、肿胀，查肌电图明确显示双下肢运动及感觉神经均有不同程度的传导障碍，可明确糖尿病周围神经病变诊断。结合症状体征及检查，其与气虚络瘀型 DPN 一致，可采用态靶结合辨治。治疗上以黄芪桂枝五物汤益气活血，和营通络，调虚、瘀态，改善微循环，营养神经细胞。鸡血藤、桑枝活血通络，态靶同调，减轻氧化应激反应，进一步促进神经血管功能恢复。患者病程较长，合并多种微血管并发症，全小林教授治疗合并动脉斑块形成的痰瘀互结型糖尿病时，常配伍莪术、三七、浙贝母三药对即化斑汤，以破血逐瘀、软坚散结，屡获效验。仝小林教授认为，络脉瘀滞贯穿于糖尿病始终，常用水蛭粉3～6g破血逐瘀通经，破日久闭结之瘀滞。此外，若疼痛明显者，可加乳香、没药、五灵脂，以增活血通络止痛之功；若下肢抽筋，或见不宁腿综合征者，可加白芍、炙甘草，以柔筋舒经止挛；若下肢寒凉感明显者，可再增加桂枝、川乌用量，以温经通络、蠲痹除寒。总以态靶结合为指导，以促进神经功能恢复、延缓疾病发展为目标。

案例8　态靶辨治在糖尿病性胃瘫中的应用

患者，女，32岁，于2012年3月6日初诊。患者2009年7月时查FBG 10.98mmol/L，查糖尿病三项抗体ICA[①]、GADA[②]、IAA[③]均为阴性，诊断为2型糖尿病，出现腹泻伴呕吐症状，口服降糖药物血糖控制不佳，至2010年患者因体质量下降，头晕、乏力入院，以人工胰岛素控制血糖，血糖波动大，至2010年下半年腹泻症状加重，呈水样性腹泻，甚至大便失禁，一天数次至数十次，2011年7月患者怀孕，复因剧烈呕吐中止妊娠，2011年8月至初诊之日基本都在住院治疗。刻下症：剧烈呕吐，呕吐前有胃痛，吐后伴有腹泻，完谷不化，吐至不能说话，不能起床，现呕吐剧烈时1天吐20～30次，1个月吐25天，甚至伴酮症酸中毒，胃凉，服灼热食物胃部无感觉，精神萎靡，纳差，眠差，小便可。舌淡，中有裂纹，苔薄白，舌底瘀滞，脉沉细。FBG 9.6mmol/L；餐后2小时PG 13.1mmol/L；HbA1c 7.2%。胃电图示餐前胃电节律低，餐后胃电节律正常。餐后/餐前＞1；全胃肠通过时间（GITI）：48小时GITI排出30%（正常＞90%），直肠乙状结肠以上45%，直肠乙状结肠以下25%；全消化道造影未见异常。

西医诊断　2型糖尿病，重度胃瘫。

中医诊断　糖络病，呕吐；脾肾虚寒，气机逆乱。

治法　温补脾肾，和胃止呕。

处方　附子30g（先煎2小时），红参30g（单煎兑入），炒白术30g，诃子30g，生姜30g，藿香9g，苏梗9g，旋覆花30g，代赭石15g，吴茱萸9g，黄连1.5g。

7剂，水煎服，不拘时，小口频服。

2012年3月13日二诊　患者服药7剂后，呕吐减轻，其间共发作两次呕吐，胃凉好转，用热食可感觉胃部变暖，饭后胃胀，疲劳乏力，纳少，眠差，经期全身水肿，晚饭后泻水样便，2次左右。查FBG 7.9mmol/L，餐后2小时PG 12.6mmol/L；舌脉同上，上方去诃子，加枳实15g，生大黄3g，炒酸枣仁60g，茯苓45g。28剂，水煎服，分早、中、晚、睡前4次服用，吃完药就吃饭，少食多餐，吃易消化食物，接近半流食。

2012年4月10日三诊　患者服药28剂后，呕吐完全止住，经期水肿消失，多汗减轻60%，胃凉减轻50%，纳可，睡眠改善，大小便调。查FBG 7.1mmol/L，2小时PG 11.2mmol/L，

---

① ICA：胰岛细胞抗体。

② GADA：谷氨酸脱羧酶抗体。

③ IAA：胰岛素自身抗体。

ALT 19U/L，AST 36U/L，Cr 59.9μmol/L；BUN[①] 7.4mmol/L，舌脉同前，由二诊方去茯苓、旋覆花、代赭石，改附子15g，加黄芪60g，当归15g。28剂，水煎服，1天分早、晚两次服用。两个月后改为丸剂继服。随访半年，呕吐发作1～2次，血糖平稳，精神可。

【按语】　本例患者见剧烈呕吐，胃凉，甚至服灼热食物都没有知觉，为中焦虚寒至极，纳运无权，气机升降失司的表现，辨证为中焦虚寒、气机逆乱。根据"态靶辨治"的思想，此患者目前以剧烈呕吐的主症为靶向，以脾胃虚寒证为基础，以糖尿病为参考，故以降逆止呕为首要任务，以温建中州为原则，以降糖通络为长远计划。方选附子理中汤为主方，取附子辛温大热，走而不守，健旺中阳，通经达络之功，与生姜合用，温脾、胃、肾三者之阳；又以苦甘温燥之白术，健运中州，达补虚之功；郑钦安《医理真传》所述"非附子不能挽救欲绝之真阳，非姜术不能培中宫之土气"，再以红参培补正气，取其温润之性，恢复脾胃斡旋布达之机；很多药物配伍组成的小方、药对在此方中得到体现，如苏连饮、旋覆代赭汤、左金丸等，以组合成最佳疗效。对于本病的治疗，药物煎服法是非常具有特色的，3次诊疗的药物服法各不相同，从小口频服，到1天分4次服用，到1天早、晚两次正常服药，至最后以水丸缓缓收尾，这都是根据病情需要，为体现治疗效果而特定设置的，所以药物煎服法是体现中医疗效的重要部分。

　　总之，糖尿病胃轻瘫是一种以胃排空延迟为特征的临床症状群，西医尚缺少理想的治疗方法，而中医药在治疗糖尿病胃轻瘫方面显示出一定优势。仝小林教授临证运用态靶辨治，结合中药的现代药理学功用，急性期时，由于患者有剧烈恶心、呕吐、腹胀及精神萎靡等严重不适症状，治疗的首要目标应该"以人为本"，解除患者的主要痛苦，选取专方专药作为治疗靶药，直捣病患；服法上结合病情，汤药可小口频服。缓解期时，整体调态为主，着力于患者的体质、各种主证及兼证，以中医证候辨证为基础，将糖尿病胃轻瘫分为中焦壅滞，寒热错杂；中焦虚寒，脾肾阳衰；脾胃虚弱，痰湿阻滞3个证型进行辨证治疗，同时结合患者血糖控制情况，以及伴有其他疾病情况，以西医疾病特点作为参考，综合调理，缓缓图之，临床应用每获佳效。

案例9　态靶辨治在糖尿病合并尿路感染的应用

　　患者，女，48岁，体检时发现糖尿病3个月，饮食运动控制，HbA1c 6.5%，FBG 7.12mmol/L。近一年半反复尿路感染，尿频、尿急、尿道灼痛，予以常规抗感染治疗不效。刻下症：口唇干，腰酸隐痛，小便黄赤，双下肢沉重。月经周期正常，本次月经淋漓不尽，色暗红。尿常规检查：尿细菌高倍视野下467.91（0～23.4），血压120/80mm/Hg。舌红，胖大，苔黄厚，脉沉，略数。

　　西医诊断　2型糖尿病　尿路感染。
　　中医诊断　脾瘅　淋证　肾虚湿热。
　　治法　补肾降火，清热利湿。
　　处方　淫羊藿9g，知母30g，赤芍30g，黄芪30g，盐黄柏30g，生地黄30g，苦参9g，

---

① BUN：尿素氮。

生姜 15g，炒杜仲 30g，西洋参 6g，三七粉 1.5g（分冲）。

28 剂，日一剂，水煎服，早晚分服。

患者服药 1 个月，患者小便黄、腰酸腿沉症状明显缓解 60%，尿细菌高倍视野下 23.88，效不更方，本方加减继服 2 个月，诸证缓解，复查尿细菌阴性。

【按语】 本例患者近一年反复出现尿路感染，伴有腰酸，小便黄赤，双下肢沉重，为脾肾两虚且以肾虚火旺为主。治以补肾降火，清热利湿。患者病程日久，肾虚火旺，机体防御能力减弱，毒邪从下焦侵入，以致热毒蕴结下焦，故见尿频尿急，尿道灼痛，小便黄赤；脾肾两虚故见月经淋漓不尽，色暗红；脾虚不能运化水液故见双下肢沉重；阴虚津亏则口干，肾虚腰府失养则腰酸隐痛。舌红，胖大，苔黄干，脉沉略数均是脾肾两虚、阴虚火旺之象。方中知母、黄柏滋阴泻火以除病因，热去津液自复；赤芍清热凉血，散瘀止痛，清热以助生津，散瘀以防入络；苦参清热解毒，杀虫利尿，因势利导，使湿热随小便排出；炒杜仲补肝肾，强筋骨，西洋参补气养阴，清热生津；脾肾亏虚久淋不愈，湿热耗伤正气，倍加黄芪，另补气养血以防苦参燥热伤阴。佐以少量三七粉活血化瘀，防久病入络。综合全方，知柏地黄丸补肾降火，以补益肝肾、清热生津为主，佐以益气固表，黄柏、淫羊藿、苦参均为降糖和抗菌的靶药，标本兼顾，全面调节患者的脏腑功能，补敛同用，实则清利，虚则补益。

案例 10 态靶辨治在成人晚发性自身免疫性糖尿病中的运用

刘某，男 30 岁。身高 183cm，体重 90kg，BMI 26.874kg/m²，最高体重 105kg，BMImax 31.35kg/m²。2019 年 4 月 9 日首诊，主诉血糖升高 3 年。患者 3 年前发现血糖升高，FPG 20mmol/L，诊断为 2 型糖尿病，予胰岛素治疗后血糖控制在 FPG 4～6mmol/L，3 个月后停用胰岛素。一年前血糖再次升高，FPG 14～16mmol/L，再次给予胰岛素控制，3 个月后自行停药。两个月前因饮酒后发现血糖升高。FPG 16～17mmol/L，2 小时 PG 20～22mmol/L，再次开始胰岛素治疗，赖脯胰岛素注射液早 12U，中 8U，晚 10U。重组甘精胰岛素注射液睡前 10U。二甲双胍 0.5g，随餐服用，每日一次。血糖控制不佳，FPG 8～10mmol/L，2 小时 PG 14～15mmol/L，就诊当日测得 FPG 15mmol/L。刻下症：怕热，夜间口渴，纳眠可，二便调。舌质红苔黄，底暗。脉弦缓略滑。

西医诊断 2 型糖尿病。

中医诊断 脾瘅 肝胃郁热。

处方 陈皮 15g，大腹皮 15g，瓜蒌子 30g，桑叶 45g，知母 45g，赤芍 30g，黄连 24g，粉葛 30g，生姜 18g，大枣 9g，大黄 6g（单包）。

每日 1 剂。嘱其继续使用西药，同时完善糖尿病相关检查。

2019 年 5 月 6 日二诊 患者上方服用 1 个月。已无口干口渴，纳眠可，大便日一次，成形，无明显不适。舌苔厚腐腻。底暗瘀滞。脉沉弦滑数。2019 年 4 月 25 日查 HbA1c 9.9%，尿微量白蛋白 7.0mg/L。FPG 9.74mmol/L，GADA（+），IAA（+），IA-2A[①]（-）。

---

① IA-2A：蛋白酪氨酸磷酸酶抗体。

二诊糖耐量试验结果：

	0 小时	1 小时	2 小时	3 小时
Glu（mmol/L）	8.83	14.54	15.13	13.49
C-p（ng/ml）	2.73	3.04	3.46	3.59

西医诊断改为成人隐匿性自身免疫性糖尿病（LADA）。

空腹血糖水平已有显著下降，效不更方。在前方基础上桑叶增加到 60g，知母增加到 60g，黄连增加到 30g，进一步加大了降糖的力度。生姜增加到 30g，防止患者服用大量黄连后出现胃痛不适等症状。同时加入苍术 30g，蚕沙 15g，祛湿化浊，改善消化道湿热郁滞状态。再服 28 剂。

2019 年 6 月 4 日三诊　上方服用 28 剂，未见明显不适，大便成形，每日一次。舌苔厚腻，脉沉弦滑。HbA1c 7.5%。FPG 7.87mmol/L，γ-GT 63U/L，TBIL[①] 27.7μmol/L，IBIL 21.3μmol/L，TG 1.89mmol/L，患者因感觉良好，自行停用胰岛素一周。

HbA1c 已经大幅下降。考虑到 GADA（+），IAA（+），在前方基础上加入穿山龙 60g，抑制自身免疫反应，保护胰岛功能。加茵陈 30g，治疗高胆红素血症。加入五灵脂 9g，夜明砂 9g，进一步增强祛湿化浊的力度。加入红曲 3g，降低血脂。再服一个月。

2019 年 7 月 16 日四诊　二甲双胍和胰岛素已停用一个月。HbA1c 继续下降至 6.7%。TG 2.23mmol/L 仍高。

四诊糖耐量试验结果：

	0 小时	1 小时	2 小时	3 小时
Glu（mmol/L）	7.52	9.75	8.64	6.1
C-p（ng/ml）	3.538	3.968	5.223	4.413
INS（pmol/ml）	11.66	16.09	20.78	14.81

胰岛功能较 5 月份已经有所改善。

最为可喜的是 IAA、ICA、GADA、IA-2A 四项抗体均为阴性，胆红素水平也降至正常，TBIL 7.1μmol/L，IBIL 4.8μmol/L。

四诊 HbA1c 继续大幅下降，血糖已接近正常，调整中药降糖力度，黄连苦寒，长期大量服用有伤阴败胃之虞，当中病即止，减为 15g，知母减为 45g，加入桑枝 30g，桑白皮 30g，清化肺胃郁热。红曲增加到 6g，增强降脂力度。抗体已经转阴，穿山龙降为 30g，同时加入生白术 30g，茯苓 30g，顾护胃气而收功。

【按语】　病人为成年男性，起病的临床表现与 2 型糖尿病非常相似，且在起病 3 年内只短期、间断地使用胰岛素。同时检查发现 GADA（+），IAA（+），说明存在针对胰岛细胞的自身免疫反应。因此成人晚发性自身免疫性糖尿病（LADA）的诊断较为明确。研究表明，GADA 滴度是 LADA 患者胰岛 β 细胞功能减退的重要预测因子，胰岛的自身免疫反应为疾病发生和进展的核心环节。LADA-2 患者自身免疫过程显著慢于经典 1 型糖尿病，使得中药干预自身免疫反应，阻止病情进展成为可能。干预自身免疫，阻止免疫性胰岛 β

---

① TBIL：总胆红素。

细胞破坏或促进胰岛 β 细胞再生修复是 LADA 的病因性治疗。而 GADA 等自身免疫抗体就是反映胰岛自身免疫的标靶。严格控制血糖，保护胰岛 β 细胞功能，预防慢性血管并发症，则是糖尿病治疗的共同目标。

本例患者体重超重，属于肥胖范畴，血糖长期控制不佳。初诊时患者口渴而舌红苔黄底瘀，脉弦滑缓，具有肝胃郁热之态，因此诊为 2 型糖尿病，脾瘅。处方用大黄黄连泻心汤，清泻胃中郁热。而瓜蒌与黄连、葛根配伍，清热化痰，清理胃肠湿热。陈皮和大腹皮行气理气，推动胃肠运动。重用知母既防止热盛伤阴，又能辅助降糖。赤芍也能辅助降糖，同时防止久病入络，既病防变，防止大小血管的并发症。姜枣为佐，防止过用苦寒，损伤胃气。全方紧紧抓住肝胃郁热之态，配伍严谨，照顾周全。同时考虑患者胰岛素用量不小，血糖仍然居高不下，需要尽快控制血糖，防止并发症，选择了多种降糖靶药黄连、知母、桑叶、赤芍等配伍应用，实现了快速平稳降糖。

仝小林教授临床按照效果强弱把具有降糖作用的中药靶药进行了区分，一线降糖中药黄连，降糖作用最强；本例患者的治疗中仝小林教授起手黄连就用到 24g 的较大剂量，很快将血糖大幅度下降。二线降糖靶药包括桑叶、知母、赤芍、大黄、瓜蒌子、天花粉等药物。这些药物降糖作用稍弱，需大量使用，才能起到降糖效果。三线降糖药包括葛根、山药、肉桂、山萸肉等，这些药物降糖作用更弱一些，但常常具有一定的补益作用。虽然二三线降糖效果稍弱，但这些药物在清热、开郁、化痰、活血、养阴、补虚等诸多方面都有较好的功效，仝小林教授临床常将二线药物与三线药物一起使用，通过用药剂量调整降糖强度，通过不同配伍组合调整体质和证候，最终实现态靶同调，取得良好疗效。

针对自身免疫反应这一核心病机，仝小林教授配伍大剂量穿山龙作为靶药。直接调节机体免疫功能，抑制自身免疫反应，使得自身免疫抗体快速转阴，逆转了病情发展，保护了胰岛功能。此案中因患者较年轻，正处于生育期，且自身免疫反应并不强烈，因此仝小林教授选择穿山龙作为抑制自身免疫反应的靶药，应用于 LADA 中控制甚至逆转了病情进展。这一病例正是仝小林教授把握 LADA 发展规律、标本兼顾、态靶因果同调的典型例证。

参 考 文 献

[1] Sun H，Saeedi P，Karuranga S，et al. IDF Diabetes Atlas：Global，regional and country-level diabetes prevalence estimates for 2021 and projections for 2045[J]. Diabetes Research and Clinical Practice，2022，183：109119.

[2] 仝小林. 糖络杂病论[M]. 北京：科学出版社，2010：6-27.

第二节　代谢综合征

代谢综合征是以胰岛素抵抗为基础，机体蛋白质、脂肪、碳水化合物等物质发生代谢紊乱的病理状态[1]。随着物质生活水平的提高，我国代谢综合征发病率逐年升高[2]，不仅成为心脑血管疾病高发的重要因素，更与慢性肾脏疾病、癌症等的发生具有相关性。

临床上大部分代谢综合征患者体型以肥胖为主，一项基于我国 11 省市队列人群的代谢综合征流行病学研究显示，有 89.0% 的男性患者及 85.1% 的女性患者同时伴有向心性肥胖[3]，在 2005 年国际糖尿病联盟（IDF）颁布的代谢综合征诊断标准中，更是将向心性肥胖作为必要诊断标准。在本病治疗上，现代医学通常建议在饮食、运动等生活方式改善的基础上，根据实际情况应用降糖、调脂、降压、减重等药物；中医药具有多成分、多靶点的临床特色，在本病治疗上具有独特优势，可有效弥补单靶点西药难以纠正多代谢紊乱的难题。中医学认为，来自先后天的多种因素均会导致本病的发生，核心病机多以脾气亏虚为本、膏浊壅滞为标。临床辨治，需在划分虚、实两类的基础上，分为"膏浊、痰瘀、脏损"三期，"壅、热、寒、痰、瘀、虚"六态进行治疗，同时，强调选方用药亦需关注血糖、血压、血脂等靶点，态靶结合，提高临床治疗的精准性。

一、代谢综合征的病因病机

从中医学角度纵观代谢综合征疾病演变过程，其病因为多食少动、情志不遂、禀赋不足、年老久病。多食少动则土壅不运，情志不遂则木郁不畅，禀赋不足、年老久病则正气虚损，致使水谷精微不化，聚而成膏，入血化浊，膏浊内蕴，壅滞成疾。膏浊日久不愈，聚痰成瘀，壅塞脉道，损伤脏腑，终成顽疴。

本病多呈现出虚实夹杂的病理表现，脾气亏虚为本，膏浊壅滞为标。脾胃系后天之本、气血生化之源，可转输、布散水谷之精微。脾虚气弱，水谷不得运化，精微不生，反成膏脂、痰浊，清者不升、浊者不降，全身缺乏精微物质供养，正气逐渐亏虚，故出现乏力、气短、自汗等症。膏浊积聚中焦则腹部脂肪堆砌，呈现腹型肥胖的身形特征；聚于脉中，则血糖升高、血脂紊乱、血尿酸升高；溢于管壁，致使脉管僵硬变脆，则会出现血压升高；若不及时控制，则脉络受损，血溢脉外，损及脏腑，变证丛生。

二、态靶结合话辨治

临床辨治本病，先分虚实两类，再分"膏浊、痰瘀、脏损"三期，辨以"壅、热、寒、痰、瘀、虚"六态，识"血糖、血压、血脂"三靶，治疗上态靶结合，健运开郁，扶正化浊，消膏减肥，全程治络，通络防损（图 5-2）。具体论述如下：

（一）分类

代谢综合征分为实虚两类，病因、临床表现不同，演变规律亦有不同。其中实者病因为多食少动、情志不遂，虚者病因为禀赋不足、年老久病。实者腹部较为紧实，食欲旺盛，饮食不节，以中青年为主，体型多见全身性肥胖，腠理较为致密。多食则脾胃壅滞（土壅），可见脘腹痞满，嗳腐吞酸，苔腻脉滑，少动则脾气不舒，可见肢体倦怠，脉沉。情志不遂，肝郁气滞，胆气上逆（木郁），可见善太息口苦，胁腹胀满，急躁易怒，脉弦。虚者腹部松软，食量不多，以中老年为主，体型多见向心性肥胖，腠理疏松。先天不足，后天失养，年老久病，往往致脾肾气虚，脾虚不运，肾虚不固，可见纳少腹胀，少气懒言，肢体倦怠，腰膝酸软，大便溏薄，男子滑精早泄，女子白带清稀，甚则不孕不育，面色萎黄或㿠白，舌淡苔白，脉缓弱。实者由膏浊无形之邪，渐生痰瘀有形之邪，进而由实转虚、虚实夹杂；虚者由脏腑虚损，气化失司，继生痰瘀之邪，由虚生实，更增其虚。二者殊途同归，终致脉络、脏腑虚损，变证由生。

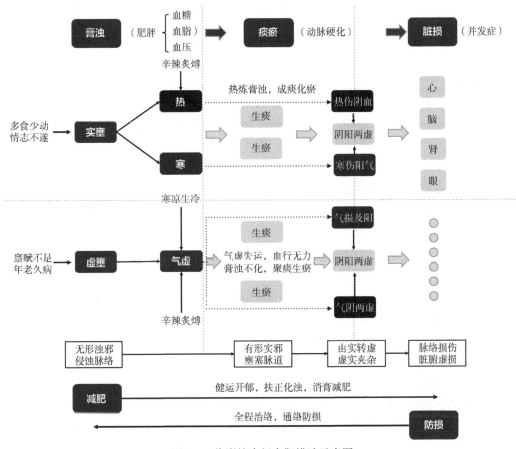

图 5-2　代谢综合征态靶辨治示意图

（二）分期

纵观代谢综合征疾病全过程，可分为"膏浊、痰瘀、脏损"三期。疾病初期为"膏浊"期，或因多食少动，或因情志不遂，或因禀赋不足，或因年老久病，膏浊等无形之邪蕴生，可无明显不适症状，仅表现为体重增加、腰围增粗、血糖及血压升高、血脂异常等。此时患者虽无明显不适症状，但无形之邪已渐侵蚀脉络。随着疾病进展，浊邪不化，聚于脉内，生痰致瘀，壅塞脉道，随之进入"痰瘀"期，或因进食辛辣炙煿而生热，热炼膏浊，成痰化瘀；或因饮食寒凉生冷而生寒，寒凝膏浊，结痰致瘀；或因脏腑气化功能失司，运化失常、气不行血，而生痰瘀。此期可由于痰湿、瘀血继发多种复杂临床表现，在辅助检查中可发现动脉硬化及血液流变学改变。当疾病进入晚期，痰瘀闭阻，脉道壅塞，脏腑虚损，即进入"脏损"期，此时变证四起，可出现心、脑、肾、眼等多种脏器并发症。

（三）辨态

根据态靶辨治理论，代谢综合征可归纳为"壅、热、寒、痰、瘀、虚"六态。

1. 壅态

【症状】　体重超重或肥胖（BMI≥24kg/m²），或呈向心性肥胖（腰围男性≥90cm，女性≥85cm），可伴有肢体倦怠、神疲乏力、脘腹痞满等症，舌多胖大，边有齿痕，苔腻，脉沉、滑。亦可无明显临床症状，仅伴有血压、血糖、血脂、血尿酸等检验指标异常。

【治法】　消食导滞、通腑开郁。

【方药】　厚朴三物汤（《金匮要略》）。

情志不舒、脾胃胀满，加柴胡、郁金；胸闷脘痞、痰涎量多，加半夏、陈皮、橘红；小便色黄、短赤，加茯苓、泽泻；头晕目眩，加天麻、钩藤。

2. 热态

【症状】　恶热喜冷，口渴喜饮，烦躁不宁，痰涕黄稠，小便短赤，大便干结，面红目赤，舌红，苔黄而燥，脉数等。

【治法】　清热降火，开郁降浊。

【方药】　大柴胡汤（《伤寒论》）。

胃脘胀满、餐后尤甚，加炒白术、茯苓、法半夏；情绪急躁、头目晕眩，加夏枯草、决明子；口干口渴甚、消谷善饥，加石膏、知母、桑叶。

3. 寒态

【症状】　畏寒喜暖，肢冷蜷卧，口淡不渴，痰涕清稀，小便清长，大便稀溏，舌淡，苔白而润，脉迟、弦、紧等。

【治法】　温阳散寒，利水化痰。

【方药】　苓桂术甘汤合五苓散（《伤寒论》）。

畏寒甚者，加附子、干姜；四肢逆冷，加当归、通草、细辛；头汗出、自汗甚，加煅龙骨、煅牡蛎、浮小麦；疲倦乏力、少气懒言，加人参、黄芪。

4. 痰态

【症状】　痰黏难咯，胸闷脘痞，纳呆呕恶，头重昏沉，内生痰核，苔腻，脉滑等。血管超声可见动脉硬化伴斑块形成，其中斑块以低回声为主。

【治法】　燥湿化痰，和胃降浊。

【方药】　二陈汤（《太平惠民和剂局方》）。

胃脘痞满、食后尤甚，加山楂、炒麦芽；胸心满闷，加瓜蒌皮、黄连；胸胁胀满，加佛手、郁金；头目昏眩，加天麻、泽泻。

5. 瘀态

【症状】　痛有定处，如针刺刀割，夜间加重，内生积块，妇女可见闭经，面色黧黑，肌肤甲错，口唇、爪甲暗紫，皮肤紫斑，青筋暴露，舌紫暗，或见瘀点、瘀斑，舌下络脉瘀滞、怒张、迂曲，脉涩等。血管超声可见动脉硬化伴斑块形成，其中斑块以高回声为主。

【治法】　行气活血，消瘀化痰。

【方药】　血府逐瘀汤（《医林改错》）。

疲倦乏力、少气懒言，加人参、黄芪；胃脘痞塞、痰涎壅盛，加法半夏、陈皮；口干口渴、食欲亢进，加桑叶、知母、黄连。

6. 虚态

（1）气虚证

【症状】　少气懒言，神疲乏力，自汗恶风，活动后诸症加剧，舌淡苔白，脉弱无力等。

【治法】　补益气血。

【方药】　补中益气汤（《脾胃论》）。

自汗甚，加浮小麦、五味子；便溏，加山药、白扁豆；失眠多梦，加酸枣仁、首乌藤、远志。

（2）阳虚证

【症状】　形寒肢冷，口淡多涎，纳差自汗，大便溏薄或五更泄泻，阳痿早泄、精冷不育，或宫冷不孕，面色㿠白，舌淡胖嫩，苔白滑，脉沉迟无力。

【治法】　益气温阳。

【方药】　右归丸（《景岳全书》）。

自汗甚、动辄汗出，加煅龙骨、煅牡蛎、五味子；体虚易外感，加黄芪、炒白术；气短懒言，加人参、山药。

（3）阴虚证

【症状】　口燥咽干，五心烦热，骨蒸盗汗，大便秘结，小便短少，两颧潮红，舌红苔少而干，脉细数无力等。

【治法】　益气养阴。

【方药】　六味地黄丸（《小儿药证直诀》）。

口干口渴、五心烦热，加桑白皮、地骨皮、石斛；疲倦乏力、少气懒言，加西洋参、麦冬；腰膝酸软、发脱耳鸣，加枸杞子、桑椹、黄精。

（四）常用靶药

针对代谢综合征"血糖、血压、血脂"三靶，结合"壅、热、寒、痰、瘀、虚"六态，态靶结合用药详见表5-3。其中壅态以消食导滞、通腑开郁为法，血糖高者可应用厚朴9～30g、枳实9～15g、大黄1.5～15g，血压高者可应用决明子15～60g、莱菔子15～60g、大黄1.5～15g，血脂异常者可应用山楂9～60g、决明子15～60g。热态以清热降火为法，血糖高者可应用黄连15～30g、知母30～90g、赤芍15～90g，血压高者可应用夏枯草30～60g、黄芩15～30g、钩藤15～30g，血脂异常者可应用决明子15～60g、绞股蓝10～15g。寒态以温阳散寒为法，血糖高者可应用肉桂3～30g、胡芦巴9～30g、淫羊藿9～30g，血压高者可应用葛根30～60g、桂枝15～30g、白芍15～30g，血脂异常者可应用红曲3～15g、淫羊藿9～30g。痰态以燥湿化痰为法，血糖高者可应用僵蚕9～30g、瓜蒌仁15～30g、苍术9～30g，血压高者可应用天麻15～30g、清半夏9～30g、决明子15～60g，血脂异常者可应用红曲3～15g、决明子15～60g。瘀态以活血化瘀为法，血糖高者可应用赤芍15～30g、地锦草15～30g、鬼箭羽15～30g，血压高者可应用川牛膝15～60g、益母草15～30g、地龙5～15g，血脂异常者可应用山楂9～60g、水蛭粉1.5～9g。虚态分阴阳，阳气虚者以益气温阳为法，血糖高者可应用黄芪 15～60g、人参 3～15g、淫羊藿 9～30g，血压高者可应用黄芪 15～60g、茯苓 30～90g、杜仲 15～60g，血脂异常者可应用红曲 3～15g、淫羊藿 9～30g；阴血亏者以滋阴养血为法，血糖高者可应用桑叶 15～60g、桑白皮 15～30g、天花粉 15～30g，血压高者可应用桑寄生 15～60g、怀牛膝 15～60g、白芍 15～30g，血脂异常者可应用制首乌 10～15g、女贞子 30～40g。

表 5-3　代谢综合征态靶结合用药表

	壅	热	寒	痰	瘀	虚	
						阳气虚	阴血亏
血糖	厚朴	黄连	肉桂	僵蚕	赤芍	黄芪	桑叶
	枳实	知母	胡芦巴	瓜蒌仁	地锦草	人参	桑白皮
	大黄	赤芍	淫羊藿	苍术	鬼箭羽	淫羊藿	天花粉
血压	决明子	夏枯草	葛根	天麻	川牛膝	黄芪	桑寄生
	莱菔子	黄芩	桂枝	清半夏	益母草	茯苓	怀牛膝
	大黄	钩藤	白芍	决明子	地龙	杜仲	白芍
血脂	山楂	决明子	红曲	红曲	山楂	红曲	制首乌
	决明子	绞股蓝	淫羊藿	决明子	水蛭粉	淫羊藿	女贞子

三、小　结

全小林院士以治理河流比喻代谢综合征的治疗。膏浊阶段，如同浑浊的河水，代谢紊乱；痰瘀阶段，就像沉积的淤泥，脉络狭窄；脏损阶段，则是河床瘀堵、改道决堤，脉络闭阻、变证四起。未病之时，需食饮有节、起居有常，以养其身。已病膏浊，须知痰瘀渐生，化痰活血治其未病。病至痰瘀，须知终成脏损，通络补虚以防其变。以此为原则，依据类、期、态、靶逐层辨识。治以态靶结合，全程重运治络，减肥防损。

随着态靶辨治体系的进一步研究，临床有效的靶方靶药正在被不断地提炼、总结，除本文所介绍的靶点外，还可针对氨基酸代谢、核苷酸代谢等多种物质代谢的各个环节，以及胰岛素水平、甲状腺激素水平、性激素水平、肾上腺激素水平等多种内分泌激素水平，进行多维度、多靶点的中医药干预，以提高临床疗效。

（林轶群）

四、病案举隅

患者，女，51 岁。初诊：主诉为口渴多汗 2 月余。患者平素体形肥胖（H 159cm，W 74kg，BMI 29.27kg/m²），4 个月前体重最高至 82kg，2 个月前因口渴多汗，检查发现空腹血糖 FPG 8.4mmol/L，予二甲双胍 1g bid po 控制血糖。既往高血压病史 2 年，服苯磺酸左旋氨氯地平片 2.5mg qd po 降压；脂肪肝病史 2 年。刻下症：口渴多汗，头汗尤甚，食欲可，眠差，大便不成形。舌暗底瘀，苔黄厚；脉弦硬。辅助检查：BP 130/82mmHg，HbA1c 6.9%，FPG

8.42mmol/L，UA 402μmol/L，TC 4.62mmol/L，TG 1.4mmol/L。

西医诊断　代谢综合征（肥胖、2 型糖尿病、高血压、高尿酸血症）。

中医诊断　脾瘅　痰热互结。

治法　清热除满，消痞化痰。

处方　小陷胸汤加减。

黄连 15g，清半夏 15g，瓜蒌仁 30g，陈皮 15g，大腹皮 15g，蒲公英 30g，威灵仙 15g，桑叶 30g，知母 30g，茺蔚子 30g，天麻 30g，生姜 15g。

28 付，日 1 剂，水煎服。

嘱停二甲双胍和苯磺酸左旋氨氯地平片，仅以中药治疗。

二诊　患者诉口渴消失，多汗减轻 20%，食欲佳，眠差，二便调。舌质淡、苔黄厚腻，脉弦硬偏涩。辅助检查：BP 130/82mmHg，HbA1c 7.0%，FPG 7.39mmol/L，UA 417μmol/L，TC 5.01mmol/L，TG 1.81mmol/L，ALT 42.9U/L，AST 40.6U/L。上方将威灵仙增至 30g，加茵陈 9g，赤芍 30g，继服 28 剂。

三诊　患者多汗减轻 80%，大便成形，精神体力可。辅助检查：BP 134/76mmHg，HbA1c 6.7%，FPG 7.44mmol/L，UA 448μmol/L，TC 3.95mmol/L，TG 1.43mmol/L，ALT 20.2U/L，AST 19.0U/L。处方：上方将桑叶增至 45g，加五灵脂 9g，夜明砂 15g，晚蚕沙 15g，秦皮 15g。

随访半年，各项指标保持稳定，患者自觉无不适症状。

【按语】　患者素体肥胖，血糖、血压、血尿酸均升高，故可诊断为代谢综合征。其病因在于过食肥甘厚味而致肥胖，日久伤及脾胃，致脾胃运化失职，痰湿内生，郁而化热，痰热互结，最终形成中满内热。热蒸而口渴多汗，痰阻而头汗尤甚，痰热上扰清窍则眠差，脾虚湿盛，湿热下注则大便不成形。察因审机可见，患者处于脾瘅热阶段，呈痰热互结之态，故以小陷胸汤清热化痰，调其痰热之态。小陷胸汤出自《伤寒论》第 138 条："小结胸病，止在心下，按之则痛，脉浮滑者，小陷胸汤主之。"方中黄连苦寒而清热燥湿，热盛非黄连苦寒不降，常用 15～30g，清半夏辛温而燥湿化痰、消痞散结，痰结非半夏之辛不散，常用 15～30g，两药配伍为辛开苦降法的常用药对。瓜蒌仁甘寒清润、化痰泻热，寒可以下气降痰，润可以通便利结，为治热痰燥痰之要药。全方共奏消中满、清内热之效，改善痰热之态，是治疗痰热互结型代谢综合征的靶方。

痰热蕴积中焦，胃燥热而消谷善饥，"脾为生痰之源"，脾虚更助痰湿郁热胶着难散，故以陈皮、大腹皮配伍蒲公英，调理脾胃，以安中焦。在此基础上，配伍威灵仙降低血尿酸，桑叶和知母降低血糖，而茺蔚子利水降压，天麻平肝降压，均为降低血压的靶药。二诊时，患者已停降糖、降压西药 1 个月，其主观症状较前好转，微观指标虽变化不明显，但未因停西药而上升，故可见中药起到了相同疗效。效不更方，继以上方为主，因尿酸指标上升而加重威灵仙剂量至 30g，转氨酶略高，配伍茵陈、赤芍保护肝功能。三诊时，患者症状明显好转，转氨酶恢复正常，血糖、血压值均较前下降，故加重桑叶剂量，增加降糖功效，仅尿酸略上升，故以威灵仙配伍秦皮，共同起降尿酸作用，并加"三砂"（五灵脂、夜明砂、晚蚕沙），祛瘀化浊，调节肠道内稳态。患者服中药半年后，随访各项指标稳定，通过态靶同调达到了良好的临床疗效。

本案中，一系列靶药的应用是取得良效的关键。威灵仙，辛散而通十二经脉，祛风除湿通络而止痹痛，如《药品化义》言其"主治风、湿、痰壅滞经络中，致成痛风走注，骨节疼痛，或肿、或麻木"。现代药理研究表明其主要活性成分具有镇痛抗炎功效，能有效降低血尿酸[4, 5]。仝教授以威灵仙作为降低血尿酸的靶药，常用量为15～30g，若其人形体肥硕，血尿酸值居高不下，可重用至45～60g，并注意定期监测肝肾功能和血尿酸值，随症施量。桑叶，乃至"三桑"（桑叶、桑枝和桑白皮）均为仝教授清热降糖通络之常用靶药，《本草纲目》言桑叶"汁煎代茗，能治消渴"。在用法用量上，桑叶散中上焦之郁火，常用15～60g；桑枝散经络四末之郁火，常用15～30g；桑白皮散肺胃之痰热，常用15～30g。茵陈、赤芍相伍为仝教授治疗转氨酶升高的常用靶药，茵陈苦泄下降，微寒清热，善于清利脾胃肝胆湿热，使之从小便而出，仝教授临床常用15～30g，严重者可用至120g；赤芍苦寒，入肝经血分，善清泻肝火，泄血分郁热，有凉血散瘀之功，仝教授临床常用15～60g。"三砂"，即五灵脂、夜明砂、晚蚕沙，分别为复齿鼯鼠、蝙蝠、家蚕幼虫的干燥粪便，含有丰富的微生物，是天然的肠道菌群调节剂，为治疗肠道菌群失调的靶药。仝教授临床常用量均为6～15g，并需根据症靶和标靶的主次，把握药物之间的平衡，若血糖偏高者，重用晚蚕沙降糖化浊；若合并糖尿病视网膜病变者，重用夜明砂明目散结；若合并血管病变者，重用五灵脂活血止痛、化瘀消斑。诸药靶点明确，故能效如桴鼓。

（张海宇）

附 仝小林院士肥胖治疗七法

超重/肥胖是代谢紊乱的常见表现，也是亟待解决的临床难题。仝小林院士认为，肥胖的病位在中焦脾胃，"壅态"为其主要的病理状态，"土壅"多缘于禀赋不足、外寒伏脾、饮食过量、肆食生冷、久卧少动、情志所伤等。"调制中焦以衡为顺，以升降辨治为总纲"，对于肥胖，不论虚证还是实证，治疗上均以调理脾胃气机为要，以"调脾"为核心，开郁通腑，运脾导滞。具体而言，又可根据实壅、虚壅，归纳为下述七法。

（一）实壅

1. 消膏降浊法

膏浊是肥胖病产生的病理基础，既是肥胖产生的根源，又是肥胖状态的体现，故以消膏降浊为大法澄其源而清其流。消膏即降脂，减少脂肪在体内的堆积，临床常用降脂肪的靶药为红曲、山楂、荷叶、五谷虫。常用降浊法包括转浊、化浊和泄浊，通过通、导、泄的方法将体内的浊毒之邪转化、分解并排出体外。消膏降浊法常用方药为小陷胸汤加大黄，大黄泄热通腑，促进膏浊的排泄；半夏"消心腹胸膈痰热结满"，黄连治郁热在中，烦躁恶心、心下痞满，又能清胃火以化食源，两者配伍，辛消痰源，苦开热结；瓜蒌仁性苦微寒，善涤痰结、利大肠，又能疏肝泄热、润肠通便，与酒大黄相伍，使腑气通则气机调畅，故可清热涤痰以消膏浊，辛苦行气以除中州之满。

2. 行气开郁法

饮食自倍，谷气壅滞中焦，胃纳太过，脾运不及，中土壅滞，阻滞气机，土壅则木郁，肝气郁滞不行，全身气机涩滞不畅，肝脏失于疏泄，脾胃升降受阻，"土郁木壅"更甚，此时患者主要以腹部胀满、情志不舒、脉弦为主症。当需调肝启枢，开启中焦脾胃之枢纽，通运中州脾土，临证常用越鞠丸加减以行气开郁，宽中除满，其中"气中之血药"香附配"血中之气药"川芎以行气活血，苍术理脾、栀子清热、神曲消食导滞，还常配伍葶苈子、莱菔子等，其中莱菔子行气消导通便，葶苈子下气行水，且子类药物皆润肠，可促进膏浊排出。

3. 导滞运脾法

过食肥甘，食郁于中，可致胃壅，中焦升降失司，又可导致脾滞，故胃壅在先，而脾滞在后。临证常见脘腹胀满，嗳腐吞酸，不欲饮食，舌苔厚腻等症。常用保和丸加减以消食、导滞、和胃，用陈皮、白术以化痰、调中、健脾；助胃腐熟、受纳常用枳实，助糟粕下行需用厚朴，最终使有形之实邪消散，脾胃纳运协调。

4. 化痰除湿法

中焦受困则枢机不利、大气不转，脾运化失职、津液输布障碍，水液不化，聚而成湿，停而成痰。痰湿明显者，多以四肢沉重、头重胸闷、舌苔厚腻为主要表现。治疗以化痰除湿为主，配以清胃、通腑、活血、利水等法。临证常用二陈汤加减，其中半夏燥湿化痰、橘红化湿行气，茯苓健脾渗湿；亦可配伍紫苏子、莱菔子、白芥子等取其下气消痰之效。

5. 通腑泄热法

嗜食肥甘厚味，令人中满、内热，日久胃肠腑俱实，中焦积滞，多采用通腑泄热之法，给邪热以出路，临证常用大黄黄连泻心汤或厚朴三物汤加减。便秘甚者可以大黄为君，取小承气汤之意，大黄清肠热、泻实满，荡涤胃肠，加黄连清胃热，使邪热从大便而泄；小腹胀症状较甚者，以厚朴为君，加强行气之功。兼有木郁而化热者，临证常用大柴胡汤加减，方中柴胡、半夏、枳实行气化浊，大黄通腑泄热，白芍、黄芩清肝泄热，诸药合用，疏肝通腑，除满散结。

（二）虚壅

1. 补气健脾法

虚胖者，因先天禀赋不足，或后天饮食不节、饥饱无度，致使脾胃损伤，治疗当补运脾胃，以促进机体的运化功能。此类患者虽饮食不多，但因脾虚失运常觉腹胀难消，亦常有大腹便便而四肢纤细、舌有齿痕、苔白腻等症状体征。补气健脾常用六君子汤，其中四君子汤补益脾气，半夏燥湿化痰，陈皮理气助运，临床还常配伍薏苡仁、山药、茯苓等健脾益气、化痰利湿。

2. 温补脾肾法

肥人贪凉饮冷，导致脾气亏虚、气损及阳；或气虚生寒，致使脾胃阳衰，并日久及肾；或先天禀赋不足，脏腑气化功能降低。气化之强弱不仅依赖于后天脾气，更在于肾之元气。脾肾亏虚，水谷精微不能化生输布，反生膏浊蓄积腹部，呈现出腹型肥胖、形寒肢冷、疲倦乏力等临床表现，治疗需在补脾益气的基础上增加温阳化气之品，临证常用附子理中汤加减。

（三）小结

肥胖的病位主要在脾胃，多表现为"壅态"。"壅态"以脾胃功能强健与否划分为"实壅"和"虚壅"，且病程发展各阶段虚实偏重各有不同。早期以邪实为主，中土壅滞，可伴轻微脾虚，或邪实过盛，正虚不显；中期气机阻滞，脾气渐损，形成脾虚痰湿的虚实夹杂阶段；后期正不胜邪，或先天禀赋不足，或后天损及先天，形成脾气不足或脾肾两虚的病理阶段。治疗上总以"调脾"为核心，兼以健脾、补脾、温脾，以恢复脾胃功能、纠正中土"壅"之偏态。

（温志歌）

参 考 文 献

[1] 葛均波，徐永健，王辰. 内科学[M]. 9 版. 北京：人民卫生出版社，2018：766.

[2] Lu J，Wang L，Li M，etc.Metabolic Syndrome Among Adults in China：The 2010 China Noncommunicable Disease Surveillance[J]. J Clin Endocrinol Metab 2017，102（2）：507-515.

[3] 脑卒中、冠心病发病危险因素进一步研究协作组，吴桂贤. 11 省市队列人群代谢综合征的流行病学研究[J]. 中华预防医学杂志，2002（5）：11-13.

[4] 付强，王萍，杜宇凤，等. 威灵仙化学成分及其药理活性最新研究进展[J]. 成都大学学报（自然科学版），2018，37（2）：113-119.

[5] 赵燕强，杨立新，张宪民，等. 威灵仙的成分、药理活性和临床应用的研究进展[J]. 中药材，2008，（3）：465-470.

第六章　心血管系统疾病

第一节　高　血　压

高血压是以动脉压升高为主要临床表现，以造成全身细小动脉硬化为病理特点，可引起心、脑、肾等重要器官病变的一种常见的慢性疾病[1]。近年来，高血压发病率逐年上升，已逐渐成为当今时代常见流行病之一，人群高血压患病率随年龄的增加而显著增高。据《中国心血管健康与疾病报告2020》显示，我国高血压患者已达2.45亿[2]，给社会和家庭带来了沉重的负担。中国高血压的患者知晓率、治疗率与控制率极不协调，我国高血压的控制率仅为15.3%[2]。

高血压的防治并不仅仅以降压为目标，减少靶器官损害更是高血压治疗的重中之重。西药降压机制虽然明确，在降压效果上已经取得重大成绩，但临床对高血压靶器官损害的防治仍然不尽人意。而中医药依据其"未病先防，既病防变"的"治未病"理念，对于高血压前期、高血压血管病变及其靶器官损害等并发症的综合防治方面的作用已经凸显。

治疗现代疾病除重视症状外，更为重视内在的病理改变，在辨证论治的基础上寻找针对微观病理改变的有效中药和方剂是当下中医临床诊疗的趋势。如果简单地将高血压归于传统中医学"头痛"、"眩晕"的范畴进行辨证治疗，则会对疾病的病因、前期发展过程、后期发展态势、可能出现结局的整体把握不足，高血压靶器官损害以及无症状型血压升高的防治受限。仝小林教授将"态靶辨治"的处方思路[3]应用于高血压的治疗中，提出了高血压"三期五态"的临床诊疗策略，对于血压水平的控制、高血压血管病变及其并发症等综合防治，取得满意疗效。以下将系统地总结与阐释高血压"三期五态"辨治体系的学术内涵，从病理生理角度具象化探讨中医药降压的科学性，希望能为中西医结合辨治高血压提供新思路和临床借鉴。

一、高血压的病因病机

中医学认为情志不畅，精神紧张，使肝气不舒，郁而化热，耗伤肝阴，肝阳上亢，气血升降失和，而致血压升高；或恣食肥甘厚味，或过量饮酒，损伤脾胃，脾失健运，湿浊内生，化痰化火，痰浊上扰，阻塞脉络，气血壅滞不通，发为本病；劳欲过度，耗伤气阴，或年老肾亏，阴精不足，水不涵木，阴虚阳亢，内风窜动，气血亏损而运化失衡，乃发本病。此外，妇女高血压还与冲任二脉有关。冲脉主血海，任脉主一身之阴，倘若冲任失调，亦可导致阴虚阳亢或阴阳两虚，气血紊乱而发为此病。

二、态靶结合话辨治

全小林教授在把握高血压发展的总体趋势与规律的基础上，执简驭繁地将高血压的发展总括为"三期五态"，"三期"即"病气血、病脉络、病脏腑"，"五态"即"壅态、水态、郁态、寒态、老态"。临床诊治在分期分态的基础上选择不同的降压靶方，并充分利用现代药理研究成果，寻找态靶同调的降压靶药。

（一）高血压之"三期"

高血压早期病气血，病理特点为脉挛急，临床仅表现为脉内气血逆乱，此时血压升高多为动脉血管痉挛的功能期，动脉血管及靶器官尚未受累，为可逆阶段，治疗以"和"为主，调和气血。常用组方：丹参饮、血府逐瘀汤、半夏泻心汤；常用药物：理气药有桂枝、葛根、檀香、砂仁、柴胡、桔梗、枳壳、佛手、大腹皮、陈皮、天麻、钩藤、半夏等；理血药有白芍、川芎、丹参、香附、黄芩、玄参等。

高血压中晚期病脉络，病理特点为脉僵硬，此时为动脉病变期，表现主要以血脂升高、动脉粥样硬化伴斑块形成（颈动脉、锁骨下动脉、下肢动脉、主动脉等），治疗以"化"为主，软脉活血。常用组方为化斑汤（三七、莪术、浙贝母）；常用药物：化瘀药有三七、莪术、地龙、土鳖虫等；化痰药有浙贝母、半夏、白芥子、防己等。

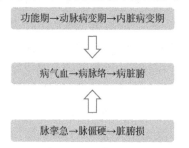

图 6-1　高血压"三期"及病理生理

高血压并发症期病脏腑，病理特点为脏腑受损，此时为内脏病变期，表现为心、脑、肾、眼等靶器官损害，治疗以"调"为主，寓掘脉化瘀中调和气血阴阳，掘脉化瘀以黄芪、人参、水蛭、地龙为靶，"调"以注重脾肾。常用组方：大黄䗪虫丸；常用药物：补虚药有黄芪、人参、淫羊藿、枸杞子；化瘀药有水蛭、地龙、土鳖虫、鳖甲等[4]（图 6-1）。

（二）高血压之"五态"

1. 壅态

"壅"释义堵塞，从病理生理角度考虑，此处指因超重（体重指数与腰臀比均高于正常值高限，中医所谓的"膏人"）或体重指数正常而腰臀比升高（中医所谓"小膏人"）人群壅态的高血压，腹部脂肪堆积是血压升高的重要独立危险因素，70%的高血压患者与肥胖有关[5]，这与对全小林教授门诊中 890 例 6609 诊次高血压患者的临床数据分析结论基本一致，其中壅态占 70.3%[6]。关于壅态高血压病机可以从以下几个方面具象化阐释。

腹腔内含有肝、胆、胰、脾、肾、肠管及其各分支供血血管等，肥胖尤其是腹型肥胖，腹腔内脂肪增多，腹压增加，机械效应使得肠管、血管顺应性代偿受压，腹主动脉及其一级主要供脏血管被动弹性扩张受限，阻力血管管径变小，循环血流受阻，容量血管扩张，静脉容量增多，心脏负荷增加，血压升高。此外内脏脂肪和腹膜后脂肪的增加，一方面通过对肾脏的物理压迫而增加血压；另一方面周围脂肪长期积累包裹肾脏，引起额外的压迫，进一步增加肾内压力，均可使心脏负荷重而升高血压[7-9]。

一方面超重和肥胖可直接使交感神经活性升高，释放去甲肾上腺素及肾上腺素，作用于血管相应受体，引起血管收缩，血压升高；另一方面超重和肥胖还多伴睡眠呼吸暂停，反复发作的间歇性低氧、高碳酸血症、神经及体液调节障碍，与交感神经系统过度兴奋相互作用，可引起心率增加，心肌收缩力增加，心排血量增加，全身血管阻力增加，血压升高[10]。此外睡眠结构紊乱、胸内负压增高所致的机械效应、氧化应激使血管收缩，亦可使血压升高[11]。

壅态多为"膏人"或"小膏人"，临床可见怕热多汗、口臭口黏、大便黏腻、心烦易怒，脉弦而滑数等症。中满内热、中焦壅滞是其基本病机，消导、调畅中焦、通腹减压是其根本治法，同时兼顾"调重减膏"，以除因消壅。厚朴三物汤、大柴胡汤是全小林教授治疗壅态的常用靶方；决明子、茺蔚子、生白术是常用靶药。

壅态有以下分证（郁热、痰浊）：肝胃郁热证、胃肠实热证、肝胆湿热证、痰湿中阻证、痰热互结证。

（1）肝胃郁热证

【症状】　反酸嘈杂，胸骨后灼痛，两胁胀闷，心烦易怒，口干口苦，大便秘结。舌质红，苔黄腻，脉弦滑。

【治法】　清肝泄火，和胃降逆。

【方药】　大柴胡汤加减，常用药为柴胡、栀子、赤芍、知母、防风。

（2）胃肠实热证

【症状】　大便干结，腹部胀满，按之作痛，口干或口臭，舌苔黄燥，脉滑实。

【治法】　泄热通便。

【方药】　以大黄黄连泻心汤加减，常用药为大黄、黄连等。

（3）肝胆湿热证

【症状】　头重身困，胸脘痞满，食欲减退，恶心呕吐，口苦，目黄肤黄，腹胀或者便溏，舌苔厚腻微黄，脉濡数或濡缓。

【治法】　利湿清热，清肝利胆。

【方药】　以茵陈蒿汤加减，常用药为茵陈蒿、栀子、大黄、柴胡、龙胆草等。

（4）痰湿中阻证

【症状】　眩晕，头重昏蒙，或伴视物旋转，胸闷恶心，呕吐痰涎，食少多寐，舌苔白腻，脉濡滑。

【治法】　化痰祛湿，健脾和胃。

【方药】　以厚朴三物汤加减，常用药有厚朴、大黄、枳实、苍术、半夏等。

（5）痰热互结证

【症状】　胸脘痞闷，按之则痛，或心胸闷痛，或咳痰黄稠，舌红苔黄腻，脉滑数。

【治法】　清热化痰，宽胸散结。

【方药】　以小陷胸汤加减，常用药为瓜蒌、黄连、半夏等。

2. 水态

"水"释义液体，从病理生理学角度考虑，此处包括血管内和血管外的液体。血管内的液体与血管外的液体通过血管交换沟通联系。液体增多主要影响循环容量，负荷增加导致的血压升高，分述如下：肥胖体内脂肪能分泌一种激素类因子，常伴随胰岛素抵抗，尤其腰围和腹内脂肪含量与胰岛素抵抗关系密切[12-14]，胰岛素抵抗造成的高胰岛素血症可使电解质代谢发生障碍，细胞内钠离子增多，水钠潴留，负荷增加，血压升高。或高盐饮食，渗透压梯度效应，水钠潴留。

现代医学认为，人体内组织液生成过多或重吸收减少，导致组织间隙中的组织液增多而形成血管外水钠潴留。而组织液是血浆滤过毛细血管壁而形成的。当静脉回流受阻时，毛细血管血压升高，组织液生成也会增加，从而导致血管外水钠潴留，而在某些病理情况下，毛细血管通透性增高，血浆蛋白质滤过进入组织液，使组织液胶体渗透压升高，也可使组织液生成增多，发生血管外水钠潴留。故这一类人群，机械效应压迫周围细小血管，并多以组织间隙液体增多为主。

水态主要是指水液代谢紊乱，经言"血不利则为水"，水态涉及体内水液或血液代谢的平稳与障碍。此类患者主要表现为下肢发凉、下肢肿甚，舌体胖大，舌底络脉瘀滞，脉洪大而沉等。血和（或）水运行不畅是其基本病机，淡渗利水、活血利水是其主要治法，同时兼顾理气，气行则水（血）行，以除因降压。当归芍药散、五苓散是笔者治疗高血压水态的靶方；茯苓、茺蔚子、益母草、车前子、葶苈子是治疗水态的靶药，尤其对于脉压差小者，茺蔚子、茯苓等有显著疗效。另外妇女经期经量多时，活血药用量使用需谨慎。

水态有以下分证：水湿浸渍证、气虚水阻证、瘀水互结证、阳虚水盛证、阴虚水停证。

（1）水湿浸渍证

【症状】 血压控制不佳，可伴有全身水肿，下肢明显，按之没指，小便短少，身体困重，胸闷，纳呆，泛恶，或小便不利、头痛微热、烦渴欲饮，甚则水入即吐，苔白腻脉沉缓。

【治法】 健脾化湿，通阳利水。

【方药】 五苓散合胃苓汤加减，常用药为泽泻、桂枝、白术、茯苓、砂仁、猪苓、葶苈子等。

（2）气虚水阻证

【症状】 神疲乏力，食少腹胀，或腹部下坠感，腰膝酸软，眩晕，头痛，或伴有咳逆、胸闷等，口不渴或渴不欲饮，小便不利，大便溏薄，舌淡苔薄，脉沉缓或沉滑。

【治法】 醒脾益气，利水化湿。

【方药】 以补中益气汤合实脾散加减，常用药为厚朴、木瓜、木香、大腹皮、茯苓、升麻、黄芪等。

（3）瘀水互结证

【症状】 高血压日久，多伴有颈动脉斑块，可伴有四肢或全身浮肿或延久不退，肿势轻重不一，以下肢为主，严重者可见血尿、皮肤瘀斑，腰部刺痛，舌紫暗边有齿痕，舌下络瘀滞，苔薄白或微腻，脉沉细涩。

【治法】 活血祛瘀，行气利水。

【方药】 当归芍药散合桃红四物汤，常用药为当归、白芍、泽泻、茯苓、白术、桃仁、红花、车前子等。

（4）阳虚水盛证

【症状】 乏力倦怠，恶寒或畏寒，四肢沉重，精神萎靡，脘闷纳呆，或手足冰冷，舌淡苔薄白或白腻，舌下色淡白，边有齿痕，脉沉滑或沉细缓。

【治法】 益气温阳，利水降压。

【方药】 附子理中丸合泽泻汤，常用药为附子、白术、泽泻、干姜、茺蔚子等。

（5）阴虚水停证

【症状】 眩晕，头部昏蒙，目涩，视力减退，可伴有水肿，以肢体或局部水肿为主，口燥咽干，五心烦热，大便干结，小便短少，舌红苔少，脉细数。

【治法】 滋阴清热，利水养阴。

【方药】 以猪苓汤加减，常用药为猪苓、茯苓、泽泻、阿胶、滑石等。

3. 郁态

"郁"释义气机不畅。长期的精神因素，使交感神经系统活性增强，进而兴奋心脏，导致心率加快，心肌收缩力加强，心排血量增加，血压上升；交感神经递质还可作用于血管相应受体，可收缩动脉，促进血管重构，增加外周血管阻力导致血压升高。

郁态主要是指情志不畅，临床可见或紧张，或焦虑，或睡眠障碍，胸胁胀满、喜叹息，舌淡、苔薄白等。肝郁气滞是其基本病机，疏肝、柔肝解郁理气是其主要治法，同时兼顾调畅情志，改善睡眠，以解郁除因。四逆散是全师治疗郁态的常用靶方，郁而化火可加靶药夏枯草、钩藤、黄芩、菊花、生石决明。

郁态有以下分证（气郁、气上）：肝气郁结证、肝火上炎证、心神失养证。

（1）肝气郁结证

【症状】 精神抑郁，情绪不宁，胁肋胀痛，痛无定处，脘腹胀闷不舒，不思饮食，善太息，或大便不调，女子月经不调，舌质淡红，苔薄腻，脉弦。

【治法】 疏肝理气，养肝和血。

【方药】 以柴胡疏肝散加减，常用药为柴胡、川芎、青皮、枳壳、香附等。

（2）肝火上炎证

【症状】 头痛，头昏不清，耳鸣，心烦易怒，口干口苦，失眠，小便短赤，大便秘结或常，舌质红，苔黄腻或厚，脉弦数或洪弦数。

【治法】 清肝泻火，清利头目。

【方药】 以天麻钩藤饮加减，常用药为天麻、钩藤、石决明、黄芩等。

（3）心神失养证

【症状】 心悸不宁，善惊易恐，血压波动与受惊吓密切相关，多在受惊时升高，坐卧不安，善太息，情绪低落，悲伤欲哭，健忘，舌淡苔薄白，脉细略数或细弦。

【治法】 养血宁心，开郁镇神。

【方药】 甘麦大枣汤、逍遥散加减，常用药为浮小麦、柏子仁、酸枣仁、当归、磁石等。

4. 寒态

临床上细小动脉痉挛，血管壁缺氧，长期日久可产生玻璃样变，导致血管壁增厚、变硬，管腔狭窄，血压升高。此外，感受外寒后肌肉、血管等结缔组织收缩，相关联的纤维、筋膜位置改变，相互牵拉，一方面可引起弹性肌层血管自身收缩，另一方面还可导致血管周围纤维、筋膜、肌肉收缩，血管被迫受压，血管阻力增加，进而血压升高。这与流行病学调查高血压患病率北方高于南方的结果相一致[15]。

"寒"《说文解字》中冻也，寒主收引，此处高血压病之"寒"为实寒，病位表浅，多因久居高寒地区，或久受空调凉风，使寒邪侵袭人体，风寒外束、营卫不调，患者主要表现为肩背肌肉拘紧或伴头痛为主要表现，无汗或少汗，脉紧或弦等。寒凝经脉是其基本病机，温经舒筋活络为主要治法，同时注意保暖，以散寒除因。葛根汤、桂枝加葛根汤是全师治疗寒态的常用靶方；葛根、桂枝、独活、羌活是治疗寒态靶药。

寒态有以下分证：风湿外束证、寒凝经脉证、脾肾阳虚证（阳虚寒凝）。

（1）风湿外束证

【症状】 头痛如裹，肢体困重，阴冷天加重，或有胸闷纳呆，舌苔白腻，脉濡。

【治法】 散风除湿降压。

【方药】 以羌活胜湿汤加减。气虚者可用益气聪明汤加减；肾虚者可用独活寄生汤加减。

（2）寒凝经脉证

【症状】 头痛项强，腰背疼痛，四肢麻木、疼痛，遇冷加重，得温则减，舌暗淡，苔薄白，脉偏紧。

【治法】 温通经脉，散寒降压。

【方药】 以葛根汤加减，常用药为葛根、黄连、黄芪、生姜、桂枝、鸡血藤、白芍、炙甘草等。

（3）脾肾阳虚证（阳虚寒凝）

【症状】 腰部酸楚，畏寒怕冷，头晕耳鸣，小便清长或无力，纳呆脘痞，气短懒言，喜温喜按，舌淡胖，苔白腻，脉弱。

【治法】 健脾温肾降压。

【方药】 以附子理中汤加减，常用药为附子、人参、干姜、怀牛膝、炒杜仲、炙甘草等。

5. 老态

动脉粥样硬化的进程贯穿于人体生命活动的始终。机体老化以后往往血管弹性降低，动脉硬化加剧或斑块形成，累及全身细小动脉，造成全身细小动脉硬化甚则管腔狭窄或闭塞，而引起血压升高。长期的血压升高，阻力血管持续性痉挛，又进而促使血管壁弹性降低、变脆，加剧血压升高的进程，久而久之，形成恶性循环。另外动脉硬化逐渐加重造成体内重要器官（心、脑、肾等）供血不足逐渐加剧，这些器官又通过神经体液等因素导致血压升高来改善其供血[16]，此态患者多合并心、脑、肾等多脏器的损伤，属于"病脏腑"期。

"老"即生命活动的衰老状态，包括"革态"和"虚态"两个亚态，分别见于老年性高血压和久病之高血压,是机体脉络病变的必然阶段。莪术、三七、浙贝母、海藻、天麻、盐杜仲、怀牛膝等药物是全师治疗老态的常用药物,包含治疗"革态"的莪术、三七、浙贝母之属和"虚态"的独活寄生汤;其中天麻、盐杜仲、怀牛膝对脉压差大者有显著疗效;黄芪、鸡血藤、水蛭、土鳖虫是治疗老态补虚通络软管的靶药。

老(革、虚)态有以下分证:心气不足证、肾精不足证、肝肾阴虚证、肝阳上亢证。

(1)心气不足证

【症状】 眩晕,动则加剧,遇劳则发,神疲懒言,气短乏力,心悸少寐,舌淡苔白,脉沉细弱。

【治法】 益心气,安心神。

【方药】 以桂枝加附子汤或养心汤加减,常用药为桂枝、附子、人参等。

(2)肾精不足证

【症状】 眩晕缠绵,精神萎靡,腰膝酸软,视物模糊,遗精健忘,耳鸣齿摇等,舌体瘦小,舌色暗红,苔少而燥,脉弱尺甚。

【治法】 益肾填精。

【方药】 以大补元煎加减,常用药为牛膝、杜仲、山萸肉等。

(3)肝肾阴虚证

【症状】 头目眩晕,五心烦热,腰酸膝软,烦躁易怒,失眠多梦,遗精盗汗,咽干颧红,舌红少苔,脉弦或细数。

【治法】 滋补肝肾,养阴降压。

【方药】 以天麻钩藤饮合知柏地黄丸加减,常用药为怀牛膝、黄芪、黄连、生大黄、炒杜仲、鸡血藤、制水蛭、地龙等。

(4)肝阳上亢证

【症状】 头晕目眩,甚则跌仆,耳鸣如蝉,颜面潮红,肢体震颤,或有腰背酸楚,舌红苔黄,或少苔,脉弦而数。

【治法】 平肝潜阳,滋养肝肾。

【方药】 以镇肝熄风汤加减,常用药为黄连、煅牡蛎、煅龙骨、生姜、知母、生牡蛎、黄芪、生大黄等。

三、小 结

古代医家对"高血压早期"的认识较为"宏观",将高血压早期归属于中医学"头痛"、"眩晕"等范畴。虽然古代检查手段受限,但对脉管压力的触觉已经有所分类(如微脉、革脉),然尚未在"微观"角度认识到脉管压力数值的变化。全小林教授认为高血压早期以病气血为核心,表现为脉挛急,脉内气血逆乱不和的共性病理特点。病在气血,并非气病、血病,而是对病情严重程度、传变程度、病位深浅的整体概括。病气血是以病经络、病脏腑相对而论,此期高血压处于代偿阶段,尚未波及脉络,病位较浅,若久病入络累及脏腑,则传变为不可逆转之病脉络、病脏腑。因此,高血压当重视分期诊治,早期多可逆转,及早发现并通过调整生活方式、调气和血治疗,逆转病势向病脉络、病脏腑传变及进一步发展。

临床中，高血压的"五态"并没有严格地划分节点，可能存在态和证的交错出现，治疗过程中需注意兼顾气血、脉络和脏腑（高血压"三期五态"及常见"态下分证"的关系见图6-2）。

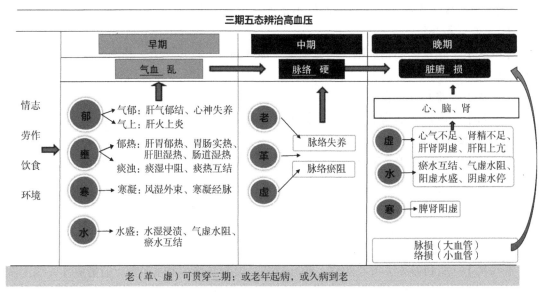

图6-2 高血压"三期五态"病变规律图

四、验案举隅

案例1 肝火上炎中土壅滞型高血压验案

患者，男，46岁。初诊，主诉：血压升高半年。刻下症：头晕头痛，易怒，便秘，纳眠可。舌暗红苔黄厚腻，脉弦滑偏数。诊室血压：160/96mmHg，辅助检查：HbA1c 7.8%，CHO 6.3mmol/L，LDL-C 5.2mmol/L。颈动脉超声示双侧颈动脉硬化伴斑形成。

西医诊断 高血压2级（极高危），2型糖尿病，高脂血症，动脉硬化-颈动脉硬化伴斑块形成。

中医诊断 眩晕 肝火上炎，中土壅滞。

处方 夏枯草30g，黄芩15g，钩藤30g（后下），生大黄6g（单包，以大便每日不超过2次为度），川黄连15g，红曲6g，陈皮15g，云苓30g，生白术30g，莪术9g，三七6g，浙贝母9g，生姜3片，大枣3枚。

30剂，日一剂，水煎服，早、晚饭中服。

嘱患者饮食以素食为主，七八分饱，每天快走5km左右，以身体不疲劳为度。上方加减调治8月余，其间患者体重逐渐平稳减轻，易怒改善60%，头晕头痛基本消失，大便每1～2日一行，质调，余未见不适。BMI：26.76kg/m²，血压稳定在139/88mmHg，复查HbA1c：7.0%，CHO：5.6mmol/L，LDL-C：3.7mmol/L。

【按语】 根据患者体重指数、症状及舌脉，此患者颈动脉硬化伴斑块形成为病脉络；

情志易怒，脉弦滑偏数为郁态；形体肥胖，中土壅滞为因态；动脉硬化，靶器官损害是果态。处方中夏枯草、黄芩、钩藤为君药调态，清肝平肝降压；生大黄、川黄连、红曲为臣药，其中生大黄、川黄连为症靶治疗便秘通腹，红曲为标靶降血脂；陈皮、云苓、生白术为佐药，治疗患者因多食壅滞的肥胖体形引起的高血压；莪术、三七、浙贝母为使药，莪术行气破血，治气中之血，三七侧重化瘀，浙贝母侧重化痰散结，三者合用一方面针对颈部血管斑块，另一方面防治血管、靶器官病变。患者谨遵医嘱，饮食联合运动减轻体重，规律服药8月余，体重、血压、血脂均有改善。仝小林教授指出临床辨治高血压时，灵活使用各态靶方靶药，统筹疾病全过程各个时期病理微观改变，从横向上厘清疾病的脉络，从纵向上把握疾病当下的态势，抽提病机，治病除因防变，可达到远期疗效。

案例 2　寒凝经脉型高血压验案

患者陈某，男，62岁。初诊，主诉：血压升高11年余，颈项僵硬不舒1个月。现病史：患者血压升高11年余，口服缬沙坦80mg qd控制血压，日常血压控制在130～140/80～90mmHg。近1个月来因天气转凉，血压控制较差，以收缩压升高更明显，脉压差增大。平素易汗出，畏寒怕风，颈项部尤甚，乏力，易外感，腰酸腿软，胃纳不佳，喜温热食物，冷食后易嗳气，眠可，大便稍溏，日1～2次，小便有少量泡沫。刻下自觉颈项僵硬不舒，自汗、时有盗汗，恶寒怕风，时有心慌、眩晕，近日降温，受风受寒后血压更难控制。既往2型糖尿病史8年，轻至中度脂肪肝7年。查体：BP 150/80mmHg，HbA1c 6.4%，尿MA 49mg/L。脉弦细，舌苔白腻，舌质暗有齿痕，底滞。

西医诊断　高血压2级（很高危）；2型糖尿病；脂肪肝。

中医诊断　项强 寒凝经脉证。

治法　散寒解肌，通阳舒筋。

处方　葛根汤加减。

葛根45g，桂枝30g，白芍30g，炙甘草15g，川怀牛膝各15g，黄芪30g，炒白术30g，陈皮15g，焦三仙各9g，丹参15g，水蛭粉3g（分冲），生姜15g（后下），大枣9g。

二诊　服上方1个月后复诊，颈项僵硬、怕风基本缓解，盗汗、乏力减轻50%，怕冷缓解30%，睡眠稍差，仍心慌、眩晕，胃纳稍好转，胃口仍欠佳，腰膝发酸、不发冷，大便日1次，质稍溏，舌边有齿痕，脉沉略弦细。BP 134/76mmHg。处方：上方加天麻30g，炒酸枣仁30g。

三诊　服上方1个月后复诊，怕冷、乏力消失，盗汗减轻80%，纳可，睡眠好转70%，心慌、头晕好转50%，大便日1次，质可。BP 128/80mmHg。处方：葛根减为30g，桂枝减为15g，天麻减为15g，去陈皮、焦三仙。后随诊，以葛根汤加减守法守方治疗，症状逐渐消失，病情平稳，血压控制平稳。

【按语】　本例患者自觉颈项部不舒，畏风寒，受风受寒后血压难控，以风寒湿邪侵袭经络为该病的核心病机，风寒袭表，背部膀胱经及督脉先受之，表现为项背不舒，肌肉僵硬，继而引起一身血管拘挛，血压遽升。"寒"为病因，审因用药，葛根汤解肌升阳，柔筋舒经，外散表寒，内通经络，故本病非葛根汤不能治也，为靶方。方中葛根为解肌之要药，白芍与甘草合芍药甘草汤之意，重在缓急，三药合用，完解一身之拘急，脉管不再紧张，血液循环阻力变小，血压自然下降；桂枝通阳，散经络之寒，病因既去，则高血压难以复来。患者高血压病程较长，难免脉络瘀滞之虞，提前审其"果"，故以丹参早期治络、全程治络。靶方靶药的应用，在本案中亦有鲜明的体现，患者胃纳欠佳，喜温恶凉，乃阳气不足所致，以芪、术、陈三味合小补中之意，益气温阳，散中焦之寒，生气血之源，为疾病靶；患者自汗盗汗，故用黄芪固表止汗，睡眠欠安，以炒酸枣仁入药，养心安神，针对其脉压差大，牛膝通调一身气血，是压差大的靶药，以上诸药均为症状靶；患者久病，肾络受损，故加用虫类药水蛭粉通络以消蛋白，为指标靶。全方从"态-靶-因-果"的辨治方法入手，精练简洁，统顾全局，取得了良好的临床疗效。

案例3　肾亏虚型高血压验案

患者吴某，女，67岁。2012年12月7日初诊。主诉：头晕、神疲乏力半个月。现病史：患者6年前因骨折于当地医院住院治疗，行相关理化检查时发现血压、血糖升高，BP 145/85mmHg，FBG 7.4mmol/L，HbA1c 6.8%。出院后未予重视，未规律服药，仅饮食运动控制。刻下症：头晕时作，神疲乏力，需坐卧休息后方能缓解，自诉近日来体力较差，不耐劳作，平素怕热，汗出较多，腰部疼痛，纳可，食量不多，睡眠一般，睡后易醒，大便偏干，2日一行，排便较困难，小便频急色黄，夜尿1次。舌体颤，质偏红，苔黄厚，底瘀，脉沉略弦滑数。既往史：卵巢癌术后19年，高血压病史6年（BP_max 160/100mmHg），平素易反复发作尿路感染。辅助检查：HbA1c 7.1%，GLU0小时 7.55mmol/L，GLU2小时 11.53mmol/L，尿WBC（1+），尿潜血（1+），BP 150/90mmHg。

西医诊断　高血压2级（高危）；2型糖尿病；卵巢癌术后；尿路感染。

中医诊断　眩晕　肝肾亏虚证。

处方　独活30g，桑寄生30g，炒杜仲30g，川怀牛膝各15g，天麻15g，丹参15g，西洋参6g，知母30g，干姜9g，黄连9g，火麻仁30g，炒酸枣仁30g，30剂，日1剂，早晚分服。

二诊　服上方1个月，自诉头晕减轻，仍偶有发作，饭后易困倦，腰部酸痛减轻明显，睡眠稍有改善，仍易醒，怕热减轻，大便1~2日一行，近期尿路感染发作，小便频急短数而黄。居家自测空腹血糖波动在6.5~7.3mmol/L，BP 135~145/80~90mmHg。予上方加苦参15g，黄柏15g以治疗尿路感染，余守法守方继服30剂。

三诊　服上方1个月后，因春节不便复诊，自行在当地抄方14剂继服。自诉头晕基本消失，腰痛消失，睡眠好转，精力体力较之前明显改善，尿路感染近两个月未发作，大便1~2日一行，质可，排便困难好转。复查HbA1c 6.3%，自测BP 125~135/75~80mmHg。予调整处方，以益气调中为法，兼顾血糖及血压，重新组方。药用：黄芪30g，生白术30g，赤芍30g，知母30g，黄连9g，独活15g，桑寄生30g，炒杜仲30g，天麻15g，怀牛膝15g，丹参15g，西洋参6g，生姜15g。后患者门诊随访皆以上方加减治疗，病情稳定，整体生活质量明显提高。

【按语】　内经有云，年过四十而阴气自半，患者为老年女性，肝肾不足，阴虚血少，肝失濡养，肾失封藏，阴不敛阳，阳气上亢；加之脾瘅日久，热盛伤阴。本案患者属高血压之"老态"，其核心病机为肝肾不足、阴虚阳亢。治疗上，独活寄生汤补益肝肾，行气活血，善调老虚之态；并在打靶上要兼顾患者的血压、血糖。方中独活、桑寄生、炒杜仲、怀牛膝补肝肾；丹参、川牛膝行气血，预防并发症之果态；天麻息风止痉、平抑肝阳、祛风通络；黄连、知母为滋阴清热降糖之药对，配伍干姜佐制二药之苦寒，以防戕伐脾胃阳气；火麻仁润肠通便；炒酸枣仁养心安神；西洋参益气养阴，诸药合用，能够大大改善患者阴虚之态。现代本草亦证实天麻、杜仲等药味具有较好的降压效果，黄连、知母、赤芍等能够显著降低血糖，保护胰岛功能，是典型的态靶结合方药。待患者"虚态"改善后，其"老"态便成了更为核心之态，因此从益气调中入手，兼顾诸证，取得了良好的远期疗效。

参 考 文 献

[1] 黄启福，王谦. 病理学[M]. 北京：科学出版社，2013：203.

[2] 中国心血管健康与疾病报告 2020 概要[J]. 中国循环杂志，2021，36（06）：521-545.

[3] 仝小林，何莉莎，赵林华. 论"态靶因果"中医临床辨治方略[J]. 中医杂志，2015，56（17）：1441-1444.

[4] 杨映映，李青伟，魏秀秀，等. "四型分类"辨治高血压病[J]. 中医杂志，2019，60（7）：562-567.

[5] Faulkner JL，Belin de Chantemèle EJ. Sex differences in mechanisms of hypertension associated with obesity[J]. Hypertension，2018，71（1）：15-21.

[6] 杨映映. 基于门诊病例探讨仝小林教授诊疗高血压病的理法方药[D]. 北京中医药大学，2019.

[7] Hall J，Juncos L，Wang Z，et al. Obesity，hypertension，and chronic kidney disease[J]. Int J Nephrol Renovasc Dis，2014，7：75-88.

[8] Chandra A，Neeland IJ，Berry JD，et al. The relationship of body mass and fat distribution with incident hypertension：observations from the Dallas Heart Study[J]. J Am Coll Cardiol，2014，64：997-1002.

[9] Chughtai HL，Morgan TM，Rocco M，et al. Renal tissue fat and poor blood pressure control in middle-aged and elderly individuals at risk for cardiovascular events[J]. Hypertension，2010，56：901-906.

[10] 李南方，孙宁玲，何权瀛，等. 阻塞性睡眠呼吸暂停相关性高血压临床诊断和治疗专家共识[J]. 中国呼吸与危重监护杂志，2013，12（5）：435-441.

[11] 宋海峰，李南方. 炎性因子与阻塞性睡眠呼吸暂停综合征的睡眠结构紊乱[J]. 医学综述，2009，15（9）：1301-1303.

[12] Liu YP，Li JW，Zhang ZH，et al. Effects of exercise intervention on vascular endothelium functions of patients with impaired glucose tolerance during prediabets mellitus[J]. Experimental and Therapeutic Medicine，2013，5（3）：1559-1565.

[13] 贾伟平，陆俊茜，项坤三，包玉倩，陆惠娟，陈蕾. 简易体脂参数估测腹内型肥胖的可靠性评价[J]. 中华流行病学杂志，2002（01）：25-28.

[14] Tabata S，Yoshimitsu S，Hamachi T，et al. Waist circumference and insulin resistance：a cross-sectional study of Japanese men[J]. BMC Endocrine Disorders，2009，9：1.

[15] 中国高血压防治指南修订委员会，高血压联盟（中国），中华医学会心血管病学分会，等. 中国高血压防治指南（2018 年修订版）[J]. 中国心血管杂志，2019，24（1）：24-56.

[16] 宋江山. 高血压发病率与年龄关系的因素探讨和临床意义[J]. 临床研究，2016，24（11）：152-153.

（鲍婷婷）

第二节　痰瘀互阻型冠心病心绞痛

我国心血管病患病率及死亡率处于持续上升阶段。目前我国冠心病患者约 1100 万人，患病率在所有心血管疾病中位列第二。冠心病已成为目前我国心力衰竭患者的主要病因，是重大的公共卫生问题之一，防治工作刻不容缓[1]。当冠心病患者由于一些诱因，动脉血流量不能满足心肌代谢的需要，引起心肌急剧的、暂时的缺血缺氧时，即会发生心绞痛[2]。心绞痛在中医学中属于"胸痹"、"心痛"的范畴，有心血瘀阻、痰瘀互结、气滞痰凝、寒凝心脉等证型。在对冠心病心绞痛中医证型、证候的研究中，学者发现痰瘀互结型是临床较为常见证型之一。下文结合仝小林教授的"态靶辨治"理论浅谈痰瘀互阻型冠心病心绞痛的辨治思路。

一、冠心病心绞痛的病因病机

冠心病，现代医学以病理解剖作为其定位定性、诊断分型及预后评估的主要依据：病理改变为冠状动脉粥样硬化使血管管腔狭窄或阻塞，诱发冠状动脉功能性改变（或痉挛）导致心肌缺血缺氧甚至心肌坏死引起的心脏病。心绞痛临床上有各种不同分型，稳定型心绞痛是在冠状动脉固定性严重狭窄的基础上，由于心肌负荷的增加引起心肌急剧、暂时的缺血缺氧的临床综合征，临床上主要由冠状动脉粥样硬化引起[3]，其主要临床表现为发作性胸骨后或心前区疼痛，可放射至左肩及上肢内侧等部位，与中医"胸痹"即"胸部闷痛，胸痛彻背"基本相同。

《灵枢·五邪》提纲挈领地指出："邪在心，则病心痛"，邪有生于阴，有生于阳，阴阳消长，汉代张仲景在《金匮要略》中具体概括为"阳微阴弦"，《类证治裁·胸痹》进一步解释"胸痹，胸中阳微不运，久则阴乘阳位，而为痹结也"，"痹结"为关键。邪正消长盛衰的病理产物又继为致病之邪：暴寒折阳，可使血行瘀滞；饮食失调，脾胃运化失职，聚湿生痰，日久痰阻血瘀；忧思伤脾，脾失健运，津液不布，遂聚为痰，郁怒伤肝，肝失疏泄，肝郁气滞，甚气郁化火，灼津成痰等，血脉不通不荣而作痛。总括而言，病发于饮食失调、情志失节、劳倦内伤、年迈体虚等，导致痰浊、血瘀形成，两邪互相搏结，阻塞心脉，胸阳失运，胸痹而痛。病位在心，心脉痹阻，心脉失养，病甚可卒然心痛致死。

二、态靶结合话辨治

仝小林教授在冠心病的治疗上，继承了古代医家对于胸痹"阳微阴弦"的认识，认为此类病人多为"痰"、"瘀"两种状态的叠加，痰浊内生与血脉瘀滞两者相互影响，使病情逐渐加重。现代医学认为心绞痛患者绝大多数存在动脉斑块导致的冠脉狭窄。动脉斑块的产生多来源于脂代谢异常导致的脂质堆积。从微观角度我们可以将其与中医"痰"的概念关联起来。脾胃运化失常导致水谷精微无法化为清气而变为痰浊游走于脉管之中。这与冠状动脉粥样硬化的病理机制有相似之处。另外脂质附着于血管内壁导致血小板黏附形成斑块的机制也与中医学中痰浊阻滞血脉产生瘀血的认识不谋而合。因此仝小林教授选用经典名方瓜蒌薤白半夏汤调痰瘀之态，降香、三七、蜈蚣粉行气通络、化瘀止痛以打靶。

（一）瓜蒌薤白半夏汤调痰瘀之态

瓜蒌薤白半夏汤出自《金匮要略》之"胸痹，不得卧，心痛彻背者，栝楼薤白半夏汤主之"，主治痰浊阻痹心胸的胸痹重证，在瓜蒌薤白白酒汤的基础加半夏增祛痰散结之功。尤在泾说："胸痹不得卧，是肺气上而不下也；心痛彻背，是心气塞而不和也，其痹为尤甚矣。所以然者，有痰饮以为之援也，故于胸痹中加半夏以逐痰饮。"本方从阳结、气滞、痰阻三个方面调痰瘀之态，方中瓜蒌开胸散结，薤白通阳行气、止痛开痹，白酒药势清扬上行，载诸药以周达气血，半夏逐痰降逆，方药多靶向配伍，起到通阳散结、行气祛痰的疗效，调整"痰瘀"之态。

瓜蒌薤白半夏汤在心血管疾病中具有广泛的应用。现代研究表明其保护心肌作用体现在以下几个方面：①扩张冠状动脉；②改善心肌缺血及缺血后再灌注；③抑制心肌纤维化；④抑制炎症反应、抑制血栓形成、抑制心肌凋亡等方面[4-5]。以上药理研究从微观角度阐述其作用机制，证明中药在调整痰瘀态的同时具备了心绞痛病理改变的过程中多个关键靶点的治疗作用。在单味药的研究方面，瓜蒌单药具有：①扩张冠状动脉，改善微循环；②降低血清胆固醇，防止粥样硬化；③抗血小板聚集，防止血栓形成；④保护心肌缺血；⑤提高耐氧能力；⑥抑制炎症[6]等作用。薤白具有：①调血脂、抗动脉粥样硬化及抑制内皮细胞凋亡；②抗氧化；③抑制血小板活化聚集及相关炎性反应[7]等作用。而半夏也具有抗动脉粥样硬化作用[8]。可以发现，针对冠心病心绞痛的病因——脂代谢异常，本方也具有对因治疗的功效，可谓态靶结合，审因顾果。

（二）降香、三七、蜈蚣粉打气血瘀滞之靶

在调痰瘀之态的同时，靶药佐方直击病变靶点。冠心病心绞痛病理机制的关键在于脉络的痹阻，而络有气血之分，打靶通络根据靶药层次不同而行通气络或通血络之效。降香辛散化瘀、理气止痛，《本草经疏》谓"降真香，香中之清烈者也，故能辟一切恶气"，《本经逢原》载"降真香色赤，入血分而下降，故内服能行血破滞"。仝小林教授认为"降香为气络之药，辛香者宣，横贯穿透，使壅塞不通者宣而散之，故非此无以入络"。降香以"气络"为靶，贯通气血，循络理气行瘀，现代研究表明其能改善心室重构、促进血管新生、改善心肌功能、抗血栓[9]，佐证了其打靶功效。另外降香有良好的止痛作用，能够有效缓解患者心绞痛带来的痛苦。

三七化瘀生新，活血定痛，以血络为靶。《本草纲目》谓其"乃阳明、厥阴血分之药，故能治一切血病"。《本草求真》谓"世人仅知功能止血住痛，殊不知痛因血瘀则痛作，血因敷散则血止，三七气味苦温，能于血分化其血瘀"。《医学衷中参西录》谓"化瘀血而不伤新血，允为理血妙品"。现代研究发现，三七具有抗血栓、抗心肌缺血，以及扩血管，降血脂，抗动脉粥样硬化，保护心血管等作用[9]，是治疗心绞痛的核心靶药。

蜈蚣善走窜通达、通络散结，《医学衷中参西录》谓"走窜之力最强，内而脏腑，外而经络，凡气血凝聚之处皆能开之"。《名医别录》、《本草求真》等书多谓其有毒，国医大师朱良春认为"其毒液有毒，但干品其毒液已氧化，并无毒害"[10]。仝小林教授认为蜈蚣力猛性燥，善走窜通达，通经逐邪，畅通经络，气血得行，建议打粉冲服，常用剂量为 1~3g，治疗过程中监测肝肾功能，如出现过敏反应，需要立即停药。现代研究发现其可扩张血管，降低血液黏滞度，保护血管内皮细胞，抗动脉粥样硬化[9]，起到了改善局部微循环，保护冠状动脉血管的打靶作用。

三、病案举隅

患者，女，67 岁。主诉：胸闷心下痛伴血糖升高 4 个月。现病史：患者自 2018 年 8 月 20 日起出现胸闷不适伴心下疼痛，未予任何药物处理，欲进一步行中医调治来门诊就诊。心电图检查：①窦性心律；②部分导联 ST 轻度改变。糖化血红蛋白 6.0%，生化示三酰甘油 2.49mmol/L，高密度脂蛋白 1.31mmol/L，低密度脂蛋白 2.73mmol/L，空腹血糖 6.4mmol/L。既往冠心病病史 20 年、高血压病史 6 年、血脂异常病史 20 年、脂肪肝病史 10 年余。刻下症：胸闷，心下痛，多饮，偶口干，反酸，稍乏力，胸口盗汗，眼干涩，视物模糊，双耳内瘙痒，左上肢皮肤瘙痒，腰酸，纳眠可，小便调，夜尿 2 次，大便一日一行，质可。舌苔薄略黄，脉沉细偏弦偏缓，尺部无力。

西医诊断　冠心病心绞痛，空腹血糖受损。

中医诊断　胸痹　痰瘀互阻。

处方　瓜蒌子30g，薤白15g，清半夏9g，三七9g，黄连9g，生山楂15g，醋莪术15g，浙贝母9g，绵茵陈15g，天麻15g，蜜黄芪24g，鸡血藤15g，陈皮15g，盐杜仲15g，红曲6g，生姜15g。

14 付，日 1 剂，水煎服，早晚分服。

二诊　患者诉服上方后乏力及盗汗腰痛好转，胸闷、心下痛稍减，余症同前。上次就诊后患者自行停服降压药，门诊测量血压 142/87mmHg。证治同前，续方加药：天麻加量至 30g，盐杜仲加至 30g，红曲加至 9g，另加虎杖 15g，鬼箭羽 15g。此后一年患者定期复诊，处以上方加减，胸闷逐渐减轻，心绞痛未发。复诊查糖化血红蛋白 6.2%，生化示三酰甘油 3.43mmol/L，高密度脂蛋白 1.16mmol/L，低密度脂蛋白 2.52mmol/L，空腹血糖 7.91mmol/L。

【按语】　患者冠心病合并空腹血糖受损，病邪属"痰瘀搏结"，治以逐痰化瘀，方用瓜蒌薤白半夏汤加三七、黄连、红曲等。靶方通阳开痹逐痰饮，靶药三七活血化瘀。临床上仝小林教授常以莪术、浙贝母、三七三药配伍治疗大血管不通，三药共起破积消坚、化斑通脉的作用。除靶方靶药外，红曲的运用贯穿整个治疗过程，是仝小林教授用药的另一个特色，仝小林教授认为红曲为治疗血脂偏高的靶药，现代药理研究表明红曲具有降脂、降压、降糖的生物活性[11]。

（杨 泽）

参 考 文 献

[1] 胡盛寿，高润霖，刘力生，等. 《中国心血管病报告 2018》概要[J]. 中国循环杂志，2019，34（3）：209-220.

[2] 康健. 内科学[M]. 北京：人民卫生出版社，2012：274-275.

[3] 韩明向，田金洲. 现代中医临床辨病治疗学[M]. 北京：人民卫生出版社，2001：79.

[4] 张兰，李洪雷. 瓜蒌薤白半夏汤治疗胸痹研究进展[J]. 中国中医急症，2019，28（9）：1689-1692.

[5] 李航，李建锋，赵启韬. 瓜蒌薤白半夏汤的心肌保护机制研究进展[J]. 中医药导报，2014，20（15）：39-41.

[6] 黄也，王强，朱晓伟，等. 瓜蒌治疗冠心病的药理作用及研究进展[J]. 中西医结合心血管病电子杂志，2019，7（23）：18.

[7] 乔凤仙，蔡皓，裴科，等. 中药薤白的研究进展[J]. 世界中医药，2016，11（6）：1137-1140.

[8] 黄凤英，高健美，龚其海. 半夏药理作用及其毒性研究进展[J]. 天然产物研究与开发，2020，32（10）：1773-1781.

[9] 高学敏. 中药学[M]. 北京：人民卫生出版社，2000：979-1005.

[10] 朱良春. 朱良春虫类药的应用[M]. 北京：人民卫生出版社，2011：225.

[11] 李雪梅，沈兴海，段震文，等. 红曲生物活性的研究进展[J]. 时珍国医国药，2011，22（12）：2989-2991.

第七章　呼吸系统疾病

第一节　风寒阳虚型过敏性鼻炎

过敏性鼻炎也称变应性鼻炎（allergic rhinitis，AR），是由特应性个体接触变应原，而致由 IgE 介导的炎症介质释放，大量的免疫活性细胞和细胞因子参与，引起的鼻黏膜非感染性慢性炎症反应性疾病[1]，以突然和反复发作的鼻腔瘙痒、喷嚏阵作、流清涕、鼻塞声重等为主要症状。随着大气污染及饮食结构的改变，过敏性鼻炎的患病率正在逐年上升，我国儿童患病率为 4%~31%，成人为 4%~38%[2]。且因其带来多种并发症（哮喘、鼻窦炎、分泌性中耳炎）成为耳鼻喉科及呼吸科的疑难杂症。过敏性鼻炎的治疗主要有环境治疗、药物治疗（激素疗法及免疫疗法）和手术治疗，但其病程长、易反复、过敏原不明确，给患者带来极大的心理压力，严重影响其生活质量。中医药从整体观出发治病求本，经过千百年的临床实践总结出许多针对本病的药物疗法与非药物疗法。许多现代研究证明中医药治疗过敏性疾病具有抗过敏、多靶点的优势。

一、过敏性鼻炎的病因病机

中医学将过敏性鼻炎归属于"鼻鼽"、"鼽水"、"鼽嚏"等范畴。早在《黄帝内经》中，即称之为"鼽嚏"，有"鼽者，鼻出清涕也"及"嚏，鼻中因痒而气作于声也"的记载。《灵枢·口问》中亦有"阳气和利，满于心，出于鼻，故为嚏"。可以看出古代医家已明确指出该病的典型症状，以及"阳气不和"的病机。历代医家在此基础上，结合多年的临床实践，提出本病内因责之于肺、脾、肾三脏功能失调，外因责之于外感风寒湿之气，内外因相互影响而致病。临证虽当辨寒热，但鼻鼽者寒证多而热证少见。病因病机主要有以下两个方面。

（一）风寒伤肺

《灵枢》中有"形寒饮冷则伤肺"的记载，《灵枢·脉度》云"肺气通于鼻"、"肺和则鼻能"，从而"知臭香矣"，巢元方《诸病源候论》则曰"夫津液涕唾……得冷则流溢"，"肺气通于里……冷随气入乘于鼻"，则"故使津液不能自收"。这是继"阳气和利，满于心，出于鼻，故为嚏"的进一步论述。阳气和利而嚏是人体自卫的一种本能反应，人体无论气虚还是气郁均可引起阳气失于和利，最终导致阳气不能达于体表，没有足够的阳气来与外邪抗争，则外邪乘虚而入，阳气不能正常温化水液，津液运行不畅而溢于鼻道，鼻窍脉道不通，脉络瘀阻，从而产生过敏性鼻炎典型的临床症状，所以无论是阳气不足产生的内寒，抑或是外感风寒均可导致鼻腔毛窍痹阻，失于温化，产生过敏性鼻炎的症状。

（二）肾阳不足，温煦失职

肾阳为一身阳气之根本。肾脏虚损，阳气不足，气虚失于摄纳，易致喷嚏频频，清涕不止，正如《素问·宣明五气》曰："肾为欠，为嚏"，且肾阳亏虚，正气不足，易为寒邪所侵，寒湿上犯鼻窍而发为鼻病。过敏性鼻炎的关键病机在于肺肾阳气虚衰。

二、态靶结合话辨治

黏膜免疫系统是人体最强大的保护屏障，过敏性鼻炎的致敏多由基因调控或环境诱导的黏膜免疫调节和耐受机制的变化引起，而黏膜免疫系统与中医药学的"卫气"概念具有一定的相似之处。《灵枢·本脏》曰："卫气者，所以温分肉，充皮肤，肥腠理，司开合者也。"卫气与黏膜免疫系统作为第一道免疫防线，都具备防御外邪，监督识别有害病原微生物，维持黏膜内稳态的特点。过敏性鼻炎是因先天禀赋不足，卫气虚弱，加上外感风寒湿邪侵袭，痹阻腠理皮毛而发病；且部分过敏性鼻炎患者在经过激素治疗后，阴阳失衡，出现肾阳不足的证候。仝小林教授基于多年的临床实践，在新病机十九条中提出"诸疹痒喘，嚏涕窍塞，皆属于敏"的学说。他提出卫表虚弱，抗邪无力是过敏性疾病发生的病理基础，以鼻黏膜为代表的黏膜是过敏性疾病的主要病变部位，是机体之藩篱，属"卫表"，过敏性疾病发生的核心病机是先天禀赋异常加之肺、脾、肾三脏的功能失调[3-4]。仝教授基于此指出"和邪正可求平安"，通过运用广义"和法"来调和邪正关系。如针对正邪相当、免疫亢进的过敏，运用桂枝汤类方调和营卫，使得营卫和合，汗孔开泄，透邪外出；运用柴胡汤类方，启动少阳枢机，汗下同调，邪去而正安。还有诸如针对太少合病的麻黄附子细辛汤，针对表寒内热的麻杏石甘汤，针对火郁的桑菊饮、凉膈散、升阳散火汤、升阳益胃汤，针对寒热痞结的泻心汤类方等，均属"和法"范畴。下文结合仝小林教授的"态靶辨治"理论浅谈风寒阳虚型过敏性鼻炎的辨治思路。

（一）经方新用，调内外之态

麻黄附子细辛汤是《伤寒论》中主治太少两感的主方，临床紧扣病机，灵活化裁，扩大了其应用范围，常用于呼吸系统疾病如过敏性哮喘，免疫系统疾病如干燥综合征，耳鼻喉科疾病如过敏性鼻炎等。正如清代徐灵胎所说"少阴病三字所赅者广"。选用本方治疗风寒阳虚型过敏性鼻炎患者，麻黄与细辛外散风寒邪气可调寒之态。另外《本草纲目》将麻黄喻为"肺经专药"，其能"去皮毛气分寒邪，以泄表实"。《吴佩衡医案》中提到"细辛温散三阴经之风寒湿三邪，通关节利九窍，治鼻塞不通（鼻膜炎久治不愈）等等"。二者可解决遇风作嚏、鼻流清涕、鼻塞鼻痒等症靶。附子温肾之阳气，可调阳虚之态，其配伍麻黄，发中有补，可针对畏寒肢冷、四肢不温等症靶[5]。虽然全方仅3味药，但作用贯穿于过敏性鼻炎外感风寒、内伤肾阳的核心病机，能够整体调整患者的虚寒状态，解决诸多症靶。

（二）药理回归，定病症之靶

现代药理研究表明，麻黄附子细辛汤具有良好的免疫调节作用，对大鼠实验性过敏性鼻炎有抑制作用[6]，并且能减少豚鼠喷嚏和流涕（口鼻周围分泌物）症状，对白细胞介素-4具有抑制作用，从而产生良好的抗炎效果[7]；故麻黄附子细辛汤可从调节免疫等角度解决过敏性鼻炎喷嚏、流涕等症靶。

鹅不食草，其味辛，性温，归肺经，具有发散风寒、通鼻窍、止咳的功效。现代药理研究表明鹅不食草的主要有效成分是挥发油，而挥发油是抗炎的主要成分，对炎症组织有明显的保护作用，对炎症介质具有抑制作用[8]，且能明显降低炎症组织中组胺的含量，具有抗过敏的效果[9]，故其抗炎、抗过敏、调节免疫的多重作用能够改善组织毛细血管的通透性，缓解黏膜水肿和充血[10]。辛夷具有局部收敛、刺激和麻醉作用，能够保护黏膜表面，改善局部血液循环，促进分泌物的吸收[11]。

三、病 案 举 隅

张某，女，35岁。初诊，主诉：鼻痒嚏涕反复发作10余年，加重1月余。患者鼻痒嚏涕频作，遇冷及稍劳累后发作，间断使用开瑞坦及激素药物效果欠佳。刻下症：鼻痒，遇冷作嚏，鼻流清涕，怕冷怕风，大便质稀，日2~3次，夜尿2~3次。舌淡胖边有齿痕，苔薄白，脉沉弦细。

西医诊断　过敏性鼻炎。

中医诊断　鼻渊　风寒阳虚。

治法　温阳散寒。

处方　麻黄附子细辛汤加减。

麻黄6g，附片（黑顺片）12g（先煎2小时），细辛3g，炮姜9g，鹅不食草15g，辛夷15g（包煎），蝉蜕6g，桂枝30g，黄芪30g，防风9g，麸炒白术15g，茯苓30g，甘草片9g，鹿角霜30g（先煎），菟丝子30g。

14付，日1剂，水煎服，早晚分服。

二诊　鼻痒流涕好转，发作次数减少，怕冷减轻，白天汗出较多，怕风。

处方　麻黄附子细辛汤加减。

麻黄6g，附片（黑顺片）12g（先煎2小时），细辛3g，炮姜9g，鹅不食草15g，辛夷15g（包煎），蝉蜕6g，桂枝30g，黄芪30g，防风9g，麸炒白术15g，茯苓30g，甘草片9g，煅龙骨30g，煅牡蛎30g。

14剂，水煎服，早晚分服。

1个月后随访，鼻痒嚏涕症状发作次数明显减少，汗出减轻，少许怕冷，间隔一段时间自行抓药服用，无其他不适。

【按语】　本患者病史在10年以上，反复发作，外感风寒后症状加重，日久伤及阳气，导致阳气渐虚，畏寒甚。仝小林教授首先以麻黄附子细辛汤调整其内有阳虚、外受风寒的虚寒态；并且以辛夷、鹅不食草为专攻遇风作嚏、鼻流清涕、鼻塞鼻痒的症靶药；辅以黄芪益气固表，白术燥脾、茯苓渗湿，二药相伍流转中气，上助驱散风寒，下助后天滋养先天；再以鹿角霜、菟丝子温补肾阳调患者内虚之态。全方以麻黄附子细辛汤为核心，调虚寒之态，打诸症靶，疗效显著。

（赵晓华　顾成娟）

第二节　寒凝肺络型咳嗽变异性哮喘

咳嗽变异性哮喘（CVA）又称过敏性咳嗽，主要表现为刺激性干咳，咳嗽比较剧烈，是一种潜在隐匿性哮喘。CVA 的病理生理变化与哮喘（CA）相似，CVA 不仅具有气道炎症及气道高反应性的特征，还有气道重塑的特点，发病机制上，典型哮喘患者与 CVA 组比较，同样存在支气管基底膜增厚，只是在程度上有所差别。研究显示，CVA 占成人慢性咳嗽的 14%～28%[12]，在基层具有普遍的误诊率，易误诊为上呼吸道感染、急性支气管炎，而经验性给予抗生素治疗，在我国抗生素已经大量滥用的大环境下，进一步导致病原微生物耐药性变异，由于长期的气道高反应状态（BRH），转变成慢性肺病的风险增加。目前西医对于 CVA 的治疗以给予吸入性糖皮质激素及 β 受体激动剂为主，药物费用高昂，且依赖性强，很多患者停药后即复发，越来越多的哮喘患者寻求中医治"本"的方法，以期改善全身状态，调节体质，改善生活质量。

一、咳嗽变异性哮喘的病因病机

CVA 临床表现属中医学"咳嗽"、"哮病"范畴，《素问·宣明五气》有云"五气所病……肺为咳"，指出咳嗽病证的病位在肺。《素问·咳论》指出咳嗽系由"五脏六腑皆令人咳，非独肺也"、"皮毛先受邪气，邪气以从其合也"、五脏六腑之咳"皆聚于胃，关于肺"。汉代张仲景《金匮要略·肺痿肺痈咳嗽上气病脉证治》曰："咳而上气，喉中水鸡声，射干麻黄汤主之。"明确了哮病的特征及治疗。后世医家认为本病的病因病机为痰伏于肺，遇诱因引动而触发，致痰阻气道，肺气宣降失常，如《症因脉治·哮病》指出："哮病之因，痰饮留伏，结成窠臼，潜伏于内，偶有七情之犯，饮食之伤，或外有时令之风寒束其肌表，则哮喘之症作矣。"综其病因无外乎以下几点：①外感风寒、风热之邪，治不得时，未由表而出，转而内陷于肺，或吸入花粉、动物毛发、粉尘等类诱发，邪蕴于肺，壅阻气道，肺不布津，聚液生痰而致哮；②饮食不节，过食生冷油腻，耗损中阳，寒湿内停，或嗜食肥甘，膏粱厚味，积热成痰；③禀赋不足，幼年外邪侵肺，肺气受损，津液输布失常，痰饮内生。

仝小林教授认为现代人生活节奏较快，作息失常，日久精气耗损，脏腑经络气血失充，正气不足；加之物质丰富，饮食不知节制，嗜食肥甘厚味，致脾胃受累，中土损而湿浊生，内舍于血脉、脏腑，形成脏腑痹证。痹者，诸脉不畅，内邪丛生，多有疑难怪症。《素问·痹论》云："五脏皆有合，病久而不去者，内舍于其合也。故骨痹不已，复感于邪，内舍于肾；筋痹不已，复感于邪，内舍于肝……皮痹不已，复感于邪，内舍于肺。"仝小林教授在《黄帝内经》痹证基础上，提出"脏腑风湿"的概念，认为脏腑功能不足为发病的内因，所谓"正气存内，邪不可干，邪之所凑，其气必虚"，外邪为始动因素，痰、湿、瘀盘踞脏腑，胶着混杂而成痼疾难去，其发病或过时发病，或遇外邪反复发作。这恰恰契合了古人对于哮病的理论认识。下文结合仝小林教授的"态靶辨治"理论浅谈寒凝肺络型 CVA 的辨治思路。

二、态靶结合话辨治

单纯 CVA 发作，多只有咳嗽，无痰或少量白痰，基本病理变化与哮喘类似，主要为气道炎症、气道重构及其导致的气道高反应性。气道炎症细胞、细胞因子以及炎症介质的相互作用为启动因素，气道重构及高反应性是气管痉挛的生理、病理基础。炎症细胞及相关炎症介质所产生的炎症渗出多为无菌性的，痰液多见质稀色白，根据中医理论，此多为寒，炎症因子导致气管痉挛，体现了肺络凝结并失去宣发肃降功能的态势，因此根据态靶结合的理论思想，可以认为此属"寒"态，当以射干麻黄汤宣肺散寒，化痰平喘。

（一）射干麻黄调寒郁

射干麻黄汤出于《金匮要略》，主治痰饮郁结，肺气上逆，以致肺气不宣，咳痰不利，喉中有水鸡声之证。方中用麻黄宣肺气，射干开痰结，细辛、半夏、紫菀、款冬花除痰下气，五味子收敛肺气，并用生姜温散水气，行散寒平喘之功。

方中麻黄味辛性温而质轻，辛能发散，温可祛寒，《神农本草经》载"主中风，伤寒头痛……发表出汗"，善散风寒，疏腠理，透毛窍，是治疗风寒证之要药。现代药理研究显示其有效成分麻黄碱具有平喘镇咳、解除支气管痉挛的作用[13]。射干别名扁竹、乌扇，其性本苦寒，但长于祛痰，故佐以诸多温性药物可去性存用，专攻痰结；另用辛温之品细辛辛香走窜，外可祛风散寒，内可温肺化痰饮；半夏辛温，入肺、脾、胃三经，善燥湿而化痰浊；紫菀苦甘微温，温而不热，润而不燥，开泄肺郁而利气化，定咳降逆；款冬花气味辛温，有邪可散，散而不泄，无邪可润，润而不寒，润肺化痰止咳是其所长，新久咳嗽皆可治。以上温药乃取义《金匮要略·痰饮咳嗽病脉证并治》之"病痰饮者，当以温药和之"。再佐五味子之酸，以补不足，收敛肺气；生姜增强温散水气之力；大枣补中扶正，以防祛邪伤正。

在动物实验中，射干麻黄汤可降低痰液黏度，增加气管纤毛运动，对哮喘祛痰作用明显[14]，并可以诱导哮喘气道内嗜酸性粒细胞的凋亡，降低嗜酸性粒细胞阳离子蛋白（ECP）水平，减少血管炎症的渗出，降低气道炎症，调节哮喘 Th1/Th2 失衡，改善气道高反应性[15-17]。此外，本方可通过抑制哮喘大鼠的 TNF-α、IL-17 质量浓度达到抑制炎症的目的[18]。射干麻黄汤还具有抑制气道壁增厚的作用，从而延缓气道重塑的进程，这可能是其治疗支气管哮喘的机制之一[19]。综上所述，射干麻黄汤治疗寒凝肺络之哮喘、咳嗽、咳痰具有明确的作用，因此以之为纠其"寒"态、打其症靶之主方。

（二）二子前胡定喘咳

CVA 的发作总归正气不足，伏痰为患，气失肃降，咳逆于上，全小林教授常用紫苏子、葶苈子、前胡为症靶药以获祛痰、止咳之功。

紫苏子：降气化痰，止咳平喘，润肠通便。主治痰涎壅盛，气逆喘咳，肠燥便秘。紫苏子辛温而不燥，质润下降，善利膈下气，有消痰定喘之功。苏子既能止咳平喘，又能祛痰，作用全面，药性温和。紫苏子的水提物、醇提物、醚提物均有一定的镇咳作用，炒紫苏子醚提物镇咳作用最好。炒紫苏子提取物的平喘效果与氨茶碱的平喘效果相当。其可能是通过抑制过敏介质的致敏作用来发挥平喘效应的[20]。

葶苈子：泻肺平喘，行水消肿。用于痰涎壅肺，喘咳痰多，胸胁胀满，不得平卧，胸腹水肿，小便不利诸症。本品苦降辛散，其性寒凉，性偏沉降，功专泻肺气之实，泻肺、消痰、平喘之功效显著，常用于咳喘胸闷不得卧者，如葶苈大枣泻肺汤。研究表明，芥子苷为其止咳有效成分，葶苈子炒后芥子苷含量较生品明显升高；而其酶解产物芥子油具有辛辣味和刺激性，炒后能破坏酶以防在体外酶解生成芥子油而减少刺激性[21]。

前胡：降气化痰，宣散风热。前胡辛散苦降，善降肺气而祛痰涎。性阴而降，专攻下气，适用于痰浊壅肺，肺气不降，痰稠不爽，喘满胸痞。前胡首先是祛肺窍之痰，肺窍之痰少了有利于肺气宣发，减轻痰阻肺窍而引起的肺气不能肃降的咳喘。痰的产生多源于血管通透性改变继发炎性渗出，而现代研究显示，紫花前胡苷具有抗过敏性哮喘鼠气道炎症反应作用[22]。同时前胡针对支气管收缩的病理改变具有平喘作用，如白花前胡提取物能够抑制乙酰胆碱及 KCl 引起的家兔气管平滑肌收缩，具有较强的平喘作用[23]；动物实验研究中提取的白花前胡丙素对小鼠实验性咳嗽有一定的镇咳作用，同时具有祛痰作用；而前胡蜜炙后润肺、止咳、化痰作用较生品略有增强[24]。

CVA 的发作以痰、咳喘为核心，以上药物，均可降气以平喘、祛痰以止咳，双重"打靶"，其中葶苈子平喘力大，前胡祛痰为强，苏子性平两者兼顾。

三、病 案 举 隅

余某，女，33 岁。初诊，主诉：咳嗽 1 年余。现病史：患者 1 年前外感风寒后出现咳嗽，活动后稍气喘，夜间明显，曾予止咳平喘西药后好转，现吸入布地奈德福莫特罗，因病情多有症状反复求诊。刻下症：咳嗽，遇冷加重，夜间明显，咯白痰，难咯出，咳甚动则稍有气喘，时有鼻塞，流清涕，纳可，因咳致眠欠佳，深度睡眠 3～4 小时，平素乏力，懒言少动，周身困重。查体：双肺呼吸音清，未闻及干湿啰音，咽充血（+），舌淡红，苔薄白，脉滑。既往辅助检查：肺功能未见异常，支气管激发试验阳性，一氧化氮呼气试验正常，胸片示左上肺少许条索状纤维灶。

西医诊断　咳嗽变异性哮喘。

中医诊断　咳嗽　寒凝肺络。

治法　温肺散寒，化痰止咳。

处方　射干麻黄汤加减。

麻黄 9g，射干 6g，细辛 3g，紫菀 9g，款冬花 12g，五味子 6g，法半夏 6g，紫苏子 9g，前胡 9g，百部 9g，葶苈子 6g，苍耳 6g，羌活 9g，生姜 3 片，大枣 3 枚。

7 付，日 1 剂，水煎服，早晚分服。

患者 7 日后复诊　咳嗽减轻 50%，痰量减少 30%，易咳出，气喘无明显发作，鼻塞缓解，偶有流涕，夜咳减少而睡眠改善，深度睡眠可达 6 小时，精神转佳，周身稍轻。上方加党参 10g，白术 15g，去苍耳、葶苈子，羌活减为 6g。

2 周后复诊　咳嗽减轻 80%，痰量减少 80%，无鼻塞流涕，夜咳偶有，自觉身轻，愿意主动户外锻炼。酌减麻黄为 6g，去射干、羌活、紫苏子、百部、细辛，继服上方 2 周，复诊偶有咳嗽，无痰，神清气爽，活动交流自如。

【按语】　患者 1 年前感于外寒，内舍于肺，肺失肃降则痰浊内生，寒痰胶着，肺络凝滞，遇冷则引动伏痰，肺络收引，宣发无力，难以咯痰外出，动则气不足息而微喘，外有寒湿而时有鼻塞、流清涕，寒痰伤及阳气，故懒言少动，周身困重，舌淡红，苔薄白，脉滑均为寒痰阻肺之征象。

患者苦于久咳，因内有寒、痰，皆为阴邪，痰为湿聚，更缠绵难愈，此为病之态，故以射干麻黄汤宣肺散寒、止咳平喘，针对核心病机，以纠正肺脏失调之寒态，咳嗽为症靶，故加前胡、苏子、葶苈子，以下气止咳、祛痰利水使痰祛咳止，精准打靶，正是态靶辨治模式在临床中的具体应用。另患者时有鼻塞、流涕，此为外有寒气，故加羌活、苍耳以祛寒通窍，服药 7 剂后患者咳嗽大减，鼻塞、流涕缓解，外寒已祛，精神转佳，所谓脾胃为生痰之源，故二诊加党参、白术以益气健脾化痰，以培土生金，患者病情已趋于稳定，中病即止，故减去峻烈之品。三诊时患者几无咳嗽，嘱其调养之法，所谓上医治未病，以防复发。

（李　培）

参 考 文 献

[1] Settipane R A, Schwindt C. Allergic rhinitis[J]. American Journal of Rhinology & Allergy, 2013, 27（3_suppl）: S52-S55.

[2] Zhang Y, Zhang L. Prevalence of allergic rhinitis in China[J]. Allergy, Asthma & Immunology Research, 2014, 6（2）: 105-113.

[3] 仝小林，刘文科. 论过敏性疾病的中医药治疗[J]. 上海中医药大学学报，2011，25（5）: 8-10.

[4] 仝小林，刘文科，李修洋. 和法在过敏性疾病临床治疗中的应用[J]. 中国中医药信息杂志，2010，17（8）: 85-86.

[5] 逄冰，赵锡艳，彭智平，等. 仝小林教授以经方治疗过敏性鼻炎经验[J]. 吉林中医药，2012，32（12）: 1201-1203.

[6] 王树鹏. 麻黄细辛附子汤对变应性鼻炎大鼠行为学和红细胞 C3b 受体及红细胞免疫复合物花环率的影响[J]. 中药药理与临床，2008，24（5）: 10-12.

[7] 闫军堂，王雪茜，刘敏，等. 麻黄附子细辛汤的方证要义与临床应用[J]. 中医杂志，2015，56（13）: 1149-1153.

[8] 冉茂莲，何文生，梁天娇，等. 鹅不食草的研究进展[N]. 中南药学，2019，11：1874-1879.

[9] 余洪猛，文三立，刘志刚，等. 鹅不食草治疗过敏性鼻炎的实验研究[J]. 中国中西医结合耳鼻咽喉科杂

志，2001，9（5）：220-224.

[10] 何珍，张滟，韩宇. 加减辛夷苍耳子散联合盐酸西替利嗪治疗过敏性鼻炎的临床研究[J]. 世界中西医结合杂志，2018，13（7）：953-956.

[11] 朱雄伟，杨晋凯，胡道伟. 辛夷成分及其药理应用研究综述[J]. 海峡药学，2002，14（5）：5-7.

[12] 赖克方，陈如冲，刘春丽，等. 不明原因慢性咳嗽的病因分布及诊断程序的建立[J]. 中华结核和呼吸杂志，2006，29（2）：96-99.

[13] 姚琳，邓康颖，罗佳波. 麻黄总生物碱与麻黄碱镇咳平喘作用比较研究[J]. 中药药理与临床，2008，24（2）：18-19.

[14] 赵丽芸，单丽囡，何建茹. 射干麻黄汤对哮喘祛痰作用的动物实验研究[J]. 中国中医急症，2011，20（8）：1269，1298.

[15] 林永廉，林求诚. 射干麻黄汤对实验性哮喘豚鼠嗜酸性粒细胞凋亡的影响[J]. 实用中医药杂志，2007，23（1）：3-5.

[16] 罗光伟，孙洁民，陈菁. 射干麻黄汤对哮喘豚鼠气道 ECP 和嗜酸性粒细胞凋亡的影响[J]. 中国中医急症，2006，15（6）：639-640.

[17] 赵红，王长海，魏亚强. 射干麻黄汤对哮喘大鼠气道炎症及外周血 Th1/Th2 平衡的影响[J]. 中国中医急症，2010，19（3）：466-468.

[18] 曹珲. 射干麻黄汤对哮喘大鼠气道重塑及 TNF-α、IL-17 的影响[J]. 吉林中医药，2013，33（12）：1258-1260.

[19] 刘鑫，邹中兰，梅全慧，等. 射干麻黄汤对慢性哮喘大鼠缺氧诱导因子-1α、血管内皮生长因子表达及气道重塑的影响[J]. 中国实验方剂学杂志，2012，18（8）：190-195.

[20] 王永奇，邢福有，刘凡亮，等. 紫苏子镇咳、祛痰、平喘作用的药理研究[J]. 中南药学，2003，1（3）：135-138.

[21] 刘波，张华. 葶苈子炮制前后芥子甙的含量比较[J]. 中成药，1990，12（7）：19.

[22] 熊友谊，时维静，俞浩，等. 紫花前胡苷抑制哮喘小鼠气道炎性反应和 NF-κB 信号传导通路[J]. 基础医学与临床，2014，34（5）：690-694.

[23] 关福兰，金万宝，章新华，等. 白花前胡甲素对高钾、乙酰胆碱预收缩的离体家兔气管平滑肌的作用[J]. 中国医科大学学报，1994，23（6）：549-552.

[24] 张村，殷小杰，李丽，等. 白花前胡蜜炙前后的药效学比较研究[J]. 中国实验方剂学杂志，2010，16（15）：146-148.

第八章　消化系统疾病

第一节　脾胃虚寒型神经性厌食症

神经性厌食症（anorexia nervosa，AN）是一种由心理因素引起的慢性进食障碍，好发于青少年女性，常伴有营养不良、体重减轻及下丘脑-垂体-卵巢轴（hypothalamic-pituitary-ovarian axis，HPO）功能的紊乱，现代心身医学认为，患者可能是在有或无外界因素的作用下，产生了一种体形感知障碍，其导致的病理性自体肥胖信念占据并主导了患者的意识思维，使得患者可以不惜一切手段以达到减肥的目的，甚至在极度消瘦时仍不能改变这种对肥胖的病理性恐惧和继续实施这种自我破坏性的离奇行为。流行病学调查研究显示，女性神经性厌食症的终身患病率从狭义的 0.5% 到广义的 3.7% 不等，死亡率为 4%～10%[1]。由于本病病因复杂，发病机制尚不明确，现代医学治疗本病仍缺乏特效方法，常选用营养支持、心理干预及药物疗法，但部分患者疗效仍不理想。因此不少患者会求助于中医治疗。下文结合笔者的"态靶辨治"理论浅谈脾胃虚寒型神经性厌食症的辨治思路。

一、神经性厌食症虚态的病因病机

神经性厌食症属于一种身心疾病，而中医很早就对心理因素致病有了一定认识。早在先秦时期祖国医学便产生了"形神合一"的理论基础，《素问·移精变气论》云："得神者昌，失神者亡。"即是指明了神对形起着主宰作用；又如明代医家张景岳所言"无形则神无以生，无神则形无以活"、"形神俱备，乃为全体"则是对形神之间依存关系的高度概括，因此可以说神经性厌食症属于中医的"形神皆病"。由于传统中医尚无与神经性厌食症对应的病名，根据本病临床表现，很多学者将其归属于"不食"、"百合病"、"虚劳"等范畴。对其病因病机的认识，不同医家各有侧重，但都强调情志不遂的发病原因，《丹溪心法》云："一有怫郁，诸病生焉。故人身诸病，多生于郁。"患者由于对自身体型不满产生自卑心理，长期心情抑郁，肝气难以疏泄，郁结于内，横逆犯胃，胃失和降故导致反复恶心、呕吐；木郁克伐脾土，脾失健运、脾气亏虚，气血生化乏源，故见厌食、消瘦、神疲乏力、面色萎黄；病至后期，患者身体枯槁，久病及肾，脾肾阳虚，无以温煦，故见患者淡漠寡欢，面色无华，形寒肢冷，闭经。因此临床常见有肝郁气滞、肝脾不调、脾胃虚寒、脾肾亏虚等诸多证型。

二、态靶结合话辨治

神经性厌食症，发病以情志不畅、肝气郁结、克伐脾土为主，治本当以疏肝解郁、健脾和胃，但由于大部分患者求助中医时发病已久，脾胃长期不能得到水谷充养，运化作用减退，气血阴阳俱虚，其中又以脾胃阳虚为著，故在临床上，疾病后期当以脾胃虚寒、脾失健运为核心病机。所谓"中央健则四旁通"，有效地恢复脾胃运化功能，增加患者食欲，恢复患者体重便显得尤为重要。在此基础上再兼顾发病与心理情绪因素的相关性，针对患者抑郁状态进行治疗。

（一）调整脾胃虚寒态，益气健脾运中州

患者厌食日久，脾胃无以运化，逐渐衰弱，气血生化乏源，常表现为肢体消瘦、面色萎黄，胃失和降则食后恶心呕吐，女性患者日久虚寒内生则四肢不温甚至闭经。故调理脾胃当属第一要义。治当以补中益气、健脾和胃之法，方选补中益气汤。本方出自李东垣的《脾胃论》，他强调"脾胃之气既伤，而诸病之所由生也"，认为脾胃损伤导致阳气升发不足，机体功能障碍则诸病皆生，补中益气汤即为脾胃虚弱、中气下陷所设，方中黄芪为君，补中益气、升阳固表，党参、炙甘草、白术为臣，甘温益气，补益脾胃；当归补血和营、陈皮行气助运，柴胡和升麻为使，协助参、芪提升阳气。现代药理研究表明，补中益气汤对胃肠动力有双向调节作用，调节消化液分泌及小肠吸收功能，保护胃黏膜，调节肠道菌群[2]，可谓脾胃虚寒型神经性厌食症虚态的"态靶同调"方。

（二）调整情志之寒态，二仙温阳散阴霾

神经性厌食症的产生本就与患者自卑、焦虑、抑郁等不良情绪和异常心理状态有关，加之长期饱受厌食症的困扰，许多患者会出现情绪低落、冷漠，甚至对生活失去信心的抑郁状态，同时由于脾胃虚寒日久，损及肾阳故而会有怕冷、脱发、经闭、记忆减退等症状，较之传统的疏肝解郁疗法，笔者认为治疗这种阳气不足、脏腑功能减退引起的晦暗、阴沉的抑郁状态首当扶阳[3]，正如张介宾所言，"天之大宝，只此一丸红日；人之大宝，只此一息真阳"，日照当空，阴霾自散。因此治疗时，常选用仙茅、淫羊藿二药相伍，温肾益精，平衡阴阳；同时还可调整神经性厌食症引起的内分泌生殖功能紊乱。

（三）胃肠动力打靶药，大黄、枳、朴、槟榔添

神经性厌食症患者除进食困难外还常伴有便秘；宿便无法排出，新食自难通降。因此如何有效地增加胃肠道的蠕动，促进饮食物消化排出便十分关键。仝小林教授通过吸收中药现代药理研究成果并总结多年临床经验，提出"胃肠动力靶药"。枳实性苦、辛、酸、温，归脾、胃经，常用于积滞内停、痞满胀痛；现代药理研究发现枳实可以使胃底平滑肌张力明显升高，促进胃动力，加速胃排空[4]，被认为是胃动力"靶药"；厚朴、槟榔常被用于消积导滞，研究发现厚朴不仅可以抗抑郁，还可以促进小肠推进率[5]，槟榔煎液能够促进小鼠胃肠平滑肌的蠕动振幅，促使胃肠运动趋向正常化[6]，故选做小肠动力"靶药"；大黄苦

寒，归脾、胃、大肠、肝、心包经，常用于治疗实热便秘，《神农本草经》中言其具有"荡涤肠胃，推陈致新，通利水谷，调中化食"的功效，现代药理研究认为大黄的有效成分结合型蒽苷可不经小肠吸收直接到达大肠，促进大肠蠕动而发挥泻下作用，因此大黄可作为大肠动力"靶药"。临床上胃肠动力靶药可根据情况适当配伍，共同治疗厌食症患者常见的胃胀、腹胀、便秘等症状。

三、病 案 举 隅

患者，女，14岁。初诊，主诉：厌食伴消瘦、便秘1年余。患者1年前因担忧体形发胖而节食，而后逐渐出现厌食，体形消瘦，伴腹胀、呕吐、便秘，口服排便药可改善，于多家医院中、西医接诊，厌食、腹胀未见改善，便秘用开塞露可排便，近1年体重下降15kg。刻下症：不欲饮水、进食，纳食极少，周身乏力，腹胀明显，夜间加重，大便需用开塞露，便初如羊粪。性格急躁易怒，思虑重，入睡困难，眠浅，醒后难入眠，夜尿2次，畏寒甚，无汗，注意力不集中。11岁初潮，停经1年余，发病前月经正常。体格检查：身高165cm，体重33kg，BMI 12.12kg/m^2，血压110/56mmHg。舌嫩，底滞，苔淡黄少苔，脉沉细。精神萎靡，营养差，身体重度消瘦，面色白，唇色淡，腹部胀大如鼓，触之软，无包块。胃肠镜示浅表性胃炎伴出血，胃角红斑；结直肠黏膜未见异常。当地医院血常规检查示血红蛋白（HGB）108g/L。

西医诊断 神经性厌食、重度营养不良。

中医诊断 厌食 脾胃虚寒。

治法 温阳散寒，健脾益气。

处方 补中益气汤合二仙汤加减。

仙茅15g，淫羊藿15g，干姜30g，生黄芪45g，炒白术9g，炒枳实15g，姜厚朴15g，火麻仁60g。

28剂，日1剂，水煎服。每服药兑入蜂蜜2勺，不拘于时，少量频服，若服药时出现恶心呕吐，先暂停后再续服。

二诊 体重未再减轻，腹胀改善，饭量稍有增加，仍无便意。遂在原方基础上加用肉苁蓉60g，锁阳30g，当归15g，制首乌15g，生大黄9g。

三诊 腹胀减轻50%，大便1～2次/日，饭量少量增加，以流质饮食为主，脾气急躁好转，乏力及手足凉均较前好转。血常规检查：血红蛋白（HGB）112g/L；血压84/56mmHg。舌偏红偏嫩，苔较前增多，脉弦细数。前方去生大黄，增大生黄芪剂量为60g，炒白术剂量为15g，当归剂量为30g，仙茅、淫羊藿剂量各30g，加石斛和玉竹各30g，焦三仙各9g。

患者服药至五诊时体重增至38kg，脾气急躁消失、怕冷减轻；服至八诊时体重增至42.7kg，纳眠正常，唯月经尚未恢复，于前方中加入桃仁15g，红参9g；继续按时复诊调理，至十一诊时，体重至59kg，BMI 21.41kg/m^2。患者饮食正常，心情佳，恢复上学，大便质正常，日1～2次，小便调，色黄，偶腹胀。月经量正常，色鲜红，经期3天，无血块，无痛经。舌红，苔薄白，脉略滑。复查：血红蛋白（HGB）122g/L。

处方 小半夏汤加减。

清半夏 15g，茯苓 45g，生姜 30g，生白术 30g，炙甘草 15g，姜厚朴 30g，炒枳实 30g，生槟榔 15g，生大黄 15g（自行控制用量）。

随访患者服药后病情稳定，已停止服药。

【按语】　患者以长期厌食、消瘦、便秘、情志异常为主要表现，曾就诊过多家三甲医院，神经性厌食症诊断明确。由于患者病程已达 1 年余，长期情志不舒，厌食抑郁，损伤脾胃，脾失运化则见纳差；胃失和降故见呕吐、便秘、腹胀，累及肾阳，无以温煦故见畏寒明显，结合舌脉，辨证为脾胃虚寒，虚证为主，治疗核心当补益中气、温阳运脾。采用态靶结合辨治，针对脾胃虚寒态即选用补中益气汤，保留其中补脾益气的黄芪、白术并加用干姜温补脾阳，去除升阳之柴胡、升麻，由于脾胃力量尚弱，恐虚不耐补，遂药量较小，且暂去当归、人参。同时针对患者情绪抑郁，选用温阳散霾的二仙汤，最后加用胃肠动力的靶药——厚朴、枳实，此处考虑患者体质尚虚不宜妄投生大黄峻下，因此初诊时通便选用火麻仁，以其性平，味甘；归脾、胃、大肠经，可润燥通便、补虚，笔者常以之配伍肉苁蓉、当归治疗老年性便秘。服法加用蜂蜜一方面改善口感，一方面增加药物在体内停留时间，且因患者平素恶心呕吐故选择少量频服。二诊见患者食量见增，仍大便难下，遂用生大黄泻下打靶，并加用锁阳、肉苁蓉等温肾益精，润肠通便。三诊时见患者各项功能都有改善，故效不更方，加大剂量，乘胜追击，并加用玉竹、石斛补胃阴以助运化。后期患者厌食症状已大减，治疗重心向进一步补益气血，调理冲任，恢复月经，遂加用桃仁、红参等品，后天气血充足，自然肾精得以滋养，月经应时而下。患者治疗经过 10 个月的时间，补中益气汤配合二仙汤全程调态，围绕中焦脾胃虚寒态调理，全程黄芪总量多达 660g，仙茅、淫羊藿各自也用达 160g，大黄单次用量可至 15g，可谓非重剂无以起沉疴，其间枳实、厚朴、槟榔一类药物亦贯穿治疗，共同调节胃肠动力。本例病案全程态靶同调，病证结合，因此取得了显著疗效，患者体重指数从 12.12kg/m^2 增至 21.41kg/m^2，体重增加了 22kg，且已恢复身心健康开始继续正常学习和生活。

（丁齐又）

第二节　脾胃虚寒型胃痉挛

随着人们生活方式的改变，如空调冷气的过度使用、冷饮盛行等，使得风寒袭表、寒邪直中脾胃的机会大大增加，寒邪日久，损伤人体脾胃阳气，由此诱发的脾胃虚寒型胃痉挛的发病率逐年攀升。胃痉挛主要表现为上腹突发剧痛，痛如刀割、呕吐或不规则隐痛，喜温喜按，嘈杂吞酸，甚则颜面苍白、手足厥冷、冷汗直流，乃至不省人事等。目前治疗主要使用解除平滑肌痉挛药物以消除病因，提高胃黏膜的自我修复，愈合溃疡，消除症状为主。但治疗后胃痉挛复发率高，并不能完全改善患者的生活质量，痉挛解除，疼痛消失，但原有胃部疾病可能仍然存在。下文结合笔者的"态靶辨治"理论浅谈脾胃虚寒型胃痉挛的辨治思路。

一、胃痉挛的病因病机

胃痉挛属于中医学"胃脘痛"范畴，亦有形容为"心口痛"、"真心痛"，病位在胃，与肝、脾关系密切，主要病因以外邪犯胃、饮食伤胃、情志失调和劳逸失节所伤，或因药物损伤，或素体脾虚为主，基本病机为"不通则痛"和"不荣则痛"。胃为阳土，喜润恶燥，为五脏六腑之大源，主受纳腐熟水谷，其气以和降为顺，不宜郁滞。寒邪、饮食伤胃等皆可引起中焦气机阻滞，胃失和降而发生胃脘痛，则为"不通则痛"；或禀赋不足，加之后天失养，脾气虚弱；或脾阳不足，寒自内生，则为"不荣则痛"。

二、态靶结合话辨治

中医药治疗本病主要从祛寒邪、扶胃气、解痉挛入手，不仅能够明显地缓解胃脘冷痛的"靶"症状，还能够逆转虚寒"态"，以达到扶正固本、标本同治的效果。脾胃虚寒型胃痉挛平素可见胃痛隐隐，绵绵不休，喜温喜按，得食则缓，劳累或受凉后发作或加重，若进食生冷，极易引起胃痉挛，此时患者以拳重按腹部来缓解疼痛。同时，腹直肌亦发生挛急，或伴有恶心、呕吐，甚则颜面苍白、手足厥冷、冷汗直流，乃至不省人事。胃痉挛性腹痛特指胃部无明显器质性病变，以胃壁平滑肌的过度收缩为主所引起的以上腹痛为主要特征的一种消化道疾病，当胃壁呈强烈痉挛性收缩时则出现剧烈腹部绞痛。运用态靶结合思想，得出"虚"和"寒"为此类胃痉挛的态，暨"宏观定态"；胃痉挛以胃平滑肌痉挛而引起，明确致病因素，暨"微观定靶"。

（一）黄芪建中散寒气，缓急止痛态靶调

黄芪建中汤，是治疗虚寒性胃痛之特效方。辨证要点：胃怕冷、胃痛。热性体质而贪冷饮者，患此症尤多。因而在使用时，当可唯症是从，即使患者体形肥胖，舌苔黄厚腻，看似以湿热为主，仍可使用此方。黄芪建中汤于小建中汤内加黄芪，增强益气建中之力，使阳生阴长，诸虚不足之证自除。该方中以黄芪补益脾胃，益气生血，增强益气建中之力，为君药；白芍养血补血、缓急止痛；桂枝温通经脉、助阳化气，共为臣药；甘草、饴糖甘温益气，缓急止痛，共为佐药；生姜、大枣为使药，以调和脾胃，温中止呕。黄芪、桂枝共奏益气温阳、通经健脾之效；白芍、甘草、饴糖以和中缓急止痛，众多医家已证明芍药甘草汤可缓解众多类型腹痛。全方整体调整患者胃中虚寒之态，不仅能够缓解疼痛等不适症状，还能够改善脾胃受损症状，抑制胃酸分泌，达到缓解疼痛、控制疾病发展的目的。仝小林教授指出，对于脾胃虚寒型胃痉挛伴有呕吐的患者，可在黄芪建中汤的基础上，根据症状给予生姜 15～30g 药量，以加强温中止呕作用；同时若寒性较重的人群，可配伍干姜 15～30g。

君药黄芪擅入脾胃，大补脾胃之气，温振脾阳，散中焦之寒，为补中益气之要药。重用黄芪，一方面取其补益脾胃、和中理气、温胃健中之功；另一方面，大补中气，使气血生化有源，大补虚损，既改善患者的食欲，同时也增强了患者的抵抗力，使机体对后续治

疗药物耐受力提高。正如《本草正义》言："黄芪，补益中土，温养脾胃，凡中气不振，脾土虚弱，清气下陷者最宜。"黄芪建中汤，由小建中汤化裁。《金匮要略论注》曰："小建中汤本取化脾中之气，而肌肉乃脾之所生也，黄芪能走肌肉而实胃气，故加之以补不足。"药理学研究亦证实了黄芪具有促进胃肠平滑肌运动，增加胃排空的功效。在临床中，仝教授一般使用10～30g黄芪补中益胃，疗效确切，病患反应良好[7]。

在现代药理研究方面，黄芪建中汤中的药物均具有不同程度的"打靶"作用。李祎群等[8]发现黄芪化学成分主要包括黄芪皂苷、黄芪多糖及黄芪异黄酮等。其中黄芪皂苷是改善慢性萎缩性胃炎的主要组分，使胃黏膜减少损伤从而使慢性萎缩性胃炎大鼠胃黏膜病理、氧化应激状态得以改善，以及减轻黏膜炎性反应；桂枝有健胃、促进胃肠蠕动作用；白芍总苷具有显著的镇痛作用，并能增强吗啡、可乐定的镇痛效果，且有抗胆碱能及止痛功效[9]。马佳铭等[10]通过现代药理研究证明，黄芪建中汤可以调节胃酸分泌，下调胃蛋白酶活性，拮抗氧自由基，清除幽门螺杆菌，调节表皮生长因子，促进胃黏膜修复，对胃黏膜保护因素有增强作用。同时阎治爽[11]研究认为黄芪建中汤在动物实验中能够有效修复脾胃虚寒类慢性胃炎大鼠损伤的胃黏膜。

（二）温胃散寒吴茱萸，调态打靶效力强

吴茱萸入肝、脾、胃、肾经，其散寒止痛、降逆止呕，温脾暖胃、助阳止泻之功效常用于治疗脘腹冷痛、胃痛、呕吐腹泻等，是治疗脾胃虚寒胃痉挛的核心靶药。明代《神农本草经疏》中记载吴茱萸有云："风寒湿之邪多从脾胃而入，脾胃主肌肉，为邪所侵则腠理闭密，而寒热诸痹所从来矣。辛温走散开发，故能使风寒湿之邪从腠理而出。中恶腹痛，亦邪恶之气干犯脾胃所致，入脾散邪则腹痛自止矣。"[12]同时，现代研究通过正交实验分析证明吴茱萸、生姜在止呕上有协同作用，其中尤以延长呕吐潜伏期的影响较大[13]。《本草汇言》曰："盖此药纯阳之物，辛热能散能行，苦热能燥能下，为阴中之阳，善入阴中至阴之分，治寒痛最捷。"说明吴茱萸具有散寒止痛、降逆止呕、温脾暖胃、助阳止泻作用。研究表明，吴茱萸方剂对胃黏膜均有一定的保护作用，但因为寒热属性不同，对不同胃黏膜损伤的保护具有选择性[14]。同时研究表明，吴茱萸水提物给予较高剂量可对正常动物造成肝功能指标异常和肝组织病理损伤等影响。因此仝小林教授认为用吴茱萸治疗脾胃虚寒型胃痉挛时，用量需要谨慎，应根据患者的轻、中、重度的临床表现，分别给予3g、6g、9g的吴茱萸剂量。

三、病案举隅

徐某，男，32岁。初诊，主诉：胃脘疼痛伴呕吐2天。现病史：患者2天前因进食冷饮后出现恶心、呕吐，进食、饮水后呕吐加重，遂至我科就诊。既往史：2型糖尿病病史5年，使用磷酸西格列汀片100mg qd 口服降糖，血糖控制尚可。刻下症：脘腹疼痛，喜温喜按，恶心、呕吐，进食、饮水后呕吐加重，颜面苍白、倦怠乏力，自汗。睡眠可，大便正常，小便无泡沫。舌红，苔薄白，脉沉弦。

西医诊断 胃痉挛，2型糖尿病。

中医诊断　胃脘痛　脾胃虚寒。

治法　温中健脾。

处方　黄芪建中汤加减。

黄芪30g，桂枝10g，白芍15g，生姜6g，炙甘草10g，大枣12g，吴茱萸3g。

二诊　患者自述服药7剂后，脘腹疼痛改善80%，恶心、呕吐减轻70%，可进食少量流食，脘腹冷痛较前稍有改善，乏力未见明显改善，上方黄芪调整为40g，加茯苓15g，太子参10g。继续口服半个月后脘腹冷痛明显改善，倦怠乏力改善60%，未见明显恶心、呕吐、自汗。原方减量口服半个月，复诊无明显脘腹疼痛、恶心呕吐等，患者症状改善明显，临床疗效满意。续以黄芪6g，桂枝3g，生姜3g代茶饮，每周2~3次。

【按语】　患者糖尿病病史5年，素体脾胃虚弱，因进食冷饮后出现脘腹疼痛，恶心呕吐等，治疗上以黄芪补中益气，白芍缓急止痛，桂枝助阳化气，生姜温胃散寒，大枣补益脾胃，吴茱萸散寒止痛、降逆止呕，以黄芪建中汤调虚寒态；用吴茱萸镇痛、止呕、解痉打靶，改善胃痛、恶心呕吐等症状；全方药物态靶结合，既能健脾和胃，又能降逆止呕止痛，使胃痉挛能够快速有效地缓解。通常情况下，患者发生胃痛之后，其病程较长，且易反复发作，同时还会迁延不愈，而脾胃虚寒类腹痛在临床中比较常见，日常生活中要以"未病先防"为主，避免过度使用空调、进食冷饮等，同时对于脾胃虚寒类人群，可间断服用黄芪建中汤，通过调整脾胃的虚寒态，从而达到根治的效果。

（张乃文）

第三节　脾虚湿瘀型慢性胃炎

慢性胃炎是由多种原因引起的胃黏膜的慢性炎性反应，是临床常见的消化系统疾病，病情顽固、迁延难愈。幽门螺杆菌感染（Hp）为慢性活动性胃炎的主要病因[15]，作为幽门螺杆菌感染高发国家之一，我国幽门螺杆菌人均感染率已经达到56%[16]，即有将近8亿人口存在幽门螺杆菌感染。活动性慢性胃炎如不及时控制，可进展为胃溃疡甚至癌变，严重影响患者生活质量及生命安全。下文结合仝小林教授的"态靶辨治"理论浅谈脾虚湿瘀型慢性胃炎的辨治思路。

一、慢性胃炎的病因病机

中医学无"慢性胃炎"这一病名，临床亦多依据证候归入"胃脘痛"、"痞满"、"嘈杂"、"吞酸"等范畴。"胃脘痛"的症状最早见于《黄帝内经》，《素问·举痛论》曰："寒气客于肠胃，厥逆上出，故痛而呕也。"《素问·痹论》之"饮食自倍，肠胃乃伤"与《素问·至真要大论》之"厥阴司天，风淫所胜……民病胃脘当心而痛"分别说明六淫之寒邪侵袭、饮食不节、木气偏旺、肝胃失和均可引起胃脘痛。宋代《太平圣惠方》云："夫脏腑气虚，脾胃衰弱，阳气不足，阴气有余，邪冷之气内搏于足太阴之经……正气与邪气交争，上下相击,故令心腹疼痛也。"强调脾胃虚弱为胃脘痛发病的最根本原因。明代《景岳全书·心腹痛》强调了"气滞"这一关键病理因素在胃脘痛中的作用,"胃脘痛证……因食因寒,亦无不皆起于气,盖食停则气滞,寒留则气凝。所以治痛之要,但察其果属实邪,皆当以理气为主"。清代《临证指南医案·胃脘痛》之"初病在经,久痛入络,以经主气,络主血"论述了胃脘痛病后期常存在瘀血的病机,叶天士在书中亦提出"胃痛久而屡发,必有凝痰聚瘀"。综上所述,中医一般认为慢性胃炎病因与感受外邪、饮食失常、情志不遂、脾胃素虚4个方面有关,病位虽在胃,但与肝脾关系密切。脾胃虚弱,运化无力,无以运转气机为胃脘痛发病的关键,而湿阻、瘀血、食积、火郁等证都是在气机不畅的基础上进一步形成的。

二、态靶结合话辨治

慢性胃炎多以胃脘部胀满、疼痛为主要表现,一般进食后加重,亦常见食欲不振、嗳气、反酸、恶心等消化不良症状。审其因果,以幽门螺杆菌感染为因,以胃黏膜变薄、水肿、出血(虚、湿、瘀)为果,临床治疗当以抑杀幽门螺杆菌、中和胃酸、保护胃黏膜、生肌作为指标靶及症靶。态靶同调,因果兼顾。仝小林教授总结多年临床经验,提出在治疗慢性胃炎时,针对脾虚湿瘀型患者,在温中健脾、和胃止痛以恢复中焦枢机运转的同时,通过中药现代药理的临床回归,找到杀灭幽门螺杆菌、抑制胃酸分泌、保护胃黏膜的靶药,针对性地缓解胃痛、提升食欲,标本兼治,常取佳效。现将其经验具体介绍如下。

(一)病态归之虚与瘀

从中医理论上讲,慢性胃炎的发生多因饮食不节、烟酒过度、过食辛辣刺激性食物等损伤脾胃,而脾胃虚弱是该病的发病基础。胃为"水谷之海",居中焦,与脾以膜相连,生理上胃主受纳、腐熟水谷;脾主升清、为胃行其津液;气机运行方面,脾以升为健,胃以降为顺,两者构成气机升降之枢纽。上述病因损伤脾胃,脾失健运中焦枢机运转不利,则滞从中生。气滞日久、运化失司,更生痰湿、血瘀。

仝小林教授从"脾虚湿瘀"入手治疗慢性胃炎,认为该病在病理上乃脾胃因湿、瘀、滞而病;慢性胃炎之本虚实为脾虚,标实实为痰湿、血瘀和气滞,故虚、湿、瘀、滞为本病的主要病机。外在表现为胃脘部胀满、隐痛,伴有倦怠乏力、泛吐清水、纳呆食少、便溏腹泻等症状,舌淡胖、边有齿痕、苔白腻,舌底暗瘀,脉沉弱。所对应的胃镜表现多为胃黏膜苍白或灰白,黏膜变薄,黏液稀薄而多,或有黏膜水肿,或有黏膜内出血点,黏膜下血管清晰可见,胃蠕动减弱。

《临证指南医案》提出"初病在经,久痛入络。以经主气,络主血"。瘀,是疾病发展到后期的一个重要病理产物,也是胃肠病变由功能性向器质性发展的重要一环。这与黏膜肿胀,边缘隆起,影响局部血液循环有关。多数患者镜下可见到胃黏膜呈颗粒状或结节状,伴黏膜内出血点,黏液为灰白或褐色,血管网清晰可见,血管纹暗红,提示血瘀存在。慢性胃炎的迁延不愈、反复发作或与瘀血有密切关系,故应将宏观辨证与微观辨证相结合,在该病治疗中注意使用化瘀之品。若胃镜下伴见胃黏膜充血、糜烂时,或有呕血,或有黑便者，加大黄粉、白及粉；若上消化道出血量大、病情凶险，可采用米汤打底，鼻饲白及粉、三七粉急救，较冰盐水洗胃效果更佳。

（二）调虚态黄芪建中汤

本病治疗大法是温中健脾，和胃止痛，恢复枢机运转。代表靶方是黄芪建中汤。黄芪建中汤出自《金匮要略·血痹虚劳病脉证并治》之"虚劳里急，诸不足，黄芪建中汤主之"，方中包含黄芪、大枣、桂枝、白芍、生姜、甘草、饴糖共 7 味药材。现代药理研究表明，黄芪建中汤具有抑制胃酸分泌、清除幽门螺杆菌、清除氧自由基、抗氧化、促进胃动力、逆转胃黏膜组织病理学改变、调节免疫功能等作用[17]。动物实验及临床研究证实黄芪建中汤在保护胃黏膜、促进胃动力及改善症状等方面具有多方面同调的特点。用加味黄芪建中汤灌胃慢性萎缩性胃炎（CAG）模型大鼠，12 周后，发现加味黄芪建中汤能够通过调节抑制胃黏膜细胞的过度增殖，调节胃黏膜细胞的过度凋亡，对慢性萎缩性胃炎发挥治疗作用[18]。一项对 200 例脾胃虚寒型慢性萎缩性胃炎患者使用黄芪建中汤联合奥美拉唑治疗 7 天后，患者血浆胃动素显著高于单纯西药疗法[19]。值得注意的是，运用黄芪建中汤时，临床可根据具体病情，灵活选用方药剂型，不必唯"汤"是从。尤其对于慢性胃炎，可采用散剂。国医大师李济仁先生认为："这些病变病灶均在胃内壁，散剂在胃内停留时长，且可直接黏附于病灶，渐渍而散解，发挥局灶性保护和治疗作用，可提高治疗效果。"

（三）打靶公英、白及与薏米

仝小林教授认为慢性胃炎的治疗，首先要从病因入手，杀灭幽门螺杆菌；其次当以健脾运脾为主，以改善胃所处的环境，最后要祛除脾虚不能运化所产生的湿邪，以及久病入络所产生的瘀血等病理产物，即微观上的感染、水肿、出血等。由此蒲公英、白及、薏苡仁，构成了仝小林教授临床治疗慢性胃炎的首选靶药。

蒲公英味苦、甘，寒，清热解毒，消肿散结，利尿通淋。《外科全生集》载："炙脆存性，火酒送服，疗胃脘痛。"《本草新编》曰："蒲公英，亦泻胃火之药，但其气甚平，既能泻火，又不损土，可以长服、久服无碍。凡系阳明之火起者，俱可大剂服之，火退而胃气自生。"仝小林教授在治疗脾虚湿瘀型慢性胃炎时，若病程较短，多用 15～30g，若病程较长，湿已化热，多用 15～45g。现代药理研究表明蒲公英有广谱抑菌作用，可杀灭幽门螺杆菌[20]，蒲公英多糖可通过抑制 MAPK/ERK 通路减轻幽门螺杆菌相关性胃炎大鼠胃黏膜的炎症反应，从而起到保护胃黏膜的作用[21]。

白及味苦、甘、涩，微寒，收敛止血，消肿生肌。《本草汇言》曰："此药质极粘腻，性极收涩……能封填破损，痈肿可消，溃败可托，死肌可去，脓血可洁，有托旧生新之妙用也。"《本草经百种录》载："白及，气味冲淡和平，而体质滑润，又极粘腻，入于筋骨之中，能和柔滋养，与正气相调，则微邪自退也。"仝小林教授在治疗脾虚湿瘀型慢性胃炎时，白及多用 6～9g，重则用 15g。现代药理研究表明白及多糖能明显缩短出血时间和凝血时间，具有促进止血、凝血作用[22]，且对盐酸所致胃黏膜损伤有明显保护作用[23]。

生薏米味甘、淡，性凉，可健脾渗湿，除痹止泻，清热排脓。《本草述》曰："薏苡仁，除湿而不如二术助燥，清热而不如芩、连辈损阴，益气而不如参、术辈犹滋湿热，诚为益中气要药。"《本草经疏》载："薏苡仁，性燥能除湿，味甘能入脾补脾，兼淡能渗泄……湿邪去则脾胃安，脾胃安则中焦治，中焦治则能荣养乎四肢，而通利乎血脉也。甘以益脾，燥以除湿，脾实则肿消，脾强则能食。"仝小林教授在治疗慢性胃炎虚态时，多用30～60g，日久化热则可重用至120g。现代药理研究表明生薏米抗盐酸所致胃黏膜损伤[24]，薏苡仁水煎液对因脾虚导致的胃肠道功能紊乱有较好的调节和治疗作用[25]，薏苡仁多糖可显著提高脾虚水湿不化模型大鼠的体液免疫功能[26]。

三、病案举隅

案例 1

患者，女，58岁。初诊，主诉：发现胃部烧灼感5年，加重2年。5年前因反酸、消瘦在山西某医院行胃镜检查，示浅表性胃炎，经住院治疗后好转，体重恢复至原来水平；2年前又因反酸、烧灼感、消瘦在山西省人民医院行胃镜检查，示慢性萎缩性胃炎伴糜烂，局部腺体肠化伴轻度非典型增生，经门诊服中药4个月，病情仍反复发作、未见好转，体重减少10kg。于山西某医院复查胃镜，示贲门炎，慢性非萎缩性胃炎。刻下症：胃部烧灼感，饭后1～2小时加重，食酸、冷、甜之物及稀饭小加重，腹部有饱胀感，但食欲佳。大便日一行，不成形，遇冷则腹泻，常有大便未排净感。小便正常，夜尿2次。入睡困难，多梦易醒，醒后入睡困难。情绪急躁，平素腹部及腰部怕冷。舌胖大齿痕，底部暗瘀，苔薄白微腻，脉弦。既往胃息肉、肠息肉切除术后5年。

西医诊断 慢性非萎缩性胃炎。

中医诊断 胃脘痛 脾虚湿瘀。

治法 温中健脾，除湿化瘀。

处方 黄芪建中汤加减。

蜜黄芪30g，桂枝15g，白芍15g，蜜甘草15g，干姜15g，茯苓30g，蒲公英30g，白及15g，海螵蛸30g，吴茱萸9g，清半夏15g，陈皮15g，大腹皮9g，石斛15g，仙茅15g。

28剂，日1剂，水煎服，早晚分服。

二诊 患者胃部反酸基本消失，自觉胃动力不足，胃排空慢。大便日1行，不成形，黏腻不爽，气味较重。小便可。睡眠易醒，一晚睡3～4小时。腰及胃怕冷减轻40%，情绪急躁改善。处方：蜜黄芪45g，桂枝15g，白芍15g，蜜甘草15g，干姜18g，茯苓30g，蒲公英30g，白及15g，海螵蛸30g，吴茱萸9g，清半夏15g，陈皮15g，大腹皮9g，石斛15g，仙茅15g，黄连9g。28剂，日1剂，早晚分服。

【按语】 该患者胃部烧灼感5年，加重2年，西医胃镜检查已明确诊断为慢性非萎缩性胃炎。四诊合参，辨为脾虚湿瘀，治法以温中健脾，除湿化瘀为主。治疗以黄芪建中汤浓缩方温中补气、和里缓急，以蒲公英、白及、海螵蛸、吴茱萸、茯苓、石斛共同打"调节胃酸分泌、保护胃黏膜"之靶，以清半夏、陈皮、大腹皮转动中焦气机，以仙茅改善患者情绪，并温阳除湿。二诊时患者胃部反酸基本消失，腰及胃怕冷减轻40%，情绪急躁改善。以上方加入黄连9g，与吴茱萸、白芍相合构成戊己丸，一可疏肝理脾调肠道，二可缓痛止泻治症靶,三又可杀灭幽门螺杆菌调标靶;黄芪加量至45g,干姜加量至18g,以加强温中健脾之力。

案例2

患者,女,51岁。初诊,主诉:腹部胀满2年余。2年前因反酸烧心就诊于北京某医院行胃镜检查,示萎缩性胃炎伴糜烂,未予重视。现为求进一步诊治而来就诊。刻下症:腹部胀满,自觉不消化,食后易反酸、烧心、嗳气,食油腻则呕恶。口干喜热饮。视物模糊。时有乏力,双膝关节时有疼痛、活动后加重。纳可。眠可。大便1~2日一行,排便困难、质干。小便调。舌苔腻,脉细弦数。既往有糖尿病病史。

西医诊断 慢性萎缩性胃炎。

中医诊断 痞满 脾虚湿盛。

治法 温中健脾,和胃燥湿。

处方 黄芪建中汤加减。

黄芪30g,桂枝15g,白芍15g,蜜甘草15g,生姜30g,大枣9g,火麻仁60g,陈皮15g,大腹皮9g,鸡血藤15g,生麻黄6g,红参9g。

28付,日1剂,水煎服,早晚分服。

二诊 腹部胀满、食油腻则呕恶消失。胃部进食后胀感明显。大便干,1~2日一行。小便频,排尿困难。视物模糊。颈部皮肤瘙痒。纳眠可。舌苔腻,脉弦硬滑数。

处方 黄芪15g,生姜9g,大枣9g,火麻仁60g,陈皮15g,鸡血藤15g,生麻黄6g,红参9g,蒲公英30g,生薏米30g,茯苓15g,生白术30g,白鲜皮15g,黄柏15g。

28付,日1剂,水煎服,早晚分服。

【按语】 该患者腹部胀满2年余,西医胃镜检查已明确诊断为慢性萎缩性胃炎。四诊合参,辨为脾虚湿盛,治法以温中健脾、和胃燥湿为主。治疗以黄芪建中汤浓缩方温建中阳,以陈皮、大腹皮、鸡血藤行周身之气血,中阳得健、气机得运则水湿得化,益以麻黄发表利湿,火麻仁温润通便,以红参补益中焦气血。二诊时患者腹部胀满、食油腻则呕恶消失,出现颈部皮肤瘙痒,舌苔腻,脉弦硬滑数。虚象得缓,蕴湿日久颇有化热之势,故以上方去桂枝、白芍、甘草、大腹皮,黄芪减量至15g,生姜减量至9g;加入蒲公英30g,生薏米30g不仅针对"杀灭幽门螺杆菌、保护胃黏膜"之靶,伍以茯苓15g,生白术30g,白鲜皮15g,黄柏15g又可增强健脾、燥湿、清热、止痒之力。

(林家冉)

第四节　气血阴阳不足型老年便秘

便秘是临床中很常见的症状,表现为粪便在肠内滞留过久排便周期长,或周期不长而排便无力、大便干结,又或粪便不结但便出不畅的病证。根据部分地区统计,老年人便秘在我国北方地区发病率为 20.3%[27]，而在南方为 7%～14.3%[28]，患病率随年龄的增加而增加，84 岁及以上者达 20.0%～37.3%，在长期无法生活自理的老人中甚至高达 80%。长期便秘常可诱发高血压、心律失常、急性冠脉综合征、急性脑血管意外等，甚至猝死。根据肠道动力及直肠肛门功能改变，老年人的便秘常属于慢传输型便秘及功能性出口梗阻型中的直肠弛缓无力。现代医学治疗药物多样，但有依赖性、易复发性等特点，常有患者求助于中医药治疗。下文结合仝小林教授的"态靶辨治"理论浅谈气血阴阳不足型老年便秘的辨治思路。

一、老年便秘的中医病因病机

"大肠者，传导之官，变化出焉"，便秘的病位在大肠，其基本病机属于肠道传导失司，可概括为寒、热、虚、实四个方面，与肺、脾、胃、肝、肾等脏腑的失调均有关系。《圣济总录·大便秘涩》中言"大便秘涩，盖非一证，皆荣卫不调，阴阳之气相持也"。老年人素体虚弱，或真阳亏损，温煦无权，阴邪凝结，或阴亏血燥，大肠津枯，无力行舟，多属虚证。在中医辨证论治的理论指导下，可将老年人便秘的病机归为"气、血、阴、阳虚，肠道不荣，驱动无力"。气虚便秘多可见大便质软而数日不解，或虽有便意而乏力难下，甚至挣则汗出；便后体虚、气短，倦怠懒言，腹部多无胀痛感；或伴有肛门脱垂，怕冷，面色苍白，口唇指甲淡白无血色，舌质淡嫩，苔薄白，脉虚弱。血虚便秘可见大便干结，面色无华，失眠多梦，健忘，口唇色淡，舌淡苔白，脉细。阴虚便秘则大便干燥如羊粪状，数日或数周一次，伴五心烦热，身体消瘦，口干少津，舌质红苔少，脉细数。阳虚便秘临床表现为大便艰涩，排便困难，小便清长，面色㿠白，四肢不温，喜热怕凉，腹中冷痛，腰膝酸软，舌淡苔白，脉沉迟。

二、态靶结合话辨治

老年人便秘气血不复，大便难畅，阳气不通，阴寒不散，便秘难除，故老年人的便秘治疗总以"通下"为治则，以"益气温阳，滋阴养血"为治法，气血充足，则大便自下。针对这一类群体的慢性便秘，老虚为态、便秘为靶，可采用中药直接通便打"靶"。老虚调态时根据阴、阳、气、血的亏虚偏颇，可以从以下几个方面态靶结合地治疗便秘。

（一）肠燥津亏老虚态，增液承气第一方

老年人素体阴虚，使液涸肠燥，肠失濡润，传导不利，故大便秘结，即所谓"无水行舟"，长期便秘，则热结阴亏。增液承气汤出自清代的《温病条辨》，用治津液大伤、燥结已久之便秘者，原方使用玄参一两（约 30g），麦冬、细生地黄各八钱（约 24g），用其甘、咸之味及寒性以滋阴增液通便；加用大黄三钱（约 9g）、芒硝一钱五分（约 4.5g），苦、咸、寒以泄热通便。全方合为滋阴增液、泄热通便之剂，"通、润、补"三法共施，扶正、祛邪两不误。

仝小林教授[29]研究表明由玄参、麦冬、生地黄组成的增液汤有纠正细胞内外液离子

紊乱、调节细胞内外液稳态的作用，对阴液耗伤状态下的细胞起保护作用。马伯艳[30]等通过动物实验结果证明增液汤有明显增进小鼠肠蠕动，增加肠内水分含量的作用，且通便作用具有剂量依赖性，高剂量较低剂量的增液汤具有更强的通便作用，且作用无明显选择性。彭园[31]通过实验表明，增液承气汤、增液汤均能明显增强小鼠小肠墨汁推进功能，促进肠道排泄，进而改善便秘，且增液承气汤效果更甚；两者亦能明显增加大肠组织的含水量，保护阴津亏耗状态下的大肠组织细胞，进而改善大肠传导功能。

大黄功能"攻积滞，清湿热，泻火，去瘀，解毒"，大黄中结合型蒽醌苷在大肠中被细菌酶水解为游离型大黄蒽醌和大黄酸，刺激肠黏膜和肠壁肌层内神经丛，促进结肠蠕动而产生泻下效应，同时抑制肠平滑肌细胞膜上钠钾泵的作用进而减少水的吸收，导致肠腔容积性致泻。仝小林教授认为不同剂量档大黄功效不同：1～3g 致泻作用；3～6g 止泻；9～15g 泻下。小剂量引经，中剂量泄热泻浊，大剂量急下通腑。生大黄峻泻，熟大黄次之，酒大黄又次之。大约生大黄（后下）通便作用的产生在 4 小时、熟大黄在 6 小时、酒大黄在 8 小时以上。芒硝"泻火通便，软坚、消肿"，其主要成分硫酸钠内服后硫酸根离子不易被肠黏膜吸收，形成高渗盐溶液，保持大量水分，肠道扩张，引起机械刺激，促进肠蠕动。

大剂量玄参、生地黄、麦冬滋养三焦阴津"调虚态"兼以"打靶"，小剂量大黄、芒硝导泻直接"打靶"，整方补泻兼施，力猛效速。上五味合为增液承气汤，治疗基础为"虚态"的老年人，"既可攻实，又可防虚"，为治疗老年人便秘的态靶同调方。

（二）兼气血虚用芪归，助推促排通谷道

大便排出无力，肛肠舒缩功能失调，从宏观角度来说，属于中医学"气虚"范畴，气机微弱，推动无力，魄门启闭失常，可致便秘。由于大便停留时间过长，肠道水分重吸收，粪便及肠道均处于津液亏虚的状态，从微观辨证属于中医"血虚"范畴。此"气血亏虚"之态为便秘的基础状态。调态以"补气养血"为法，黄芪、当归为首选的中药。黄芪具有"益气升阳"的功效，主治一切气虚血亏之证。黄芪[32]可促进机体新陈代谢，还会增强小肠运动和平滑肌紧张度，又有促进小肠氧化代谢的作用。当归具有"补血活血，润燥滑肠"的功效，汪昂《医方集解·理血之剂》所说："当归气味俱厚，为阴中之阴。"故而可主治血虚诸症。杜丽东[33]发现当归含有的当归多糖及当归油可能是其通便功能的主要有效成分，两者均能提高结肠的含水量，高剂量的当归油可缩短排便时间。杜丽东[34]还通过研究大鼠便秘模型发现，单用当归及当归补血药对（6g/kg）均能不同程度地改善模型大鼠便秘症状和血虚体征，使大鼠 12 小时排便量和粪便含水量显著增加；与模型对照组比较，单用当归、当归-黄芪能显著缩短首粒粪便排出时间。黄芪配伍当归，补气生血，气血双补。

（三）老虚态用肉苁蓉，通阳温肾润肠道

结肠传输缓慢，大便停留体内时间过长，虽具体原因繁杂，但总体表现为功能减退或衰弱，代谢活动减退等"阳虚"的病态，或伴小便清长、面色㿠白，或四肢不温、腹中冷痛、腰膝酸冷，舌淡苔白，脉沉迟者。治当温煦阳气以激发机体功能，肉苁蓉具"温肾阳，益精血，润肠道"的功效，为治疗老年人阳虚便秘的重要靶药。现代药理学表明肉苁蓉通

便作用的多样性。屠鹏飞[35]的研究发现肉苁蓉可明显地促进小鼠大肠蠕动、抑制大肠水分吸收、缩短排便时间。无机离子及多糖类被认为是其通便有效成分。张百舜[36]等进一步发现肉苁蓉的通便有效成分为半乳糖醇，而半乳糖醇具有显著的缩短通便时间作用，且发现半乳糖醇在正常动物体内浓度达 1.1%开始有通便作用，10%左右通便作用到达高峰，并推荐治疗便秘单味肉苁蓉使用不应少于 50g。

（四）一味麻仁打靶强，各型虚秘效果良

火麻仁，味甘，性平，归脾、胃、大肠经，有"润燥滑肠"的功效。《本草经疏》中言"麻子，性最滑利，甘能补中，中得补则气自益，甘能益血，血得脉复则积血破……"火麻仁含有的大量脂肪油可直接发挥润肠通便的作用，动物实验[37]表明其能刺激肠黏膜分泌增多，蠕动加快，减少大肠水分重吸收，其通便作用与其药量呈量效关系。无论气、血、阴、阳亏虚，针对老年人便秘，均可使用火麻仁，为治疗老年人便秘的首选靶药。仝小林教授取其通便之功，常用 30～60g；曾用火麻仁 30g 配伍何首乌、肉苁蓉以治疗糖尿病便秘之血枯肠燥证；火麻仁 30g 配伍玄参、生地黄、酒大黄以增液通腑；火麻仁 45g 配伍厚朴、枳实以畅通气机、泻浊通腑；火麻仁 60g 配伍大黄以通腑泻热。

三、病 案 举 隅

刘某，女，72 岁。初诊，主诉：发现血糖升高 20 余年，便秘 2 周。患者 20 年前体检发现血糖升高，未予重视，间断于当地门诊就诊使用口服降糖药物，具体不详。5 年前因血糖控制不佳开始使用胰岛素治疗，未监测血糖变化情况，现使用门冬胰岛素 30R 18U 早晚餐前皮下注射，就诊前 FBG 11mmol/L，HbA1c 12%。既往高血压病史 10 余年，使用苯磺酸氨氯地平 5mg 每日 1 次控制血压，自诉血压控制尚可。有糖尿病家族史，其母亲、弟弟均为糖尿病患者。刻下症：便秘甚，2 周内仅排便 1 次，质干，排便困难，腹胀、口干、口黏、头晕头胀头颤、视物模糊、胸闷气短，心情急躁有烘热感。舌红，苔黄而干，脉细数。

西医诊断 糖尿病胃肠功能紊乱。
中医诊断 消渴、便秘 燥热内结，阴血亏虚。
治法 滋阴补血，润肠通便。
处方 增液承气汤加减。

玄参 30g，生地黄 30g，当归 30g，黄芪 15g，火麻仁 45g，生首乌 30g，生大黄 12g（单包），天花粉 30g，阿胶珠 9g，龟甲胶 9g（烊冲）。

1 个月后复诊患者述上述症状明显好转，仍感头颤明显，大便偏稀，2 次/日，舌暗红，苔干少有裂纹，脉细。查 HbA1c 10.8%，FBG 7.3mmol/L。上方加用肉苁蓉 30g，锁阳 15g，黄柏 30g，知母 30g，继服 14 付。3 个月后随访，大便正常，1 次/日，质软成形。查 FBG 5.8mmol/L，HbA1c 8.6%。

【按语】 患者主症便秘 2 周，刻下症见大便干、大便难，伴口干、胸闷、腹胀、心情急躁等症，舌红苔黄而干，为一派燥屎不行、热结阳明之象，此时当以通便为靶。继看患

者为 72 岁高龄，病消渴失治 20 余年，津液耗伤，日久而致阴血亏虚，结合舌脉象，患者老虚之态明显，治疗当注意滋阴补血，以免通腑泄热之时更伤其津液。拟用增液承气汤加火麻仁加减以求态靶同调。方中选用玄参、生地黄、天花粉、龟甲胶以养阴增液通便，当归、首乌、阿胶以补血润肠通便，大剂量火麻仁以润肠通便。患者大便两周一行，有胸闷、急躁感，热结之象明显，非大黄无以急下，真懂大黄者，断不会以其峻泻而畏之，越虚越补，越实越泻，有大量固护阴血之品，大黄可用生品至 12g，既可迅速取效，又无畏伤阴耗血。然大量滋阴养血之品，恐有过于滋腻碍脾之嫌，一味黄芪益气健脾以运中焦，佐伍当归等品共奏滋阴养血之效。全方滋阴补血、润肠通便，"态靶同治"，攻补兼施，起效迅速，疗效确切。1 个月复诊大便通畅，质地偏稀日二行，伴头颤，结合舌脉辨为阴阳两虚之态，缘于阴阳互根，阴损及阳，原养阴基础之上需加用锁阳、肉苁蓉以补脾肾阳虚，更服 14 剂后终达阴平阳秘之态，大便质软成形，日行 1 次。

（杜　林　顾成娟　李　培）

第五节　湿毒瘀阻型胃黏膜肠上皮化生

胃黏膜肠上皮化生（gastric intestinal metaplasia，GIM）为发生异型增生前的组织学改变，与胃癌发生风险增加相关，在胃癌筛查和监测中可作为一种特异性的标志[38]。胃黏膜肠上皮化生为内镜下病理表现，非独立疾病，可见于慢性萎缩性胃炎，目前国内尚缺乏相应的诊疗常规，临床尚缺乏对胃黏膜肠上皮化生特异性的治疗措施[39]。现代医学在内科学干预上重视不足，认为萎缩、肠上皮化生、异型增生不可逆转的学者占多数。近年来，中医临床逐渐关注该病的诊疗，目前多从肝、脾、胃等方面论治，病机多属脾虚、胃热、血瘀。仝小林教授通过长期临床观察发现，湿毒瘀阻是肠上皮化生的常见类型，多因饮食不调，久食膏粱厚味，日久酿生湿热，内蕴脾胃而引起，亦可因感受湿热交阻于中焦而致病。湿热蕴结脾胃，脾失健运，胃失纳降，进而变生诸症。下文结合仝小林教授的"态靶辨治"理论浅谈湿毒瘀阻型胃黏膜肠上皮化生的辨治思路。

一、肠上皮化生的病因病机

胃黏膜肠上皮化生为病理表现，由于诊疗技术的缺乏，中医并没有"胃黏膜肠上皮化生"的病名，根据其常见的合并症状，可将其归属于中医学"胃脘痛"、"痞满"、"嘈杂"、"纳呆"、"嗳气"等范畴，饮食不节、感受外邪、素体虚弱是其主要病因。其临床表现并不典型，主要症状为上腹部隐痛、胀满不适、食欲不振、恶心嗳气，或伴消瘦、贫血等，甚至有些患者并无不适，仅在胃镜检查时发现肠上皮化生。叶天士在《临证指南医案·脾胃门》中指出"脾宜升则健，胃宜降则和"。感受外邪、内伤饮食、药物所伤等因素均可损伤脾胃，导致脾胃虚损证候，引发脾胃气机升降失调而致本病的发生。林珮琴在《类证治裁·痞满》中云："有湿热太甚，土来心下为痞。"李杲在《兰室秘藏·中满腹胀》中亦指出"膏粱之人，湿热郁于内而成胀满者"。湿毒瘀阻是肠上皮化生的常见类型，多因饮食不调，久食膏粱厚味，日久酿生湿热，内蕴脾胃而引起，亦可因感受湿热交阻于中焦而致病。湿热蕴结脾胃，脾失健运，胃失纳降，进而变生诸症。胃为多气多血之腑，久病则致血伤入于胃络，血行壅滞，湿热、瘀血交织于胃，缠绵难愈。叶天士在《临证指南医案·胃脘痛》中亦提出"胃痛久而屡发，必有凝痰聚瘀"，可见，血瘀亦是本病的基本病机之一。

然而，随着现代检查手段的进步，许多患者仅在体检时发现肠上皮化生，目前尚无可以治疗肠上皮化生的西药，仅以定期复查、调整饮食等为主。对于这类"无症状"或"轻症状"病人，医生在辨证论治时很难找到辨证要点，抓准核心病机，治疗时缺乏足够的理论指导，此时可以借助微观辨证，结合态靶辨治模式指导诊疗。

二、态靶结合话辨治

根据"态靶结合"辨证组方思想，基于本病"湿热瘀毒"的核心病机特点，态为"湿热瘀态"；幽门螺杆菌感染、肠上皮化生为本病的特征性病理学表现，定为标靶；上腹部隐痛、胀满不适、食欲不振、恶心嗳气等为本病的症靶。胃喜润恶燥，治疗要点一为改善胃内湿热环境，改善黏膜生存状态，使其滋润；其二为保护消化道黏膜，不局限于胃黏膜；其三是仍需要继续寻找针对某一靶点的特效药。

（一）湿毒瘀阻久为病，解毒除湿化瘀先

"湿热态"、"瘀态"是湿毒瘀阻肠上皮化生中的主要态势。肠化消瘀汤为全小林教授针对湿热瘀阻型肠上皮化生所拟定的基础方剂，该方由蒲公英、生薏苡仁、白花蛇舌草、莪术、三七5味药物组成。方中蒲公英苦、甘、寒，归肝、胃经，清热解毒为君，薏苡仁甘、淡、凉，归脾、胃、肺经，药食两用，可健脾渗湿利水，解毒散结，白花蛇舌草味微苦、甘、寒，功能清热解毒利湿。湿热日久，损伤胃阴，叶天士云："甘寒养胃阴。"三药均为甘寒清热之品，清热而不伤胃阴，清热解毒利湿切断邪之来路。莪术入肝经而行气活血破瘀，莪术更擅行气，破气中之血。三七、莪术二药功在化有形之瘀血。既可调态，亦可打靶。在调态方面，莪术性温，归肝、脾经，破血行气、消积止痛。张锡纯应用莪术时指出"莪术性近和平……治瘀血，虽坚如铁石亦能徐徐消除，而猛烈开破之品转不能建此奇功"，描述了莪术行气化瘀的作用特点。三七亦是化瘀良药，能够止血而不留瘀，化瘀而不伤正，二药合用可共调"瘀"态。全方清热解毒选用甘寒之品，兼顾胃阴，紧扣病机，湿热与瘀血同调。

在打靶方面，现代医学研究结果表明蒲公英可以减轻幽门螺杆菌相关性胃炎大鼠胃黏膜的炎症反应，从而起到保护胃黏膜的作用[40]；薏苡仁、白花蛇舌草的目前临床研究主要聚焦于抗癌方面，对于多种癌症有治疗意义[41]，包括食管癌、胃癌等，两药均可以抗炎、调节免疫[42]，与全小林教授的"体内自有大药"理论相合。莪术具有抗组织纤维化、抗炎镇痛、抗菌、抗病毒、抗肿瘤等药理作用[43]，三七具有抗纤维化、改善循环的药理作用[44]，可能与治疗肠上皮化生有关，目前尚缺乏相应的实验研究。

（二）黏膜保护为要点，六味地黄护胃肠

口服六味地黄丸蜜丸治疗肠上皮化生为仝小林教授临床有效经验。蜜丸可以保护消化道黏膜，改善胃黏膜生存状态，使其滋润，方中熟地黄、山药等具有滋阴功效，加强了对胃黏膜的保护作用。

六味地黄丸为治疗肝肾不足、真阴亏损的常用方剂，有养肝益脾、补肾滋水之功。方中熟地黄、山药、山茱萸具有滋补强壮的作用，可提高人体的免疫力，牡丹皮有抗血液循环障碍的作用。现代药理研究证明，六味地黄丸可预防癌变，阻断食管、胃上皮细胞重度增生的效果良好，其还能调节交感神经和内分泌功能，调节下丘脑-垂体-肾上腺轴功能，增强吞噬免疫功能，又具有很好的平衡作用，可以长期服用[45]。仝小林教授认为，六味地黄丸的适应证，虽有三百多种，但对两种病有特效：其一是中老年足跟痛，其二是胃黏膜肠上皮化生（辨病方）。前者，可服六味地黄丸浓缩丸，每次 6g，每日 2 次，连服 3 个月；后者，可服六味地黄丸大蜜丸（含化），每次 9g，每日 2 次，连服半年。对于靶药部分，仝小林教授认为，山茱萸为治疗肠上皮化生的特效经验性中药，使用山茱萸可能考虑胃阴分的损伤，目前尚缺乏理论及实验的进一步支持，可能与总皂苷偏于清胃有关，仍需要进一步的研究及证据支持。

（三）理法方药先拟定，遣方用量亦关键

李贺赟[46]等总结出蒲公英在慢性胃炎时常用剂量为 4.5～100g，邸莎等[47]通过搜集古今医家临床经验，归纳出薏苡仁用量多为 6.9～120g。临床大剂量使用苦寒药物时均需要顾护脾胃，中病即减，防止长期使用出现不良反应。仝小林教授治疗肠上皮化生的肠化消瘀汤中蒲公英常用剂量为 15～30g，白花蛇舌草常用剂量为 9～15g，薏苡仁常用剂量为 15～45g，三七常用剂量为 6～9g，莪术常用剂量为 9～15g。慢性病以丸剂缓缓图之，六味地黄丸大蜜丸为仝小林教授治疗本病的经验特效药，每次 9g，每日 2 次，连服半年。舌下含服以缓缓图之，使食管得以净化，而慢慢咽下有利于更好地作用于病变部位，使食管、胃部得以充分吸收药物。

三、病 案 举 隅

刘某，女，61 岁。初诊，主诉：胃部胀满不适 1 年。患者 1 年前无明显诱因出现胃部胀满不适，食后尤甚，未予重视，未系统诊疗。刻下症：胃部胀满不适，恶心嗳气，无呃逆泛酸，有排气，无臭味，纳眠可，大便时干时稀，每日 1 次，夜尿 1 次，舌红苔黄腻，舌质淡暗，舌下络脉迂曲，脉沉滑。既往有糖尿病病史 10 余年，目前使用口服降糖药治疗，自诉血糖控制尚可；辅助检查：胃镜示慢性浅表性胃炎，病理示（胃窦）轻度慢性胃炎，灶性腺体肠化。

西医诊断　慢性浅表性胃炎。

中医诊断　痞满　消渴　湿热瘀阻。

治法　清热活血，利湿行气。

处方　肠化消瘀汤合枳术汤加减。

蒲公英 15g，生薏苡仁 30g，白花蛇舌草 15g，莪术 9g，三七 9g，炒白术 30g，枳实 15g，生姜 9g。

另予六味地黄丸蜜丸含化，每天 2 次，每次 9g。

二诊　胃部胀满不适减轻 50%，恶心嗳气减轻 80%，大便较前好转，偶有排便不尽感。上方继服，继续服用六味地黄丸蜜丸含化，每天 2 次，每次 9g。

三诊　胃部胀满、恶心嗳气完全消失，大便正常，停用上方，继续服用六味地黄丸蜜丸含化，每天 2 次，每次 9g，半年后复查胃镜示病理符合慢性浅表性胃炎，未见肠上皮化生。

【按语】　患者以"胃部胀满不适 1 年"为主诉，结合舌脉分析，其病机为湿毒瘀阻。患者既往肥胖 2 型糖尿病病史，久食膏粱厚味，日久酿生湿热，内蕴脾胃，脾失健运，胃失纳降，故见胃部胀满不适，舌红苔黄腻；久病入络，故见舌质暗，舌下络脉迂曲；湿热、瘀血交织于胃，缠绵难愈。以肠化消瘀汤配合枳术汤治疗，肠化消瘀汤清热利湿，枳术汤行气消胀，增强胃肠动力。在使用汤剂治疗的同时，配合含服六味地黄丸辅助治疗其胃黏膜的肠上皮化生。

（顾成娟）

第六节　非酒精性脂肪肝

非酒精性脂肪性肝病（non-alcoholic fatty liver disease，NAFLD）是指除酒精和其他明确的肝损害因素所致的，以肝细胞脂肪变性为主要特征的肝脏病变，包括单纯性脂肪肝和非酒精性脂肪性肝炎[48]。由于现代社会人们生活方式的普遍改变，NAFLD 近年来已经成为西方国家和我国最常见的肝脏疾病。研究表明，西方国家和亚洲国家 NAFLD 的患病率分别为 25%～35% 和 5%～15%，造成了严重的医疗经济负担[49]。NAFLD 与肥胖和其他代谢综合征的发病率显著相关，可进一步发展为肝硬化甚至肝癌。研究表明，未来十年内 NAFLD 将成为肝移植的主要病因[50]。生活方式干预是治疗 NAFLD 的主要手段，包括饮食结构的调整、减重和锻炼。目前尚无批准药物用于治疗 NAFLD，针对糖尿病、高脂血症等病因的治疗是药物治疗 NAFLD 的关键。由于 NAFLD 起病隐匿，病机复杂，且常伴随其他代谢性疾病，因此具有个体化和多靶点优势的中医药逐渐成为治疗 NAFLD 的重要手段。

NAFLD 没有标准的中医病名，根据不同的临床特征可归属于中医学"胁痛"、"痞满"、"肝癖"、"肝著"、"肝积"、"脾瘅"等范畴。NAFLD 的病因较多，其中过食肥甘以及久坐少动是最常见的致病因素。其病位在肝、脾、胃。脾主运化水谷精微，胃主腐熟受纳，两者为后天气血生化之源。若过食肥甘厚味，饮食堆积于中焦，脾胃枢机不利，土壅木郁，导致肝失疏泄而为病。诚如《医述》所言："肝为木气，全赖土以滋培，水以灌溉。若中气虚，则九地不升，而木因之郁。"同时由于脾胃功能失司，中焦堆积的膏脂进一步化生为痰浊等病理产物，酿湿化热，亦严重影响肝脏功能而发为本病。

一、NAFLD 的病因病机

NAFLD 的核心病机为中满内热。《黄帝内经》曰："肥者令人内热，甘者令人中满。"肥者腻而甘者滞，长此以往严重影响脾胃功能。饮食不节、过食肥美者，导致中焦斡旋运化失调，膏脂不能及时排出体外，壅滞于内而阻碍气机。气滞则中满，中满而肝失升发条达，木不疏土，积久而化热。在临床上，又可根据影响各脏腑病变而细分为肝热、胃热、肠热等。结合"态靶辨治"的思想，仝小林教授根据疾病发展阶段将本病分为三态，并寻找中医治疗的具体靶点。

二、态靶结合话辨治

（一）识病辨态

NAFLD 为多系统代谢功能紊乱累及肝脏的表现，与其他代谢性疾病存在不同程度的共病现象，并且会出现"单纯性脂肪性肝病→脂肪性肝炎→肝纤维化→肝硬化→肝癌"的渐进性肝损伤。诊疗须明确气郁、气结、血瘀三态特点，把握疾病发展动态暨态势辨治。

仝小林教授认为，NAFLD 的自然发展过程包括气郁、气结和血瘀三个阶段之态。"气郁"态是 NAFLD 的初发阶段，主要因膏脂壅滞中焦，脾胃枢机不利，气机滞涩而影响肝之疏泄功能。此时脏腑尚未产生实质性病变，临床上尚未形成脂肪肝或仅表现为轻度脂肪肝。由于脾胃功能受损，痰湿浊积聚，气滞不畅，因此在"气郁"态的病变阶段常以实证或虚实夹杂为主。"气郁"态逐渐发展，将演变为"气结"态。此时肝脏开始出现实质性病变，临床可表现为中度、重度脂肪肝。由于气机凝滞日久，进一步郁而化热，酿湿生痰，导致痰、湿、热胶结。"初病在气，久病入血"，疾病日久，将由"气结"态发展为 NAFLD 的第三个阶段，即"血瘀"态。"血瘀"态是本病的最终转归态，此阶段已经出现肝细胞坏死，肝功能严重受损，临床表现为重度脂肪肝、脂肪性肝炎，可进一步发展为肝纤维化、肝硬化，临床预后较差。气血相依，由于在此前的阶段中气机阻滞，无以推动营血运行，故日久而脉络不通，瘀从中而生。正如《素问·痹证》曰："病久入深，营卫之行涩，经络失疏，故不通。"

（二）分期

NAFLD 的自然演变过程可分为气郁、气结和血瘀三个阶段，每一阶段又因患者生活环境、饮食习惯、情志性格等原因表现出不同类型的症状，可分为不同的中医证型。

1. 气郁

（1）肝郁气滞证

【症状】 轻度或中度脂肪肝，易怒，情志不舒，喜叹、嗳气，可伴有胁肋胀痛，女性可伴月经不调、乳房胀痛等，苔白，脉弦，尤以喜叹、情绪低落为辨证核心。

【治法】 疏肝解郁。

【方药】 四逆散（《伤寒论》）。

夹虚者可见乏力、四肢沉重，多加党参、炙黄芪；气滞甚者，可见胸闷、气短，加青皮、陈皮、枳壳。

（2）气郁内壅证

【症状】 轻度或中度脂肪肝，体形肥胖（腹型肥胖或均一性肥胖），或伴有γ-GT轻度升高，纳呆，恶油腻，易怒，喜叹，大便秘结，苔白厚腻，脉滑或弦滑。尤以腹型肥胖、脉滑为辨证核心。

【治法】 疏肝解郁。

【方药】 厚朴三物汤（《金匮要略》）。

γ-GT高者多加茵陈、土茯苓；肥胖甚者多加红曲、五谷虫、生山楂、制首乌、荷叶；大便干燥不下者，多加槟榔、芒硝、白丑。

2. 气结

（1）肝胃郁热证

【症状】 反酸嘈杂，胃脘灼痛，两胁胀闷，心烦易怒，口干口苦，大便秘结，矢气酸臭。舌质红，苔黄腻，脉弦滑，尤以反酸嘈杂、口干口苦、大便秘结为辨证核心。

【治法】 清肝泄火，和胃降逆。

【方药】 大柴胡汤（《金匮要略》）。

胃酸者多加延胡索、白及、煅瓦楞子、海蛤壳；胃烧灼感甚者，加黄连、吴茱萸、生地黄；嗳气频者，加厚朴、苏叶、伏龙肝等。

（2）湿热互结证

【症状】 中度、重度脂肪肝，或伴有脂肪性肝炎，头重身困，胸脘痞满，食欲减退，恶心呕吐，口苦，目黄肤黄，腹胀或者便溏，或口渴不欲饮，小便短黄，舌苔厚腻微黄，脉濡数或濡缓。尤以头重身困、胸脘痞满、脉濡为辨证核心。

【治法】 利湿清热，清肝利胆。

【方药】 茵陈蒿汤（《伤寒论》）或全氏茵陈脂肝煎（自拟）。

若皮肤目黄然色重者，加生大黄、虎杖、泽泻；小便不利者，加泽泻、猪苓、淡竹叶、车前子等；饮食不佳者，可加木香、荷叶、藿香、焦三仙；肝脏脂肪堆积较多者，予全氏茵陈脂肝煎（茵陈15~45g，大黄9~15g，红曲15~30g）。

3. 血瘀

（1）瘀血内停证

【症状】 重度脂肪肝或脂肪性肝炎，胁肋刺痛，痛处固定，或伴有周身疼痛，伴有恶心呕吐，腹胀，舌质暗，苔白或黄，薄腻或厚腻，舌下脉络瘀滞，脉弦硬或紧涩。尤以胁肋刺痛、脉涩为辨证核心。

【治法】 理气活血，化瘀导滞。

【方药】 膈下逐瘀汤（《医林改错》）、二陈汤（《太平惠民和剂局方》）合失笑散（《太平惠民和剂局方》）。

肤目黄然色重者，加生大黄、虎杖、泽泻；小便不利者，加泽泻、猪苓、淡竹叶、车前子等；饮食不佳者，可加木香、荷叶、藿香、焦三仙。

（2）正虚血瘀证

【症状】 重度脂肪肝或伴有肝纤维化、肝硬化，腹胀或腹水，乏力，气短、心慌，四肢沉重，精神萎靡，皮肤可见蜘蛛痣，鼻衄，胸脘痞满，恶心纳呆，口苦，目黄，排便无力，舌质暗，苔薄白，舌下络瘀滞，脉沉细涩或沉涩，尤以乏力、脉沉涩为辨证核心。

【治法】 扶正化瘀，行气活血。

【方药】 抵挡汤（《伤寒论》）或化纤散（自拟）。

肝纤维化者，使用化纤散（三七粉 3g，水蛭粉 3g，生蒲黄 2.5g，生大黄 0.5g）；肝硬化、肝癌者，加大黄䗪虫丸、丹参、赤芍、醋鳖甲。

（三）NAFLD 及其并发症常用靶药

NAFLD 在初期或中期，发病隐匿，很多患者不具有症状，仅实验室检查显示"脂肪肝"。早期对于指标的治疗，不仅有助于 NAFLD 逆转，还可以防止相关并发症的发生。但随着疾病的发展，多伴有多种代谢相关疾病，各种理化指标皆可出现异常，因此在治疗时标靶治疗尤为重要。NAFLD 及其并发症阶段，出现乏力、胸闷、恶心、肝区疼痛、水肿等不同临床表现，还可见胆红素、血糖、低密度脂蛋白、总胆固醇、三酰甘油、胆汁瘀积、尿酸、转氨酶、腹水等理化指标异常，使用相应的症靶药、标靶药，以提高治疗的针对性。NAFLD 及其并发症常用的靶药如下（表 8-1，表 8-2）。

表 8-1 NAFLD 及其并发症常用的标靶药

异常指标	靶药
血糖升高	黄连、葛根、黄芩
腹水者	商陆、葶苈子、车前子
胆汁瘀积	海金沙、鸡内金、赤芍、金钱草
转氨酶高	赤芍、五味子、金钱草
高血脂	红曲、山楂、神曲、半夏曲
高尿酸	威灵仙、萆薢、土茯苓
胆红素升高	茵陈、赤芍、五味子
血压增高	寒态：葛根、桂枝
	热态：夏枯草、黄芩
	水态：茯苓、益母草、茺蔚子
	虚态：杜仲、牛膝、天麻

表 8-2 NAFLD 及其并发症常用的症靶药

症状	靶药
乏力	炙黄芪、党参、白术
眠差	酸枣仁、柏子仁
胸闷	枳壳+薤白
泡沫尿	芡实+金樱子
肝区疼痛	柴胡、枳实、延胡索、白芍

续表

症状	靶药
多汗	煅龙骨、煅牡蛎
呕吐	半夏、生姜
胃胀	枳实、白术
水肿	茯苓、茺蔚子、益母草
大便干结	火麻仁、大黄
排便无力	生白术

三、小　结

NAFLD 的现代诊疗以实验室检查为诊断金标准，病程的发展分为"气郁、气结、瘀血"三态，核心病机为中满内热，早发现、早治疗是应对 NAFLD 的关键，此外患者也应当积极改善饮食结构。对 NAFLD 的论治应把握其全貌，明确其发展阶段，根据疾病的自身发展规律分阶段态靶论治。

四、病案举隅

闫某，男，43 岁。初诊，主诉：脂肪肝 15 年，重度脂肪肝 2 年。现病史：患者素体肥胖，常暴饮暴食，饮酒 20 余年。15 年前体检发现轻度脂肪肝，未予重视，2 年前检查已转为重度脂肪肝。患者现体重已达 95kg，BMI 29.3kg/m^2。刻下症：形体肥胖，双目干涩，胁下肝区及后背部对称性区域感不适，右髋部按压痛，多食则胃脘部疼痛，眠可，大便调，小便黄，舌红苔厚腻，舌底滞，脉沉弦滑略数。辅助检查见胆红素及血脂皆升高。

西医诊断　重度脂肪肝。

中医诊断　肝癖　湿热内盛。

治法　清利湿热。

处方　茵陈蒿汤加减。

茵陈 30g，赤芍 30g，虎杖 15g，鬼箭羽 15g，生大黄 6g，威灵仙 15g，黄连 6g，生姜 15g。

14 付，水煎服，日 1 剂，早晚分服。

上方加减服用 6 个月，胁下肝区及后背部对称性区域不适感基本消失，双目干涩较前大有减轻。纳眠可，二便调，舌稍暗底厚，脉偏弦缓。患者体重已下降到 83kg，BMI 26.2kg/m^2。重度脂肪肝已转为轻度脂肪肝。

【按语】　观此病案，患者素有饮食不节，暴食伤脾胃。饮食堆积于中焦，脾胃运化输布受限，故变生膏脂壅滞体内，症见形体肥胖，血脂升高，肠胃不适。另该患者嗜酒多年，酿痰生湿化热，耗伤肝之阴血，故进一步由肥胖发展为脂肪肝，临床表现为胁下肝区不适，双目干涩等。根据舌脉证，该患者为明显湿热内盛之象，且伴胆红素异常，故以治疗 NAFLD 的靶方茵陈蒿汤结合靶药虎杖、鬼箭羽加减治疗本病。其方中茵陈、虎杖、黄连、大黄、鬼箭羽皆为清利湿热之佳品，同时茵陈和虎杖另有利胆退黄之功，以降胆红素。而赤芍清热凉血，入肝经而护阴血。痰湿瘀于体内，阻血脉之通行，故以大黄、鬼箭羽祛瘀通经、威灵仙利湿通络以通畅血脉。全方以清湿热而利肝胆为要，湿热除脾胃健而脂肪肝自除。

（郑玉娇　陈　佳）

参 考 文 献

[1] 苏小路，余小鸣. 进食障碍的流行现状、影响因素和预防措施[J]. 国外医学（卫生学分册），2008（4）：240-244.

[2] 李强，郭蕾，陈少丽，都广礼. 补中益气汤治疗胃肠病的实验研究进展[J]. 中成药，2016，38（6）：1360-1363.

[3] 顾成娟. 仝小林教授治疗 T2DM 合并抑郁状态回顾性分析及"阳光散霾法"初探[D]. 北京：中国中医科学院，2017.

[4] 张红，孙明江，王凌. 枳实的化学成分及药理作用研究进展[J]. 中药材，2009，32（11）：1787-1790.

[5] 盛永成，王晶，张世洋，孙家宜. 厚朴药理研究进展[J]. 成都中医药大学学报，2018，41（2）：109-114.

[6] 李连闯，赵玺，代立梅，等. 槟榔的研究进展[J]. 科技创新与应用，2016（24）：64.

[7] 王涵，周强，仝小林. 仝小林治疗糖尿病并发症应用黄芪经验[J]. 环球中医药，2013，6（4）：272-274.

[8] 李祎群，谢建群，龚雨萍，等. 黄芪甲苷对慢性萎缩性胃炎大鼠的影响[J]. 复旦学报（医学版），2015，42（5）：601-606.

[9] 张利. 白芍的药理作用及现代研究进展[J]. 中医临床研究，2014，6（29）：25-26.

[10] 马佳铭，汤丽芬，徐升，等. 黄芪建中汤对胃黏膜损伤保护作用机制的研究进展[J]. 现代中西医结合杂志，2008，17（13）：2093-2095.

[11] 阎治爽. 黄芪建中汤治疗脾胃虚寒型慢性胃炎临床研究[J]. 世界最新医学信息文摘，2015，15（76）：95，94.

[12] 缪希雍. 神农本草经疏[M]. 北京：中国医药科技出版社，2011：214-215.

[13] 马青青，龚小见，陈华国，等. 正交试验法优选姜制吴茱萸的炮制工艺[J]. 中国实验方剂学杂志，2011，17（19）：81-84.

[14] 李晓宇，孙蓉. 基于胃寒证的吴茱萸水提物镇痛及伴随毒副作用机制[J]. 中国中药杂志，2015，40（14）：2753-2759.

[15] 中华医学会消化病学分会. 中国慢性胃炎共识意见[J]. 胃肠病学，2006，11（11）：674-684.

[16] 池肇春. 站在新的高度，做好幽门螺旋杆菌感染的防治[J]. 世界华人消化杂志，2016，24（16）：2454-2462.

[17] 朱巧凤，韩吉. 黄芪建中汤治疗胃病临床及实验研究进展[J]. 亚太传统医药，2019，15（10）：179-182.

[18] 曹瑞岗，张亚军，李永乐，等. 加味黄芪建中汤对慢性萎缩性胃炎大鼠胃黏膜细胞 PCNA、bcl-2、bax 的影响[J]. 江西中医药，2019，50（5）：63-65.

[19] 庄大和，何丽姗，廖红梅. 黄芪建中汤加减联合奥美拉唑治疗脾胃虚寒型慢性萎缩性胃炎的临床疗效观察[J]. 现代诊断与治疗，2018，29（14）：2204-2205.

[20] 胡伟，王红，程丽，等. 蒲公英对幽门螺杆菌体外抑菌作用的实验研究[J]. 胃肠病学，2006，11（6）：365-366.

[21] 田华，黄毓娟. 蒲公英多糖对幽门螺杆菌相关性胃炎大鼠胃黏膜炎性反应及 MAPK/ERK 通路的影响[J]. 现代中西医结合杂志，2019，28（35）：3877-3880.

[22] 武桂娟，刘泓雨，王红，等. 白芨多糖对正常小鼠出、凝血时间影响的实验研究[J]. 黑龙江中医药，2011，40（3）：49-50.

[23] 曾颂. 白芨不同炮制品对家兔胃粘膜保护作用的研究[J]. 中国医药导刊, 2012, 14（5）: 866, 868.

[24] 朱自平, 王红武, 张明发, 等. 薏苡仁的消化系统药理研究[J]. 基层中药杂志, 1998, 12（4）: 36-38.

[25] 李月梅, 刘卫红. 薏苡仁水煎液对脾虚证大鼠胃肠动力及激素水平的影响[J]. 中医学报, 2019, 34（1）: 90-93.

[26] 王彦芳, 季旭明, 赵海军, 等. 薏苡仁多糖不同组分对脾虚水湿不化大鼠模型免疫功能的影响[J]. 中华中医药杂志, 2017, 32（3）: 1303-1306.

[27] 李增金, 于普林, 时秋宽, 等. 北京市部分地区城乡老年人便秘的现况调查[J]. 中国老年学杂志, 2000, 20（1）: 1-2.

[28] 郭晓峰, 柯美云, 潘国宗, 等. 北京地区成人慢性便秘整群、分层、随机流行病学调查及其相关因素分析[J]. 中华消化杂志, 2002, 22（10）: 637-638.

[29] 仝小林, 王君, 李宁, 等. 增液汤对急性伤阴动物模型的细胞保护作用及其机理探讨[J]. 中国中医基础医学杂志, 2003, 9（8）: 45-47.

[30] 马伯艳, 李冀, 肖洪彬.《温病条辨》增液汤治疗津亏液竭便秘的实验研究[J]. 江苏中医药, 2007, 39（5）: 57-58.

[31] 彭圆. 增液承气汤对津亏便秘衰老模型小鼠皮肤影响的实验研究[D]. 武汉: 湖北中医药大学, 2010.

[32] 李绍芝, 谭晓红. 黄芪对在体小肠和离体小肠粘膜耗氧量的影响[J]. 湖南中医学院学报, 1996, 16（2）: 44-48.

[33] 杜丽东, 吴国泰, 牛亭惠, 等. 当归"润肠通便"功效物质基础的实验研究[J]. 甘肃中医药大学学报, 2018, 35（3）: 11-16.

[34] 杜丽东, 吴国泰, 牛婷惠, 等. 当归补血药对对血虚便秘模型大鼠的治疗作用[J]. 中药药理与临床, 2016, 32（5）: 60-65.

[35] 屠鹏飞, 李顺成, 李志新, 等. 肉苁蓉类润肠通便药效比较[J]. 天然产物研究与开发, 1999, 11（1）: 48-51.

[36] 张百舜, 陈双厚, 赵学文, 等. 肉苁蓉提取物半乳糖醇通便作用的量效研究[J]. 中国中医药信息杂志, 2003, 10（12）: 28.

[37] 罗崇解, 邱赛红, 陈立峰, 等. 麻仁胶囊与麻仁丸通便作用的研究[J]. 中成药, 1991, 13（5）: 26-28.

[38] 玉珍, 戴芸. 美国胃肠病协会临床实践指南解读: 胃黏膜肠上皮化生的管理（2019年）[J]. 中华临床医师杂志（电子版）, 2020, 14（3）: 166-169.

[39] 柳云婷, 刘敏, 李强, 等. 胃黏膜肠上皮化生研究现状[J]. 胃肠病学和肝病学杂志, 2019, 28（10）: 1169-1173.

[40] 田华, 黄毓娟. 蒲公英多糖对幽门螺杆菌相关性胃炎大鼠胃黏膜炎性反应及 MAPK/ERK 通路的影响[J]. 现代中西医结合杂志, 2019, 28（35）: 3877-3880.

[41] 李晓凯, 顾坤, 梁慕文, 等. 薏苡仁化学成分及药理作用研究进展[J]. 中草药, 2020, 51（21）: 5645-5657.

[42] 纪宝玉, 范崇庆, 裴莉昕, 等. 白花蛇舌草的化学成分及药理作用研究进展[J]. 中国实验方剂学杂志, 2014, 20（19）: 235-240.

[43] 陈晓军, 韦洁, 苏华, 等. 莪术药理作用的研究新进展[J]. 药学研究, 2018, 37（11）: 664-668, 682.

[44] 王莹, 褚扬, 李伟, 等. 三七中皂苷成分及其药理作用的研究进展[J]. 中草药, 2015, 46（9）: 1381-1392.

[45] 段锦龙, 邓博, 贾立群. 六味地黄丸防治肿瘤的研究进展[J]. 中华中医药学刊, 2017, 35（9）: 2329-2331.

[46] 李贺赟, 曾方兴, 朱瑞雪, 等. 蒲公英的临床应用及其用量[J]. 吉林中医药, 2019, 39（10）: 1291-1293.

[47] 邸莎, 安学冬, 赵林华. 薏苡仁的临床应用及用量探究[J]. 吉林中医药, 2019, 39（12）: 1594-1597.

[48] Neuschwander-Tetri B A. Non-alcoholic fatty liver disease[J]. BMC Medicine, 2017, 15（1）: 45.

[49] Younossi Z M，Koenig A B，Abdelatif D，et al. Global epidemiology of nonalcoholic fatty liver disease-Meta-analytic assessment of prevalence，incidence，and outcomes[J]. Hepatology，2016，64（1）: 73-84.

[50] Wong R J，Aguilar M，Cheung R，et al. Nonalcoholic steatohepatitis is the second leading etiology of liver disease among adults awaiting liver transplantation in the United States[J]. Gastroenterology，2015，148（3）: 547-555.

第九章 泌尿系统疾病

第一节 肾虚络瘀型难治性肾病综合征

肾病综合征（nephrotic syndrome，NS）可由免疫、感染、遗传等多种因素引起，以肾小球基膜通透性增加为特征，表现为大量蛋白尿、低蛋白血症、高度水肿、高脂血症的一组临床症候群。其中，将激素（糖皮质激素）抵抗型或激素不耐受、激素依赖型及频繁复发型肾病综合征纳入难治性肾病综合征（refractory nephrotic syndrome，RNS）的范畴。难治性肾病综合征的病理类型可分为微小病变型肾病、足细胞病、局灶节段性肾小球硬化、膜性肾病等[1]。国内难治性肾病综合征占原发性肾病综合征的 30%~50%，最终可发展为终末期肾病，严重影响患者生活质量，给患者和国家带来沉重的经济负担。现代医学治疗难治性肾病综合征主要为糖皮质激素、环磷酰胺等免疫抑制剂药物，但存在治疗不规范、使用不合理及毒副作用较大等问题[2]。中医药治疗肾病综合征临床疗效明确，以态靶辨治思想为指导，对肾病综合征进行全程、全方位的分析与掌握，能够提高疾病治疗的靶向性、精准性。下文结合仝小林教授的"态靶辨治"理论浅谈肾虚络瘀型难治性肾病综合征的辨治思路。

一、肾病综合征的病因病机

肾病综合征属于中医学"水肿"、"虚劳"等范畴。《金匮要略·水气病脉症并治》之"血不利则为水"、《景岳全书·肿胀》之"凡水肿等证，乃肺脾肾三脏相干之病"等，指出肺脾肾亏虚，水液失布及瘀血、水湿等邪气浸淫可导致水肿。现代医家一般认为本病的病因病机有：①先天肾气亏虚，气化失常，不能行水；久病损伤脾肾，水液输布失常，水溢肌肤，导致水肿。②食嗜肥甘厚腻、辛辣之物，或失于濡养，引起脾胃损伤，脾胃失于运化，发为水肿。③外感六淫（风寒、水湿等邪气）邪毒侵入肌表，内舍脏腑，日久伤肾，导致疾病的发生。④劳倦过度，伤及肾脏，发为肾病综合征。⑤失治误治，长期大量服用激素等免疫抑制剂，导致虚火内生或湿热蕴结，进一步损伤脾肾，加重病情。在辨证论治理论指导下，结合患者乏力、水肿、尿有泡沫、腰部酸痛等症状及舌脉，将肾病综合征的核心病机多归纳为脾肾两（气、阳）虚、肝肾阴虚、湿热蕴结、风水泛滥、肾络瘀阻等证型，以此形成的补益肝脾肾、利水祛湿、活血化瘀等治则治法。肾病综合征病因多复杂，且病情反复多变，临床应与狼疮肾炎、过敏性紫癜肾炎、糖尿病肾病等继发性肾小球疾病及慢性肾小球肾炎相鉴别。

肾小球基膜通透性增加为主要病理变化，肾小球滤过膜分子屏障及电荷屏障功能失常，原尿中蛋白超过近曲小管重吸收时，导致大量蛋白随尿排出；大量蛋白丢失，进一步降低血液中蛋白，导致水电解质紊乱及渗透压失衡，引发水肿。中医药对肾病综合征具有其独特优势，可以减少尿蛋白、血肌酐、水肿等，从而抑制免疫、保护肾功能，且副作用较少。

二、态靶结合话辨治

仝小林教授认为肾病综合征是由风寒湿邪气侵入体内，久伏肾之络脉，导致肾脏亏虚及血瘀、水湿等病理产物产生。一则，风寒湿邪久居肾脏，肾阳不足，不能气化水液，水液代谢失常，发为水肿；二则，风寒湿邪潜伏，反复发作，损伤肾之络脉及肾气，肾虚失于固摄，精微外泄，导致大量蛋白尿及低蛋白血症；三则，邪气损伤肾络，累及肾气不足，进一步导致气滞血瘀，郁久化热，加之湿热互结，热邪燔灼肾络，进一步加重病情。仝小林教授指出肾病综合征是本虚标实、虚实夹杂之病性，以肾脏（阳、气）不足为虚，以风寒湿邪客于肾脏及血瘀、水湿为实，整体呈现"虚、损"之态。肾病综合征之"靶"主要体现在乏力、水肿、腰部酸痛、夜尿频数、小便有泡沫等"症靶"，以及尿蛋白、高尿酸、高血肌酐、高血压等"标靶"。因此，临床辨证肾病综合征应明确其处于"虚、损"态，重视其"症靶"及"标靶"。

（一）蛋白难治易复发，黄芪补虚又打靶

尿蛋白是由各种原因导致肾小球滤过膜屏障损坏，大量蛋白从尿液排出，从中医辨证角度来说归于"虚"的范畴。同时肾病综合征病位在肾，且病程较长，易复发，因此机体整体处于"虚态"。"虚态"是肾虚络损型难治性肾病综合征的重要态势之一。

黄芪功在补肾之虚及固表。既可调态，亦可打靶。在调态方面，黄芪性温，味甘，归肺、脾经，补气升阳、固表止汗、利水消肿、生津养血、行滞通痹、托毒排脓、敛疮生肌。《本草经集注》曰："黄芪……补丈夫虚损，五劳羸瘦。"《本草新编》曰："夫黄芪乃补气之圣药。"现代医学表明黄芪可促进已受损的肾小球毛细血管及肾小管功能的恢复，一定程度上阻止肾单位进一步损害[3]。仝小林教授常以大剂量的黄芪大补经络之气。

在打靶方面，现代医学表明黄芪富含微量元素硒，对肾小球基底膜的电荷屏障和机械屏障均有保护作用，减轻通透性蛋白尿，对肾性蛋白尿有减轻和消除作用[4]，尿蛋白持续不退者，可用大剂量黄芪。同时，黄芪可扩张末梢血管，增加肾血流量，抑制肾素-血管紧张素-醛固酮系统，提高肾小管细胞的反应性，增加尿量[3]。

（二）抵挡汤功在活血，伍丹参共通肾络

《血证论》曰："瘀血化水，亦发水肿，是血病而兼水也。"血行失畅，瘀滞血络，亦可阻滞气机，气滞水停、气滞血瘀，形成恶性循环。因此，"络瘀态"为肾病综合征"肾虚态"进一步发展而来。

抵挡汤即为"络瘀态"的调态"靶方"。其源于《伤寒论》，原文为："太阳病，六七日表证仍在，脉微而沉，反不结胸，其人发狂者，以热在下焦，少腹当硬满，小便自利者，

下血乃愈。所以然者，以太阳随经，瘀热在里故也，抵当汤主之。"《类证治裁·闭癃遗溺论治》曰："或血瘀下焦小便闭涩，代抵当汤。"在通肾络的治疗过程中抵挡汤的使用是从活血化瘀的角度出发，早期通络、全程通络。

方中生大黄、丹参、水蛭粉共通肾络，由抵挡汤加减而来。其中，大黄首见于《神农本草经》，其曰："主下瘀血血闭，寒热，破癥瘕积聚，留饮宿食，荡涤肠胃，推陈致新，通利水谷，调中化食，安和五脏。"生大黄一则活血化瘀以通肾之络脉，同时可引诸药入肾脏，二则通腑泄浊，大便以每日不超过 3 次为宜，三则可降血肌酐及尿蛋白。丹参活血化瘀，改善肾功能，同时还可增加尿量，降低血压。水蛭粉活血逐瘀通经之力强，是治疗肾病的核心药物，可减少尿蛋白、保护肾脏；合大黄有降肌酐、尿蛋白之功；合大黄、丹参，以活血化瘀通经之力，通利肾之血络。仝小林教授常用水蛭粉 3～6g，冲服或装入胶囊服用。

（三）利水祛湿泽泻当

水肿是肾病综合征常见的早期症状之一，贯穿于肾病综合征的始终，与其病情发生发展有着密切的关系。因此，治疗肾病综合征应严格控制水肿。泽泻性寒，味淡、甘，归肾、膀胱，利水渗湿、泄热、化浊降脂，尤善利水消肿，其力专且兼降压，为治疗肾系水肿的核心靶药。

《本草衍义》曰："泽泻其功尤长于行水。"《本草蒙筌》曰："泽泻……泻伏水，去留垢。"《药性赋》曰："泽泻利水通淋而补阴不足。"可见泽泻可泻多余之水湿，而不损伤真阴。同时，泽泻可降血脂。现代药理研究表明，泽泻醇 B 以及泽泻醇 A24-醋酸酯是泽泻利尿的主要有效成分；泽泻水提物可显著降低正常大鼠肾脏髓质水通道蛋白 2 的含量，抑制肾集合管对水的重吸收，从而增加大鼠尿量[5]。另外，泽泻具有利尿及抗利尿的双向调节作用，小剂量泽泻醇提取物可增加尿量，大剂量可显著抑制尿量[6]。同时，泽泻影响脂质代谢（如降低血清胆固醇、三酰甘油、高密度脂蛋白）的机制可能与改善胆固醇逆向转运的功效，能使胆固醇不断地运往肝脏，并在肝脏中不断地被分解及代谢有关[9]。临床上，仝小林教授运用泽泻治疗肾病综合征，可配伍茯苓、泽兰等血水同治。

三、病 案 举 隅

患者，女，15 岁。初诊，主诉：双下肢间断水肿 28 月余。现病史：28 个月前因双下肢水肿就诊于当地医院，诊断为肾病综合征。1 年前于山东某医院进行肾穿刺，病理结果为微小病变型肾病。长期服用环孢素（25～50mg）、泼尼松（2～12 片）治疗，每次撤减激素至 2 片时，即发作大量蛋白尿，2 年内反复发作 4 次。25 天前再次出现尿中泡沫，水肿。尿检：24 小时尿蛋白 10g。白蛋白 26g/L。泼尼松从 8 片逐渐加至负荷量联用利尿剂，治疗效果不佳，2 天前开始静脉滴注甲泼尼龙 40mg qd，予以控制。刻下症：小便多泡沫，双下肢重度水肿，晨起眼睑肿。大便日一次，偏干。舌红苔白微腻，底瘀滞。脉小滑数。辅助检查：总蛋白 7.9（64～82）g/L，白蛋白 14.7（34～50）g/L，胆固醇 13.08mmol/L，三酰甘油 2.22mmol/L，低密度脂蛋白 7.45mmol/L，24 小时尿蛋白 8.9g。

西医诊断　难治性肾病综合征。

中医诊断　水肿　肾虚血瘀。

治法　补肾化瘀，利水化湿。

处方　抵挡汤加减。

黄芪60g，丹参30g，生大黄6g（单包），水蛭粉3g（分冲），红曲15g，荷叶30g，泽兰15g，泽泻15g，补骨脂15g，骨碎补15g。

28付，日一剂，水煎服，早晚分服。

二诊　患者诉服上方28剂后，小便无泡沫，下肢无水肿，面肿减轻。纳眠可，大便正常。舌红，苔白微腻，底瘀滞。脉滑数弦。泼尼松减至10片。辅助检查：总蛋白60.6g/L，白蛋白38.4g/L，胆固醇8.3mmol/L，低密度脂蛋白4.76mmol/L，24小时尿蛋白0.06g。其后服用中药并逐步撤减激素，尿蛋白消失，遂改用水丸长期调服。一年后复诊，尿蛋白维持正常，泼尼松减至1/4片每日，嘱其停用激素，每隔6个月复诊，服水丸调服，停用激素至今蛋白尿未再复发。

【按语】　患者以双下肢间断水肿发病，在西医院诊断明确为肾病综合征后，予激素治疗，对激素敏感且反复发作，并出现大量蛋白尿，控制不佳，遂求治中医。肾穿刺病理结果为微小病变型肾病，同时对激素抵抗并频繁复发，为难治性肾脏综合征。与肾虚络瘀型难治性肾脏综合征的临床表现、肾脏病理变化一致。仝小林教授根据多年临床经验，并结合现代药理研究，采用"态靶结合"进行论治。治疗上以大剂量黄芪补肾之虚以调"肾虚态"，同时降低蛋白尿、增加尿量以"打靶"，态靶结合为降尿蛋白创造良好条件。抵挡汤化裁合丹参活血化瘀，调"络瘀态"，生大黄、丹参、水蛭粉共通肾络，是治疗肾络瘀滞型肾脏病的靶药组。患者下肢及面部水肿，使用泽泻15g，加强利水、通水道的作用。全方药物态靶结合，使尿蛋白能够尽快减少、水肿尽快减轻。患者后期诸症状、指标平稳，遂予水丸进行巩固，防止复发。

（邱　莎）

第二节　气滞络瘀型尿路结石

近年来随着饮食结构、生活方式的改变，尿路结石的发病率居高不下，并有上升趋势。2014年全国流行病学调查结果显示，我国成年人尿石症患病率为6.06%[7]。结石可引起疼痛、血尿、发热等症状，甚至导致急性尿路梗阻，急、慢性肾功能不全，肾切除等不良后果。现代医学中泌尿外科主要采取的是经皮肾镜碎石术、体外冲击波碎石术和开放手术治疗上尿路结石。但有碎石后的高复发率，多次震波碎石所致的远期肾萎缩风险，经皮肾镜下气压弹道碎石术后发生的出血、周围组织损伤等并发症风险，由此，多患者求助于中医药的治疗。下文结合仝小林教授的"态靶辨治"理论浅谈气滞络瘀型尿路结石的辨治思路。

一、尿路结石的病因病机

尿路结石属于中医学"淋证"中"砂淋"、"石淋"、"血淋"等范畴。隋代巢元方在《诸病源候论》中指出"肾虚不能制石"的病机，即肾虚、肾为热所乘导致石淋的观点。现代医家一般认为本病的病因病机有：①年老而肾气亏虚，气化不利，内生湿热，聚于膀胱，炼液灼津而成石；②过食肥甘，痰浊内生，郁久化热，炼而成石；③情志不疏，气郁于内，小便不利，浊者留于膀胱而化砂；④房劳过度，伤及肾精，肾阴虚损，内热自生，精炼成砂等。在辨证论治理论指导下，结合患者腰痛、尿频、尿急、尿痛等症状及舌脉，我们将尿石症的核心病机归纳为湿热蕴结、气滞血瘀、肾气不足等证型，以此形成了基于利湿、理气、通络、补虚的通淋排石法，经过历代医家临床验证，疗效卓著。

然而，得益于现代检查手段的进步，许多患者在出现无典型症状的上尿路结石时已被诊断。由于诊断端口前移，早期尿路结石患者"无症状"或"症状轻微"，往往仅在活动后或处于特殊体位时出现疼痛。因此，在证候诊断上，尚未出现明显的湿热蕴结、肾气不足等证型。针对类似的情况，仝小林教授提出在疾病早期应当大力借助现代医学的关键技术，尤其是生理、病理和诊断等已经取得的技术成果，大力提倡微观辨证在疾病早期辨治中的应用；并提倡对特有的疾病、症状以及理化指标寻找有针对性的靶向方剂和药物。

二、态靶结合话辨治

结石起病多缓慢隐匿，尿液中易于形成结晶的物质在肾脏或输尿管中停留，相互作用，形成结晶，随着物质的不断积累，结晶缓慢增大，与周围组织粘连，可诱发局部感染，或随尿路活动，至狭窄处造成梗阻。对于一些体积较小（＜1cm），无尿路狭窄、畸形等禁忌证，有潜力自行排出的结石，可采用中药辅助排石。

排石首先要解决结石与周围组织之间的粘连问题，用药物使之松动后方能向下移动，为排石打好基础。其次需要加强结石向下运动的力量，促进结石随尿液排出。因此基于上述病机，运用态靶结合思想进行分析，可以发现滞和瘀是此类结石辨治的关键之态，可以从以下3个方面态靶结合地治疗此型尿石症。

（一）结石顽固多粘连，莪术三七化瘀先

由于结石造成的局部充血、水肿、炎症及纤维组织增生等一系列病理改变，从微观辨证角度属于中医学中"瘀"的范畴。同时结石起病隐匿，病程较长，中医学认为"久病入络"，"久病必瘀"，因此"瘀态"是尿路结石进程中的关键阶段。

三七、莪术二药功在化有形之瘀血。既可调态，亦可打靶。莪术性温，归肝、脾经，破血行气、消积止痛。张锡纯应用莪术时指出"莪术性近平和……治瘀血，虽坚如铁石亦能徐徐消除，而猛烈开破之品转不能建此奇功"，描述了莪术行气化瘀的作用特点。三七亦是化瘀良药，能够止血而不留瘀，化瘀而不伤正，二药合用可共调"血瘀"态。现代医学表明莪术的挥发油成分能改变全血黏度等血液流变学参数，防止血小板聚集而抗血栓形成[8]。结石与尿路上皮组织之间由于不断摩擦，易产生破溃，随着增生性瘢痕的形成，成纤维细胞可逐渐固定结石。莪术通过抑制血液的凝集，防止形成增生性瘢痕，避免结石与周围组织粘连。三七亦有扩血管、抗血凝、改善微循环以及抑制结缔组织生成的功能，能够促进破溃快速机化，减轻组织粘连。两药协同作用起到松动结石的作用。

（二）厚朴三物偏行气，大黄主攻力最强

清代医家尤在泾就曾提出"石淋必须开郁行气，破血滋阴"。结石停留必使气血阻遏，而结石的排出又必赖气之宣通，以推动之。因此"滞态"成为结石形成的又一致病因素。

厚朴三物汤即为"气滞态"的调态"靶方"。其源于《金匮要略·腹满寒疝宿食病脉证治》，原文为："痛而闭者，厚朴三物汤主之。"尤在泾指出"三物汤意在行气"，在排石治疗中厚朴三物汤的使用是从气机推动的角度出发，推动结石下行，促进排石。方中重用厚朴，意在行气，使腑气得通。大黄素有"将军"之称，力猛善走，走而不守，直降下行。《血证论》中对大黄做出了概括："大黄一味，逆折而下，兼能破瘀逐陈……外而经脉、肌肤，凡属气逆于血分之中者，大黄之性，亦无不达。"枳实行气，有冲墙倒壁之功，与厚朴、大黄相伍，以气机推动有形之结石，促进其向下排出。

（三）利尿排石金钱草，重剂沉疴方效显

尿液在尿路中的停留时间过长也是尿石症的致病因素之一，如果尿路平滑肌收放失调，尿液流动缓慢容易导致成分沉淀、积累形成结石。金钱草入肾、膀胱经，清热利水通淋，善泻湿热，尤善化坚排石，其力专而势雄，为治疗尿路结石的核心靶药。

金钱草可以影响结石结构，促进结石溶解、缩小，同时加强平滑肌运动，使输尿管蠕动频率增加，加速排石。现代药理研究表明[9]金钱草中的多糖成分对结石的主要成分——水草酸钙的结晶有明确的抑制作用，且抑制作用随浓度的增加而增强，从而减慢水草酸钙的生长速率，抑制结石生长。另有研究发现[10]随着金钱草用量的增加输尿管平滑肌张力相应增加，显著提高金钱草的利尿排石效果。因此仝小林教授认为用金钱草治疗尿路结石时可以从 30g 起步，逐步加量至 90g，最大用量达 120g。金钱草的毒性极低，不良反应较少[11]，临床可放心使用。但由于结石本身成分不同，部分结石形状不规则、质地偏硬，单纯中药溶石、碎石困难，因此金钱草也不应一味加量，临床用量不超过 120g。

三、病 案 举 隅

患者，男，59 岁。初诊，主诉：间断尿血 1 月余。1 个月前因肉眼血尿就诊于北京某医院，查 CT 提示右输尿管盆段结石伴相邻管壁炎症改变；右侧肾盂及输尿管扩张积水。刻下症：间断尿血，自觉尿频、尿急，伴下腹部胀痛，大便日一次，偏干，小便可有泡沫。舌淡黄厚腻，底暗，脉沉弦硬。

　　西医诊断　输尿管结石。

　　中医诊断　石淋　气滞络瘀。

　　治法　行气化瘀。

　　处方　厚朴三物汤加减。

莪术 15g，三七 9g，姜厚朴 15g，炒枳实 15g，生大黄 9g（单包），金钱草 90g，海金沙 30g（包煎），车前子 30g（包煎），泽泻 30g。

14 付，日 1 剂，水煎服，早晚分服。

二诊 患者诉服上方 7 付后自觉小腹部胀坠感，小便时有异物排出，排出后痛减，余无不适。北京某医院复查 CT 与老片对比：原右侧输尿管盆段结石伴相邻管壁炎症改变，本次未见；原右侧肾盂及输尿管扩张积水，本次未见；原肾周多发渗出改变，本次未见。结石已顺利排出，同时肾盂积水与输尿管积水消失，炎症改变消失，肾周渗出消失，临床疗效满意。续以金钱草 5g 代茶饮，每周 2～3 次。

【按语】 患者以间断肉眼血尿、尿频、尿急，伴下腹部胀痛发病，于西医院诊断明确后求治中医。CT 检查提示输尿管结石，同时已出现结石周围组织炎症、水肿、渗出等并发症。与气滞络瘀型尿石症病理变化相一致，可采用态靶结合辨治。治疗上以莪术、三七活血化瘀止痛调"瘀态"，抑制结缔组织增生，松动结石周边粘连"打靶"，态靶结合为排石创造良好条件。厚朴三物汤调畅气机推动结石下行，调"滞态"，金钱草、海金沙、车前子三药构成了利尿通淋排石靶药组，意为加强输尿管平滑肌张力，提高利尿排石疗效。患者 CT 显示肾盂肾盏扩张积水，使用泽泻 30g，加强利水、通水道的作用。全方药物态靶结合，使结石能够快速有效地排出。

由于尿路结石复发率较高，预防结石复发相当重要。大量现代药理研究表明，金钱草对肾脏中草酸钙的结晶生长有抑制作用，使肾脏中含钙量、钙沉着率均明显降低。同时金钱草有扩张输尿管、增强利尿等作用，可促进残留结石的排出。临床应用证明金钱草安全可靠，以之 5g 代茶饮，不失为预防尿石症复发的有效方法。

（田卫卫）

参 考 文 献

[1] 李世军. 难治性肾病综合征使用钙调磷酸酶抑制剂策略[J]. 肾脏病与透析肾移植杂志，2019，28（2）：149-150.

[2] 郝静，袁伟杰. 难治性肾病综合征的病因及治疗研究进展[J]. 中国中西医结合肾病杂志，2013，14（6）：553-555.

[3] 杨晓萍. 黄芪治疗肾脏病的现代研究[J]. 辽宁中医杂志，2010，37（S1）：332-334.

[4] 黄海艳，高建东. 黄芪药理特性及在糖尿病肾病中运用研究概况[J]. 实用中医内科杂志，2011，25（10）：80-82.

[5] 张文涛. 沙苑子、泽泻降脂作用的比较研究[D]. 北京：北京中医药大学，2012.

[6] 田婷，陈华，冯亚龙，等. 泽泻药理与毒理作用的研究进展[J]. 中药材，2014，37（11）：2103-2108.

[7] 曾国华，麦赞林，夏术阶，等. 中国成年人群尿石症患病率横断面调查[J]. 中华泌尿外科杂志，2015，36（7）：528-532.

[8] 王颖，郭兰萍，黄璐琦，等. 姜黄、莪术、郁金的化学成分与药理作用研究进展[J]. 中国药房，2013，24（35）：3338-3341.

[9] 孟令栋. 排石溶石汤中金钱草不同剂量与疗效关系的观察[D]. 南京：南京中医药大学，2011：26-30.

[10] 单海涛，徐乐，李俊葵，等. 芍药甘草加金钱草汤对新西兰兔离体输尿管平滑肌张力的影响[J]. 中医药临床杂志，2015，27（2）：238-241.

[11] 严俊章. 岳美中溶解肾石方效验举隅[J]. 北京中医，1998，17（2）：5.

第十章 甲状腺疾病

第一节 桥本甲状腺炎

桥本甲状腺炎(Hashimoto thyroiditis,HT)是最常见的自身免疫性甲状腺炎(autoimmune thyroiditis,AIT),其特征是甲状腺被淋巴细胞浸润,血清存在针对甲状腺的特异性抗体[1]。一项中国 78 470 名参与者的横断面研究显示:成人甲状腺过氧化物酶抗体(thyroid peroxidase antibody,TPO-Ab)阳性率为 10.19%,甲状腺球蛋白抗体(thyroglobulin antibody,TgAb)阳性率为 9.7%,女性患者显著多于男性[2]。目前 HT 发生的病因和机制尚未完全明晰,多考虑为遗传和环境等因素导致的甲状腺自身免疫。甲状腺功能减退症是 HT 的最终结局,亚临床甲减伴 TPO-Ab 阳性的女性每年进展为临床甲减概率为 4.3%[3],双甲状腺自身抗体阳性及高滴度抗体水平与单抗体阳性及低滴度抗体水平相比,TSH 水平更高,游离甲状腺素(FT$_4$)水平更低[4];女性 HT 患者不良妊娠结局的概率可能高于正常人,HT 也是甲状腺肿瘤特别是甲状腺乳头状癌的危险因素之一。

目前针对 HT 的治疗,甲状腺功能正常的 HT 患者以随访为主,甲状腺功能异常时可分别进行抗甲状腺治疗或左甲状腺素替代治疗,甲状腺肿大明显、吞咽困难、有癌变倾向等情况考虑手术切除。也有对甲状腺局部注射糖皮质激素来降低抗体,改善症状;补硒或补充维生素 D 降低自身抗体水平,但这些方法仍需要大规模的循证证据[5,6]。HT 作为现代医学背景下的疾病,有自身发展规律和临床特征,甲状腺自身抗体升高、腺体弥漫性肿大是较为突出的表现,传统中医缺乏对它的系统认识,如何系统调治 HT、改善临床症状、降低抗体指标、减轻甲状腺肿大、调节免疫异常等问题值得探讨。

一、桥本甲状腺炎的病因病机

(一)病因

HT 可参考中医学"瘿病"、"虚劳"等认识,其发生与情志内伤、饮食水土失宜、禀赋差异、外感六淫等密切相关。《严氏济生方·瘿瘤论治》提到"夫瘿瘤者,多由喜怒不节,忧思过度……调摄失宜,气凝血滞,为瘿为瘤",认为瘿病主要由情志内伤引起。《诸病源候论·瘿候》言:"诸山水黑土中出泉流者,不可久居,常食令人作瘿病,动气增患。"主要考虑饮食水土失宜,影响脾胃运化,致痰湿内生,成为本病发生的重要条件。《圣济总录·瘿瘤门》中提到"妇人多有之,缘忧恚有甚于男子也"、《金匮要略·血痹虚劳病脉证并治》言："人年五六十……马刀侠瘿者，皆为劳得之。"指出瘿病发生与性别和年龄相关。《医宗金鉴·瘿瘤》言外感六淫与瘿病密切相关："瘿瘤二证……多外因六邪，荣卫气血凝郁。"

（二）病机

情志内伤则肝郁不舒，饮食水土失宜则脾虚不运，禀赋不足则肾气不充，六淫侵袭则气血凝郁。肝气郁滞，气机不畅，或脾肾不足，推动乏力，或遇外邪诱发，气血津液运行受阻，津聚成痰，血聚成瘀，痰瘀胶结，阻于颈部发为此病，日久郁而化火生热，进一步耗气伤阴，最终损及阳气，致使甲状腺功能减退。

（三）辨态定靶

全小林教授运用态靶理论辨治 HT，将传统辨证和现代辨病相结合，考虑痰瘀互结是重要的病理基础，根据不同阶段的临床表现分为"郁、热、虚"三态，宏观调态以散结为主，兼顾开郁、清热、补虚，改善症状和体征；同时参考现代医学提到免疫失衡的发病机制，结合现代本草的药理作用，微观打靶以调节免疫为要，降低甲状腺自身抗体水平、改善甲状腺功能指标。

郁态 疾病初起，肝气郁滞和（或）脾气亏虚，影响津液代谢，津聚成痰，痰气胶结阻于甲状腺，日久血液运行不畅，损伤局部脉络，产生瘀滞，痰凝血瘀胶结为本病发生发展的重要病理基础，同时有情绪不畅引起肝气郁滞之因。针对气滞痰凝血瘀之广义的"郁态"，其辨识要点为甲状腺自身抗体（TPOAb、TgAb）阳性，可伴有情绪抑郁或急躁易怒、轻度倦怠乏力、颈部不适感，舌胖大或有齿痕，苔腻，脉偏弦，或无明显不适症状仅有抗体指标异常。

热态 痰气瘀郁结日久可化热伤阴，或素体阳热、阴虚火旺者，火热煎熬津液，炼液为痰，既能加重郁结，又形成痰火互结之一派热象，抑或情志不畅，日久肝郁化火，引动心火，心肝火旺，整体呈现"热态"；其辨识要点为甲状腺自身抗体（TPO-Ab、TgAb）阳性、甲状腺功能正常或出现一过性甲状腺毒症，可伴颈部明显肿大压迫感、烦躁易怒、失眠、多汗、心慌、口干、大便异常等症状，舌红、苔黄、脉弦数或洪滑。

虚态 病程日久、年老体衰或禀赋不足，机体正气亏虚，或热伤气阴，气虚、阴虚进一步损及阳，阳气亦亏，病久及肾，肝脾肾功能俱不足，最终形成"虚态"，又影响痰凝血瘀程度进一步加重；其辨识要点为甲状腺自身抗体（TPO-Ab、TgAb）阳性、甲状腺功能减退，伴倦怠乏力、怕冷、情绪抑郁、大便异常等功能不足的表现，舌胖大或齿痕，或伴舌质暗、底瘀滞，脉沉细弱。

现代医学认为 HT 始于免疫失衡（遗传和环境因素共同影响下出现自身免疫失衡，甲状腺自身抗体升高），部分可见甲状腺毒症（促甲状腺激素受体抗体刺激或甲状腺滤泡结构破坏，导致释放或生成甲状腺激素增加），最终形成甲减（甲状腺实质破坏，甲状腺激素产生减少），与"郁—热—虚"三态变化有异曲同工之妙，但是由于现代医学对该病的认识仍存在局限性，故是否一一对应以及中医不同证型与甲状腺自身免疫的内在联系仍存在争议和不足，还需要进一步的研究证据。

（四）辨靶

2008 年中华医学会内分泌学分会发布的《中国甲状腺疾病诊治指南》对 HT 的诊断标准[1]为：①弥漫性甲状腺肿大，质地较韧，特别是伴峡部锥体叶肿大；②血清 TPO-Ab 和 TgAb 阳性，①②诊断即可成立；③甲状腺细针穿刺细胞学检查有确诊价值；④伴临床甲状腺功能减退（简称甲减）或亚临床甲减进一步支持诊断。另外，甲状腺功能正常的 HT 患者临床可能出现乏力、咽部不适，伴随甲状腺功能亢进（简称甲亢）或甲减可能出现急躁易怒、失眠、多汗、大便异常、怕冷等代谢异常的表现。故 HT 既包括乏力、失眠、大便异常等传统中医症靶，也兼顾甲状腺弥漫性肿大（结节）、甲状腺自身抗体（TPO-Ab、TgAb）升高和甲状腺功能异常的现代医学标靶。

二、态靶结合话辨治

（一）调态

肝气郁滞和（或）脾气亏虚，导致体内气血津液运行失常，痰、瘀等病理产物产生胶结于颈部，是 HT 发生发展过程中的关键因素，《素问·至真要大论》言"结者散之"，全小林院士治疗 HT 时常用化斑汤（莪术、三七、浙贝母）加减散结通络，根据疾病表现的不同态势，考虑气郁不舒之因、郁而化火之变和阳虚不温之果，有开郁散结、清热散结、补虚散结之异。

肝主疏泄，调畅情志，调节气机，脾胃是气血生化之源、气机升降之枢纽，前期针对肝郁或脾虚导致痰气胶结、脉络瘀阻之广义郁态，郁者散之，以开郁散结为主，常合柴胡疏肝散、半夏泻心汤、二陈汤等加减，如柴胡、香附、香橼、佛手、陈皮等药疏理气机郁滞；黄连、半夏、生姜等辛开苦降，顺气导痰开郁。

中期气痰瘀胶结日久，蕴而化火生热，或肝火炽盛，日久伤及阴液，表现以热态为著，热者清之，故以清热散结为主，常合用消瘰丸加减，配伍夏枯草、黄药子、木贼草、猫爪草、黄芩、茵陈、赤芍等药清肝泻火，或加知母、生地黄、西洋参等滋阴凉血、益气养阴。

后期病久或热伤气阴，损于阳，阳气亏虚，肝脾肾功能俱不足，以虚态为主，虚者补之，以补虚散结为主，虚损程度较轻者可加黄芪、白术、茯苓、当归等药补益气血，虚损程度较重者常合用二仙汤补肾助阳。

（二）打靶

标靶　HT 临床以甲状腺自身抗体（TPO-Ab、TgAb）升高为主要表现，伴/不伴甲状腺功能异常。全小林院士善用雷公藤、穿山龙作为标靶药来降抗体水平，穿山龙常用 30～60g，有时用 90g，甚达 150g，雷公藤用量为 6～30g，常用 9～15g。现代药理研究表明，雷公藤多苷、穿山龙薯蓣皂苷均有调节免疫平衡、降低自身抗体的作用。雷公藤对肝肾功能、血液系统及生殖系统有损害，根据自身体质、肝功能情况和生育要求，谨慎选择雷公藤用量，配伍护肝解毒的中药茵陈、五味子、甘草、鸡血藤等，定期监测肝功能调整剂量，未生育者慎用；穿山龙相对雷公藤，安全性更好，所以经常作为 HT 或者其他自身免疫性疾病降低抗体时的二线用药。

HT 合并甲亢时，全小林院士常用夏枯草和黄药子清肝散结消肿，既能降低抗体水平，又能改善升高的甲状腺功能，夏枯草用量为 15～120g，常用 30～90g，黄药子常用 9～15g。现代药理研究表明夏枯草、黄药子有抗氧化、调节免疫等作用，治疗 HT 伴甲亢，全小林院士认为黄药子是治疗甲亢的大药、靶药，作用类似西医的抗甲状腺药物，用时一定要注意肝脏损伤，通过配伍保肝中药（茵陈、赤芍、五味子、甘草）、短时（不超过半个月）、适量应用，定期复查肝肾功能和血常规，保证用药安全性。

全小林院士经常用黄芪、当归、白术、茯苓、仙茅、淫羊藿等补益温阳之药，来调节机体免疫，纠正功能不足之偏态，防治甲减，淫羊藿为 9～30g。现代药理研究表明淫羊藿总黄酮能改善 Treg/Th17 平衡，调控炎症因子，降低抗体水平，改善甲状腺功能水平。

症靶 HT 临床上以甲状腺弥漫性病变或肿大为特征，常伴有甲状腺结节，全小林院士临床常用化痰散结的消瘰丸（牡蛎 15～120g，浙贝母 6～30g，热象明显者加玄参 15～30g）配伍莪术（6～45g）、三七（3～15g）活血化瘀治疗结节/增生/癌肿类等痰瘀阻滞之证。

HT 临床症状或不典型，有时可见倦怠乏力、失眠、汗出、大便异常等。常用黄芪（15～30g）、当归（9～15g）补益气血，改善乏力；酸枣仁（10～60g）养心安神，善补善敛，能使"阳入于阴"，固已入之阳不外出而治疗早醒，常配伍黄连治疗失眠；煅龙牡（多用 15～60g）镇潜收涩，治疗失眠、汗多；大便异常也经常存在于 HT 患者中，包括大便黏腻、便溏、便秘等，常用生白术（15～90g）、炒白术（9～30g）健脾利湿来调节大便异常（表 10-1，表 10-2）。

表 10-1 HT 常用的标靶药

异常指标	靶药
TPO-Ab、TgAb 升高	雷公藤、穿山龙
甲亢	夏枯草、黄药子
甲减	黄芪、当归、淫羊藿、仙茅
肝功能异常	茵陈、五味子、甘草、鸡血藤、赤芍
甲状腺结节	玄参、生牡蛎、浙贝母、莪术、三七
甲状腺弥漫性肿大	夏枯草、猫爪草、木贼草

表 10-2 HT 常用的症靶药

症状	靶药
倦怠乏力	黄芪、当归、淫羊藿
失眠	酸枣仁、黄连、煅龙牡
多汗	煅龙牡
大便异常	生炒白术

（三）审因顾果

自身免疫失衡，是 HT 发生的病理基础，气郁为始动因素，肝气郁滞或脾气亏虚，影响津液代谢，津聚成痰，痰气胶结阻于甲状腺，日久血液运行不畅，损伤局部脉络，产生瘀滞，随着病情的进展，形成果态有二：一方面由于疾病日久损耗，机体阳气不足，推动温煦功能失职，产生乏力、畏寒、激素水平下降等甲减表现；另一方面，HT 中甲状腺细胞结构破坏，纤维组织增生，中医言久病损伤脉络，血道不通，气水不调，痰瘀等病理产物堆积，进一步加重郁态，导致恶性循环，形成癥瘕，如甲状腺结节，甚至发生癌变。所以治疗上既要疏肝理气、化痰散结，治痰气胶结之因，又要补气温阳、散结通络，顾阳虚、络瘀之果。

（四）预后调护

甲状腺功能正常的 HT 患者需半年到一年随访 1 次，复查甲状腺功能和抗体指标，以及甲状腺超声情况，如果甲状腺功能或组织异常，根据实际情况进行复查和治疗。HT 患者生活中提倡适碘饮食，某些含碘量高的食品，比如海带、紫菜、海苔、海藻等少用或不用。尽量保持规律的作息和良好的心态，避免熬夜及情绪急躁抑郁，提高机体免疫力。

三、小　结

桥本甲状腺炎是甲状腺疾病中常见的自身免疫性疾病，患病率居高不下，易产生多种不良结局。仝小林院士运用态靶理论辨治该病，考虑桥本甲状腺炎始于肝郁气滞，痰瘀互结是重要的病理基础，中间可见郁而化火之变，最终脾肾亏虚发展为甲减，根据不同阶段的临床表现分为"郁、热、虚"三态，宏观调态以散结为主，兼顾开郁、清热、补虚，改善症状和体征；同时参考现代医学提到免疫失衡的发病机制，结合现代本草的药理作用，微观打靶以调节免疫为要，降低甲状腺自身抗体水平、改善甲状腺功能指标。

四、病案举隅

患者，女，39 岁。初诊，主诉：心悸 1 个月余。现病史：1 个月余前因自觉心悸就诊于某医院，查甲功+抗体：FT$_4$、T$_4$[①]、FT$_3$[②]、TPO-Ab、TgAb 升高，TSH 下降，促甲状腺激素受体抗体（TRAb）未见异常，超声示甲状腺左叶实性结节（4 级），心电图正常，诊断为桥本甲亢、甲状腺结节，未用抗甲状腺药物，服用中药（具体不详）治疗，后就诊于仝小林教授门诊，现自觉心悸，胸闷有痰、难咯，乏力，晨起骨关节肿胀疼痛，身重，易汗出，纳差，怕冷，舌胖大有齿痕，偏红，舌底滞，舌苔淡黄腐腻，脉弦细弦。既往甲状腺结节切除术后、子宫肌瘤、双子宫、乳腺增生、肺结节病史，吸烟 20 年，母亲甲状腺多发囊肿、结节。辅助检查：甲功五项+TRAb 未见异常，TPO-Ab 552.7（0～9）U/ml↑，TgAb 30.3（0～4）U/ml↑。

西医诊断　桥本甲亢，甲状腺结节，子宫肌瘤，乳腺增生，肺结节。

---

① T$_4$：甲状腺素。
② FT$_3$：游离三碘甲腺原氨酸。

中医诊断 瘿病，肝郁化热 痰瘀互结。

治法 疏肝解郁清热，化痰散结通络。

处方 夏枯草 60g，猫爪草 30g，黄药子 15g，醋五味子 15g，醋莪术 30g，三七 6g，浙贝母 9g，穿山龙 45g，桂枝 15g，黄芪 15g，鸡血藤 15g，生姜 9g。

28 付，日 1 剂，水煎服，早晚分服。

嘱查肝肾功能无异常后服药 1 个月，甲状腺超声 3 个月复查一次。

后患者规律复诊，病程中出现痤疮、大便黏，考虑内有湿热，予黄连、茵陈、车前草、蒲公英、生薏苡仁清热利湿；月经异常（痛经，月经量多，有血块，经期嗜睡、腰酸），查超声示多发子宫肌瘤，考虑痰湿瘀血内聚，不通则痛，在前期治疗基础上加大三七用量增其活血化瘀之效，加茯苓、桃仁取桂枝茯苓丸之意活血利水；或见胃怕凉、大便不成形、腹胀等症状，加生炒白术等药健脾利湿，枳实、大腹皮行气除胀，黄芪合当归、淫羊藿补气温阳，加炒杜仲、盐补骨脂、骨碎补补益肝肾，改善腰酸、骨关节疼痛。病程中根据抗体升高程度及病情发展，穿山龙最大用至 120g，后以 30～60g 巩固疗效。治疗后患者胸闷、痛经等症状减轻，心悸、纳差消失；治疗前（2020 年 10 月民航总医院）甲状腺回声欠均匀，甲状腺左叶实性结节（0.8cm×0.7cm×0.8cm×0.8cm 5 级，民航总医院），治疗后（2021 年 9 月广安门医院）甲状腺左叶实性结节伴粗大钙化（0.6cm×0.5cm 3 级）（2021 年 10 月民航总医院）TPO-Ab 51.3（0～9）U/ml↑，TgAb 16.9（0～4）U/ml↑；病程中患者甲状腺功能、TRAb、肝肾功未见明显异常，偶出现 TSH 一过性升高和降低，用药后复查正常。后因疫情间断随诊（2022 年 10 月民航总医院）查 TPO-Ab 21.5（0～9）U/ml↑，TgAb 9（0～4）U/ml↑。

【按语】 患者为青年女性，主因桥本甲亢心悸就诊，既往有甲状腺结节、子宫肌瘤、乳腺结节、肺结节病史，符合女性小三联征表现，加之有家族病史，考虑结节体质，存在气滞痰凝血瘀，有多年吸烟史，郁久化火生热，兼久病脾肾不足，整体呈现虚实夹杂之势。据舌脉证，既有肝郁化火、痰瘀互结之标，又有脾肾不足之本，故治疗上宜疏肝解郁清热、化痰散结通络，兼顾补益脾肾。夏枯草、黄药子、五味子合用清肝泻火，护肝解毒，夏枯草配伍猫爪草兼顾治疗甲状腺弥漫性病变，浙贝母、醋莪术、三七化痰散结、活血通络，配伍桃仁、茯苓、桂枝活血通经利水，黄芪、桂枝、鸡血藤温经通络，于补益正气中寓通行血脉之力，黄芪合当归、淫羊藿又能补气温阳，预防甲减果态，生炒白术健脾利湿，枳实、大腹皮行气除胀，蒲公英、生薏苡仁等清热利湿，改善大便异常、腹胀、痤疮等症状，穿山龙能调节免疫，作为靶药降低 TPO-Ab 和 TgAb，贯穿疾病始终。诸药合用，清肝热痰瘀之标，补脾肾不足之本，打抗体升高之靶，防阳虚络瘀之果，标本兼顾、态靶同调，故见良效。

（张 培）

第二节 痰火凝结型甲状腺结节

甲状腺结节是指局部甲状腺细胞生长异常导致甲状腺内出现一个或多个组织结构异常

的团块，属于临床内分泌科常见病和多发病，多见于女性和老年人群，高分辨率甲状腺 B 超检查发现甲状腺结节的患病率为 20%～76%[7]，其危险因素包括性别、年龄、碘摄入量、放射线接触史、遗传等[8]。大多数单纯甲状腺结节患者无临床症状，常通过触诊、超声等检查手段发现，主要依靠甲状腺超声诊断，甲状腺细针吸取细胞学活检是鉴别结节良恶性最可靠、最有价值的诊断方法，临床可从大小、质地、形状、边界、血供、淋巴结以及与周围组织的关系等方面评价结节的性质，5%～15% 甲状腺结节为甲状腺癌。良性甲状腺结节主张定期随访，临床通过 L-T$_4$ 抑制、PEI、^{131}I、手术等手段治疗，但是存在不良反应、复发率高等问题，对于前期症状不明显未达到治疗指征者缺乏有效的防治方法。中医学从辨证论治和整体观念出发，能早期介入疾病治疗，认为该病主要由情志、水土、体质等因素导致，发病关键在于气、痰、瘀，临床通过消瘿散结、疏肝解郁、健脾化痰、活血软坚、滋阴降火等治法，采取中药或中成药内服、针灸贴敷外治等手段，能有效改善甲状腺结节的临床表现，不良反应小，减少复发，中医药治疗甲状腺结节存在明显优势。下文结合全小林教授的"态靶辨治"理论浅谈痰火凝结型甲状腺结节的辨治思路。

一、甲状腺结节的病因病机

甲状腺结节属于中医学"瘿病"范畴，亦有人称之为"瘿结"、"瘿瘤"、"肉瘿"，早在战国时期即有"瘿"的记载。《诸病源候论》认为"瘿者，由忧恚气结所生，亦曰饮沙水，沙随气入于脉，搏颈下而成之"，提出该病发生与情志内伤、地方水土相关；《杂病源流犀烛》认为"然西北方依山聚涧之民……其间妇女，往往生结囊如瘿"，指出瘿病发生与地理位置、性别相关；《外科正宗》从气、血、痰角度论治瘿瘤，言："人生瘿瘤之症，非阴阳正气结肿，乃五脏瘀血、浊气、痰滞而成。"现代医家考虑该病的病因病机多从以下几个方面分析：①情志不畅，现代人生活节奏较快，压力相对增加，容易产生负面情绪，情志不畅日久，肝气失于条达，气机郁滞，津液血液失于通畅，气滞、痰凝、血瘀胶结而成瘿；②饮食失宜，平素饮食偏嗜肥甘厚味，损伤脾胃，中焦运化不及，痰湿内生，阻碍气机，痰气搏结于颈部成瘿；③体质偏颇，甲状腺结节有一定的家族遗传和地区聚集倾向，先天禀赋、水土因素和生活方式均可导致个体差异，造成体质的偏颇性，如长期熬夜，耗伤肝血肾精，阴亏火旺，炼液成痰，日久结瘿。瘿病始从气郁，枢机失于条达，致津血运行不畅，津聚成痰、血聚成瘀，气、痰、瘀搏结于颈部而成瘿病，兼有阴虚、热盛、阳虚，病位多在肝脾，与心肾相关，各类病理因素不是单独存在的，而是相互结合、兼夹为病，病性多虚实夹杂，需仔细辨别。治疗则围绕各类病机展开，包括疏肝理气、化痰软坚、散结通络、活血化瘀、滋阴降火等方面。

二、态靶结合话辨治

甲状腺结节是由于甲状腺细胞在局部异常增生形成包块，多因体检或出现不适症状就诊发现，可伴发或继发 HT、甲亢、甲减和甲状腺癌等多种甲状腺疾病。甲状腺细胞在局部异常生长，可能引起甲状腺功能变化，如果血液循环中甲状腺激素增多，常伴有体重下降、烦躁失眠、心慌多汗等高代谢的甲亢表现，如果甲状腺结构破坏过多，会逐渐出现乏力、怕冷等甲减症状，更重要的是甲状腺结节存在恶变风险，需定期关注结节变化。

仝小林教授提出"诸结癥瘤，菱形发病，皆属于郁"，从"郁"角度论述结节类疾病（女性三联征）的临床治疗思路，认为甲状腺结节多因情志内伤而起，肝气郁结不舒，气机不畅日久，影响体内水液运行，肝气乘脾或平素偏嗜肥甘厚味、辛辣刺激，损伤脾胃运化，痰湿内生。该病前期以郁态为主，气滞痰阻搏结于颈部成瘿，郁久化火，或素体阴虚火旺，炼津为痰，痰火互结，病久能瘀阻络脉，损伤气血，气、痰、火、瘀形成恶性循环，相互影响，进一步加重郁态，此处的"郁"指气郁、痰凝、火结、血瘀等因素夹杂在一起形成的广义的郁态，其中气郁是基础、痰火凝结是核心、血瘀是果；患者素体阴虚或阳虚，抑或是后期热盛伤阴，阴损及阳，气血阴阳俱不足，痰瘀毒邪未清，因虚而郁，此时以虚态为主，正气无力祛邪外出，成正虚邪恋之势。甲状腺结节可出现咽部不适、颈部增粗、情绪激动、烦躁、失眠、乏力、多汗等症状，或伴随甲状腺功能、抗体水平异常，临床针对不同的症靶和标靶用药。

综上所述，甲状腺结节以气郁或气虚为因，"郁"、"损"为核心之态，以甲状腺结节、甲状腺激素、临床症状为靶，正气亏虚、痰瘀互结为果，病性属虚实夹杂，前期以郁态为主，实中夹虚，后期以损态为主，虚中夹实，病位主要在肝，与心、脾、肾相关，临床治疗该病应明确其"郁、损"态和"症、标"靶，精准化遣方用药。

（一）调态打靶消瘰丸，审因顾果此方先

临床所见甲状腺结节患者以女性为主，多数有情志不畅病史，甲状腺局部增生结块乃气郁、痰阻、血瘀所致，故治以开郁化痰、散结通络。部分患者素体阴虚阳热或日久积而化火，炼液为痰，痰火互结于颈部成瘿，反过来又能加重气血津液运行不畅，使病情进一步发展，由实转虚。在整个甲状腺结节的病程中调整郁损之态是治疗关键。

消瘰丸出自清代程钟龄的《医学心悟》，原为肝经血燥有火之瘰病所设，仝小林教授认为其能调痰火凝结之态，兼打甲状腺结节之症靶，为态靶同调之良方。方中有玄参、生牡蛎、浙贝母三味，功在清热化痰散结，三味药均见于《神农本草经》，玄参"味苦、微寒"，能消积聚，补肾气，明目，入肝肾二经，张锡纯言其性凉而不寒，善滋补肝肾之阴液，《本草纲目》言此药能壮水以制火，功在散火，仝小林教授临床常用15～30g；牡蛎：《神农本草经》言"味咸，平，主伤寒寒热，温疟洒洒，惊、恚、怒气，除拘缓，鼠瘘，女子带下赤白"，咸水属足少阴肾经，以软坚化痰散结，又主惊、恚、怒气，有平肝镇肝之用，仝小林教授临床常用15～60g，大剂量时可用到120g；贝母：《神农本草经》言"主疝瘕，喉痹，乳难"，味辛，性寒，辛以化痰散结，寒以清热解毒，临床多用浙贝母，用量为6～30g。现代药理研究表明，浙贝母、生牡蛎、玄参均有抗肿瘤的作用[9-11]，牡蛎、玄参还能增强机体免疫、保护肝功能[10, 12]，三药合用，共奏清热化痰、软坚散结之效，消郁态、散结节，乃态靶同调之方。

甲状腺结节的痰火凝结状态如未经干预有可能随瘀毒渐盛而发展为癌。因此，可将痰瘀毒聚的甲状腺癌视为甲状腺结节的果态之一。仝小林教授提到张锡纯《医学衷中参西录》所载消瘰丸（牡蛎、黄芪、三棱、莪术、血竭、乳香、没药、龙胆草、玄参、浙贝母）可用于

治疗甲状腺癌，该方较《医学心悟》消瘰丸增加了活血破瘀及补虚清热之药，充分考虑到疾病后期患者以正气不足、痰瘀毒聚的瘀、损状态为主，从既病防变的角度来治疗石瘿。

（二）少阳火郁夏枯草，清肝散结肿毒消

《神农本草经》言夏枯草"味苦，辛，寒，主寒热，瘰疬，鼠瘘，头疮，破癥，散瘿结气，脚肿湿痹"，苦以降气、辛以散结、寒以清热；《冯氏锦囊秘录》言其"散结气而解内热，补肝血缓肝火"，此药为肝胆郁火之专药；仝小林教授认为此药入肝胆经，能解少阳郁火，功在清肝散结、解毒消肿。现代药理研究发现[13, 14]，夏枯草化合物对癌细胞增殖有较强的抑制作用，可用于治疗甲状腺癌，还能通过调节机体的免疫因子、抑制信号通路活化等方式调节免疫，有效降低甲状腺功能和抗体指标，治疗甲亢和 HT[15, 16]。综合考虑，夏枯草可作为态靶药用于治疗甲状腺结节合并甲状腺肿大、甲亢属肝胆郁火者，常用15～60g，大剂量应用可达120g。

（三）活血化瘀防果态，莪术三七通络效

古人言：久病多瘀、久病入络，痰火凝结日久，气血运行不畅，瘀阻络脉，反过来又能影响气机条达、水液代谢，造成气血亏损。气、痰、火、瘀不仅是病理产物也互为病理因素，容易形成恶性循环，促进良性结节向癌症发展。早期应用活血化瘀药能帮助疏通气血，预防络脉瘀滞。现代药理研究发现[17, 18]，莪术油、三七总皂苷能抑制癌细胞增殖、改善其耐药作用，临床可作为治疗癥瘕之靶药，功在活血通络、散结消癥，莪术用6～45g，三七3～15g。若患者素体虚弱，或久病致虚，要根据阴阳偏损以补之，但此时除正气亏虚外仍有痰瘀毒邪留著，勿忘加入莪术、三七等活血化瘀靶药。

（四）多种疾病易相兼，微观打靶疗效添

甲状腺结节可合并桥本甲状腺炎，表现为甲状腺自身抗体水平增高，而临床症状不明显，笔者从微观打靶角度考虑，将抗体作为标靶来遣方用药，及时干预，防止甲状腺进一步损伤，常加标靶药物如雷公藤、穿山龙。现代药理研究发现[19, 20]，穿山龙、雷公藤具有抗炎、调节免疫的作用，能有效降低甲状腺自身抗体水平，穿山龙用量为 9～150g，常用30g，雷公藤为6～30g，常用15g。考虑到药物本身和大剂量应用时的毒副作用，故用药时首先应询问患者的生育要求，从小剂量开始，同时注意久煎，配伍茵陈、甘草、五味子等药保护肝功能，定期复查肝肾功能和血常规。

笔者经多年临证观察，发现甲状腺结节的女性患者多伴有乳腺增生、子宫肌瘤等疾病。因女子以肝为先天，易因郁致病，阻滞气血，凝为癥瘕积聚，此三者具有相似的病因病机，其治法大致相同，被称为女性小三联征。在辨治时亦应采用"态靶结合"的思路，整体调患者气郁痰凝血瘀之态，打病、症、标之靶，异病同治，除患者病痛。

三、病 案 举 隅

患者，女，50岁。初诊，主诉：左侧颈部肿大 5 个月。现病史：5 个月前患者发现左

侧颈部肿大就诊于当地医院，甲状腺超声提示双叶大，多发囊实性结节，最大左侧 2.5cm×1.4cm，右侧 1.1cm×1.1cm，甲功及抗体正常，诊断为甲状腺结节，予平消胶囊口服。后因颈部肿胀、心慌气短、胸闷喘憋、便秘就诊，间断口服中药汤剂治疗，效果不佳。刻下症：左侧颈部肿大较前增加，胸闷气短，性情急躁易怒，全身浮肿，纳眠可，大便秘结，3 日一行，小便偏黄，夜尿 1～2 次，月经量多，周期欠规律。舌偏红，苔淡黄黏腻，脉弦硬数，血压：126/91mmHg，脉搏：85 次/分。既往双侧乳腺结节、右侧乳腺囊肿、高血压、干眼症病史。母亲有甲状腺疾病（颈部增粗、具体不详）。化验结果：肝肾功、血糖血脂未见明显异常；甲状腺超声：甲状腺双侧叶结节（倾向良性），左侧 3.2cm×1.7cm，右侧 1.9cm×1.1cm；乳腺超声：右乳低-无回声结节[拟乳腺影像报告数据系统（BI-RADS）3 类]，大小 0.8cm×0.3cm。

西医诊断　非毒性多个甲状腺结节；乳腺结节；高血压。

中医诊断　瘿病　痰火凝结。

治法　清热化痰，解毒散结。

处方　消瘰丸加减。

夏枯草 30g，浙贝母 30g，生牡蛎 60g（先煎），醋莪术 30g，三七 15g，火麻仁 60g，茺蔚子 30g（包煎），盐车前子 30g（包煎），茯苓 30g，醋香附 24g，佛手 15g，香橼 15g。

28 付，日 1 剂，水煎服，早晚分服。

后患者规律复诊，再次行超声检查发现子宫增大并子宫肌瘤（多发），宫颈囊肿、右乳囊肿，符合女性小三联征。患者前期以痰火结聚为主，治疗 5 个月后以五心烦热、烘热汗出、阴部瘙痒的阴虚火旺为主，故调整滋阴清热、活血祛瘀、化痰散结为主要治法，辅以健脾除湿，经治疗后，患者颈部肿胀、情绪急躁较前减轻，烘热汗出、五心烦热、全身浮肿等症状消失，8 个月后再诊时超声示双侧甲状腺囊实混合性结节，边界清，左侧 1.9cm×2.3cm，右侧 1.3cm×1.3cm，右侧叶甲状腺低回声结节，较大约 1.6cm×1.1cm。继续治疗，嘱患者定期复诊。

【按语】　患者以颈部肿大，予当地医院诊断明确后，口服中成药及中药汤剂后疗效不佳，遂来就诊。当前有左侧颈部肿大、胸闷气短、急躁易怒、大便秘结、小便偏黄等症状，舌偏红，苔淡黄黏腻，脉弦硬数，据舌脉证，符合痰火凝结型甲状腺结节的临床表现，故用消瘰丸配伍夏枯草清热化痰、解毒散结调痰郁、火郁之态，三七、莪术活血化瘀、散结通络消血郁之态，同时也作为靶药消甲状腺结节大小，加香附、香橼、佛手疏肝理气，治疗气郁之因，改善烦躁。患者病久损伤阴液，阴不制阳，呈现五心烦热、烘热汗出、阴部瘙痒的阴虚火旺之象，故调整以滋阴降火为主，同时健脾除湿来杜绝生痰之源，以免痰浊留著为患。通过态靶结合治疗，有效缓解患者的临床症状，减小甲状腺结节。

（张　培）

参　考　文　献

[1] 中华医学会内分泌学分会《中国甲状腺疾病诊治指南》编写组. 中国甲状腺疾病诊治指南[J]. 中华内科杂志，2008，47（9）：784-787.

[2] Li Y Z, Teng D, Ba J M, et al. Efficacy and safety of long-term universal salt iodization on thyroid disorders: epidemiological evidence from 31 provinces of mainland China [J]. Thyroid: Official Journal of the American Thyroid Association, 2020, 30 (4): 568-579.

[3] Vanderpump M P, Tunbridge W M, French J M, et al. The incidence of thyroid disorders in the community: a twenty-year follow-up of the Whickham Survey[J]. Clinical Endocrinology, 1995, 43 (1): 55-68.

[4] Sun J, Teng D, Li C, et al. Association between iodine intake and thyroid autoantibodies: a cross-sectional study of 7073 early pregnant women in an iodine-adequate region[J]. Journal of Endocrinological Investigation, 2020, 43 (1): 43-51.

[5] Wichman J, Winther K H, Bonnema S J, et al. Selenium supplementation significantly reduces thyroid autoantibody levels in patients with chronic autoimmune thyroiditis: a systematic review and meta-analysis[J]. Thyroid: Official Journal of the American Thyroid Association, 2016, 26 (12): 1681-1692.

[6] Wang S, Wu Y P, Zuo Z H, et al. The effect of vitamin D supplementation on thyroid autoantibody levels in the treatment of autoimmune thyroiditis: a systematic review and a meta-analysis[J]. Endocrine, 2018, 59 (3): 499-505.

[7] 中华医学会内分泌学分会. 甲状腺结节和分化型甲状腺癌诊治指南[J]. 中华内分泌代谢杂志, 2012, 28 (10): 779-797.

[8] 朱砚, 李敬华, 王素莉, 等. 甲状腺结节病因及危险因素的研究进展[J]. 现代中西医结合杂志, 2016, 25 (15): 1701-1703.

[9] 赵金凯, 杜伟锋, 应泽茜, 等. 浙贝母的现代研究进展[J]. 时珍国医国药, 2019, 30 (1): 177-180.

[10] 冯丽, 赵文静, 常惟智. 牡蛎的药理作用及临床应用研究进展[J]. 中医药信息, 2011, 28 (1): 114-116.

[11] 邹霞, 易萍, 曹江. 玄参多糖抗肿瘤作用的实验研究[J]. 中国医药指南, 2015, 13 (10): 69-70.

[12] 李翎熙, 陈迪路, 周小江. 玄参化学成分、药理活性研究进展及其质量标志物分析预测[J]. 中成药, 2020, 42 (9): 2417-2426.

[13] 窦景云, 于俊生. 夏枯草药理作用及临床应用研究进展[J]. 现代医药卫生, 2013, 29 (7): 1039-1041.

[14] 严东, 谢文剑, 李春, 等. 夏枯草化学成分及其体外抗肿瘤活性研究[J]. 中国实验方剂学杂志, 2016, 22 (11): 49-54.

[15] 李嫚, 涂瑞沙, 余书勇, 等. 夏枯草胶囊对自身免疫性甲状腺炎大鼠 NF-κB 通路及免疫指标的影响[J]. 解放军医药杂志, 2020, 32 (4): 88-92, 96.

[16] 向娟, 王邦琼, 王怡, 等. 夏枯草多糖对小鼠 Graves 病的改善作用及其机制[J]. 广西医学, 2020, 42 (14): 1850-1854.

[17] 周临娜, 曹萌, 毛春芹, 等. 莪术油对阿霉素耐药的人甲状腺未分化癌细胞株 HTh74Rdox 的作用研究[J]. 中华中医药学刊, 2017, 35 (4): 879-882.

[18] 张利竣. 中药三七抗肿瘤研究进展[J]. 江西中医药, 2016, 47 (6): 79-80.

[19] 曹拥军, 罗燕萍, 徐作俊, 等. 穿山龙水溶性总皂苷对实验性桥本甲状腺炎大鼠 Th1/Th2 型细胞因子表达的影响[J]. 江苏中医药, 2016, 48 (2): 81-82, 85.

[20] 何康婧, 高增平, 尹丽梅, 等. 雷公藤多苷的药理毒理作用研究进展[J]. 中国实验方剂学杂志, 2020, 26 (1): 196-204.

第十一章 神经、精神系统疾病

第一节 肾虚督寒型脊髓空洞症

脊髓空洞症（syringomyelia）是一种慢性进行性脊髓变性疾病，主要分为先天性脊髓空洞症和获得性脊髓空洞症[1]。其病因多样，常见的先天性原因有神经管缺陷和小脑扁桃体下疝畸形（Arnold-Chiari malformation，ACM）[2]，获得性脊髓空洞症的原因常见有脑积水、感染、炎症、创伤后、脊髓肿瘤、椎管狭窄等。发病机制尚不完全清楚，主要包括先天发育异常以及各种病因导致蛛网膜下腔阻滞有效缩短了脊髓蛛网膜下腔的长度，使正常脑脊液流动动力学产生改变[3]。临床表现为肩背部和四肢疼痛、僵硬、麻木等，以及痛温觉减退但深感觉保留的分离性感觉异常，也可无主观症状，仅见影像学异常。治疗以手术为主，目的在于恢复正常的脑脊液流动动力学而缓解症状，但存在一定的手术风险和局限性；非手术疗法则无特异性，主要为对症治疗，如应用肌松剂、止痛药等缓解疼痛，通过物理康复来维持功能和生活质量[1, 3]。因此，尚需进一步提高非手术疗法的疗效。研究发现，中医基于整体观念对脊髓空洞症的治疗及其术后功能恢复效果日益显著。下文结合仝小林教授的"态靶辨治"理论浅谈肾虚督寒型脊髓空洞症的辨治思路。

一、脊髓空洞症的病因病机

中医无"脊髓空洞症"的病名，根据其临床症状，可归属于"痹证"、"痿证"、"虚劳"等范畴。中医认为，肾主骨生髓，脑为髓海，督脉夹脊上行，故脊髓空洞症的病位在脊髓，与肾、脑和督脉相关，病因亦分为先天不足和后天失养，病机本在肾精亏虚，督脉空虚，髓海不足，筋脉失养，则四肢萎软无力，感觉异常，标为络脉瘀阻，不通则痛。陈金亮从奇络论治脊髓空洞症，认为益髓助督、扶元起痿治其本，活血化瘀、解痉通络治其标，通补兼施，以中药通心络胶囊和八子王胶囊联合大灸疗法治疗脊髓空洞症，总有效率为 86.94%[4, 5]。许凤全应用易髓灵胶囊进行临床试验，结果显示总有效率为88.93%，证实疗效确切[6]。许建阳肝、脾、肾同调，以三才封髓丹治疗脊髓空洞症，重用葛根，取其善走督脉、通阳解肌、养阴舒筋之功[7]。此外，中医药常联合针灸治疗脊髓空洞症，不仅增强补益肝肾、填精益髓之功，而且有助于促进循环，改善脊髓营养，临床疗效显著。

二、态靶结合话辨治

仝小林教授认为脊髓空洞症的病态为督寒之态，究其因果，因态为肾虚，果态则为痿证。治疗则宏观调态，微观定靶，态靶同调，以增强治疗的精准性。靶方为葛根汤，鹿茸粉、牛脊髓粉等是填精益髓的靶药，大剂量黄芪是改善四肢萎软无力的靶药。

（一）脊髓空洞症之"病态"——督寒

笔者认为，脊髓空洞症之态为督寒，即督寒失养，阳气不足。《难经·二十八难》曰："督脉者，起于下极之俞，并于脊里，上至风府，入属于脑。"故督脉与脑及脊髓密切相关。脊髓空洞症病位在脊髓，脑为髓海，督脉贯脊循行，入属于脑，为阳脉之海，总督一身阳气，《素问·生气通天论》认为"阳气者，精则养神，柔则养筋"[18]。督脉受损，则阳气失于温煦，不达四肢，症见肢冷厥逆；"脊髓空则痛"故可见肢体疼痛不仁；无以通济肾阳，则二便失司；髓海空虚，无力上荣官窍，则头晕目眩，耳鸣喑哑。

（二）脊髓空洞症之"因态"——肾虚

清代陈无择《三因极一病证方论》言"凡治病，先须识因，不知其因，病源无目"。因此，仝小林教授强调审因论治，以察"因态"，切断病之源头。《素问·阴阳应象大论》指出"肾生骨髓"，清代蔡贻绩《内伤集要·内伤虚损证治》曰："肾水涸而精少，不能化髓，故骨空也。"因此，仝小林教授认为脊髓空洞症的"因态"为肾虚，即肾精亏虚，髓海不足。肾精承先天之本，受后天水谷精微滋养，故病因或为先天不足，肾精亏虚，或为后天失养，脾胃虚弱。精气化生无源，先天之精耗伤，继而髓海空虚，阳气失于温养，而呈督寒之态。如《素问·逆调论》曰："肾不生，则髓不能满，故寒甚至骨也。"

（三）脊髓空洞症之"果态"——痿证

仝小林教授重视防治"果态"，在治疗脊髓空洞症等慢性病中，尤其强调"既病防变"的"治未病"思想。根据脊髓空洞症的病程预后，本于肾虚，髓海不足，发为督寒，阳气虚衰，肢体失养，而成痿证，正如《灵枢·寒热论》所说"肢体不得濡养而成痿"。《素问·痿论》亦言"骨枯而髓减，发为骨痿"，"痹而不仁，发为肉痿"。因此，督脉虚损，督阳失运，精亏髓枯，皮肉筋脉骨节失于濡养，日久成痿。

（四）脊髓空洞症的靶方靶药

1. 督寒——葛根汤

仝小林教授以葛根汤解脊髓空洞症"督寒"之态，葛根汤见于张仲景《伤寒杂病论》，可散太阳之寒，解阳明之肌，用于治疗太阳病、太阳阳明合并病及刚痉，亦为"项背强几几"之症的靶方。现代药理研究表明，其主要药理活性包括解热镇痛、抗感染、抗过敏、抗血栓等[8]，临床广泛应用于治疗各种神经运动系统功能障碍的病症，如颈椎病、关节炎、痉挛性斜颈等[9]。其中葛根辛甘性凉，能解肌生津，通经活络，舒达经隧，治疗寒凝经脉、筋脉失养之证，且直接扩张血管，改善微循环，是解"颈紧"症状的靶药[10]。配伍麻黄，加强解表散寒之功，现代药理研究发现麻黄碱具有兴奋中枢神经系统，通过血脑屏障、深入骨髓的作用；配伍桂枝，辛散性温，增强温通经脉之效，且麻黄和桂枝配伍，能抑制炎症细胞因子，改善脑缺血后炎症反应[11]。白芍配葛根舒筋解肌，配桂枝升阳散寒，合炙甘草缓急止痛，仝教授常用于治疗小腿挛急疼痛的靶药，临床常用 30g。

2. 肾虚——鹿茸粉、牛脊髓粉

仝小林教授临床以鹿茸粉、牛脊髓粉以及"三胶一珠"，即鹿角胶、龟甲胶，鳖甲胶及阿胶珠，峻补肾之阴阳，填精益髓，既是补肾虚之"因态"，又为脊髓空洞症之靶药。鹿茸能峻补督脉，有助于滋补肝肾，如明代李时珍《本草纲目》言其能"补肾虚，通督脉"；清代吴鞠通《温病条辨》言："湿伏少阴，故以鹿茸补督脉之阳。"现代药理亦表明其主要活性成分蛋白多肽和氨基酸具有改善记忆障碍，防治软骨退变、抗炎和促进愈合等功效[12]。牛髓，《神农本草经》记载"髓，补中，填骨髓"，味甘性温，为补肾壮阳、强健筋骨、填精益髓之品，现多打粉冲服。鹿茸粉和牛脊髓粉为肾虚督寒型脊髓空洞症的靶药，偏补肾阳，而"三胶一珠"多用于肾阴亏虚型。

3. 痿证——大剂量黄芪

仝教授治疗痿证以大剂量黄芪作为靶药，认为其能补脏腑，亦能补经络，且补经络之力远胜人参，为补经络之气药，气旺以促血行，通络而不伤正，常用剂量为 30～240g，其中 30～60g 多用于起脏陷，升提脏腑之气，120～240g 则起经陷（所谓"半身无气"），通补经络之气，最大重用至 500g。黄芪味甘微温，为《神农本草经》之上品，具有补虚功效，《本草思辨录》亦言："黄芪宣营卫之壅蔽，疏表而亦补表。"故仝小林教授常用生黄芪走表利水，补而不腻，炙黄芪则善补脏亏，助阳生肌。现代药理研究表明黄芪及其活性成分，如黄芪多糖、黄芪皂苷及黄酮和氨基酸类化合物，通过抗神经炎、抗细胞凋亡、抗氧化应激、重建微循环和促进神经修复等作用，构建多重神经保护效应机制，改善中枢神经系统损伤[13]。

三、病 案 举 隅

患者，女，38 岁。初诊，主诉：手足麻木 2 周。现病史：患者 2 周前出现手足麻木，于当地医院行 MRI 检查示"C2～C4 椎体层面颈髓内异常信号，考虑脊髓空洞"，诊断为"1. 小脑下疝颈椎脊髓空洞症；2. 腰椎间盘突出症"。建议手术治疗。患者拒绝手术，欲以中医治疗。刻下症：手足麻木，上臂、腰部及膝皆凉，偶头蒙不清，眠差，胃胀，大便日 1～2 次，质稀不成形，月经调。舌苔黏腻，脉滑。

西医诊断 小脑下疝颈脊髓空洞症；腰椎间盘突出症。

中医诊断 痹病 肾虚督寒。

治法 散寒通阳，补肾填精益髓。

处方 葛根汤加减。

葛根 30g，生麻黄 6g，川桂枝 15g，白芍 15g，鸡血藤 30g，川芎 15g，黄芪 45g，鹿茸粉 1.5g，牛脊髓粉 3g，生姜 3 片，大枣 3 枚。

28付，日1剂，水煎服，早晚分服。

二诊 服上方28付，脊柱MRI示脊髓空洞范围较前有所缩小，手部麻木症状缓解80%，足麻同前，上臂发凉感基本缓解，胃胀减轻，睡眠改善，大便日1～2次，质稀溏，月经色暗。舌暗，苔黄白相间。上方加炒杜仲30g，首乌藤15g，当归15g，黄芪增至60g。28付，日1剂，水煎服，早晚分服。

三诊 患者手部麻木基本缓解，上臂围减少，左上肢30cm，右上肢30.8cm，偶耳鸣，头痛，面部肌肉跳动，入睡改善，但眠浅易醒。上方加白芷15g，黄柏9g，炒酸枣仁30g，川芎增至30g，黄芪增为90g。此后4个月复诊期间：患者手部以及足趾麻木均缓解，左上肢自觉消瘦加重，上臂、腰膝发凉改善，上臂肌肉跳动。故在前方基础上葛根渐增至45g，生麻黄加至12g，生黄芪重用至240g。后根据患者症状，随证加减，患者病情稳定，定期复查MRI，结果示"C2～C4脊髓空洞较前未见明显变化"。

【按语】 患者为中年女性，病因为小脑扁桃体下疝畸形，导致颅后窝拥挤和脑脊液循环障碍，形成脊髓空洞症。目前尚无统一治疗标准，外院推荐颅后窝减压术、小脑扁桃体切除术等手术治疗，患者拒绝。仝小林教授从"态靶结合"辨治，认为本病为先天性疾病，故患者病"因"为先天不足，本为肾精亏虚，髓海不充，即"因态"为肾虚，标为督脉之阳气不达，寒自内生，现阶段之"态"为督寒，病久虚甚，阳气虚衰，精亏髓空，筋脉肌肉失养，发为痿证，即"因态"为痿证。此患者本因肾虚，督寒而经络不通，阳气不达四肢，故症见手足麻木；肌肉失于濡养，则肌肉跳动；四肢失于温煦，则上臂腰膝发凉感明显；肾虚督寒，累及脾阳，脾失健运，则胃胀，大便溏。故辨为"痹病 肾虚督寒证"。治以靶方葛根汤和靶药鹿茸粉、牛脊髓粉、生黄芪加减，其中葛根汤散寒解肌，温经通络，调督寒之态；鹿茸粉、牛脊髓粉峻补肾阳，填精益髓，补肾虚之态，生黄芪益气通络，随症施量，初诊未见痿证，以低剂量45g，预防痿证，后复诊症见左上肢臂围缩小，已发痿证，渐加量重用至240g，后随症状缓解逐渐减量。因此，葛根汤合鹿茸粉、牛脊髓粉、生黄芪通过态靶同调治疗肾虚督寒型脊髓空洞症疗效显著。此外，患者经络不通，筋脉失养，症见手足麻木、上臂腰膝发凉，故加鸡血藤、川芎活血通络，两药均为仝小林教授治疗周围神经病变的靶药。因眠差，故加首乌藤、炒酸枣仁等交通心肾，助眠安神，此二味以为笔者治疗失眠的靶药。

（张海宇）

第二节 脾肾阳虚型抑郁症

抑郁状态是一种情感性（心境）障碍，由多种原因引起，表现为情绪消沉、自卑抑郁甚至悲观厌世，多数患者可有躯体症状，严重者甚至可有自杀行为。根据世界卫生组织2017年公布的数据，全球约有3.22亿人罹患抑郁，从2005～2015年的10年间，抑郁人数增加了18%，随着现代生活节奏的加快和工作压力的增大，抑郁的发病率呈逐年上涨的趋势[14]。目前西医多采用抗抑郁药物配合心理疗法，但抗抑郁药物存在起效时间长、用药周期长且极易出现不良反应、易出现依赖性、对部分人无效等问题。是以临床上很多患者为摆脱这些问题，而选择求助于中医药治疗。下文结合仝小林教授的"态靶辨治"理论浅谈脾肾阳虚型抑郁症的辨治思路。

一、抑郁症的病因病机

传统中医典籍中，并无"抑郁"一词，但是相对应记载类似的病名有"郁证"、"脏躁"、"百合病"等，临床中，亦是将抑郁归属于中医情志病一类，多以"郁证"辨治为主。早在《黄帝内经》时代，就已经开始有对"郁"的论述，散见于《素问·六元正纪大论》《灵枢·本神》等篇章。其后世诸多医家中，张景岳在《景岳全书》中系统论治郁证："怒郁之治……宜解肝煎、神香散"，"思郁之治……宜和胃煎加减主"，"忧郁之治……宜二陈汤、平胃散"，从怒郁、思郁、忧郁三因论治，治法上初起实者，治以理气、降火、化痰为主；久病虚者，治以益气养血、滋阴益肾为主。余者推诸明清诸家及近现代医家则多以脏腑辨证，何梦瑶在《医碥·诸郁》载"郁而不舒，则皆肝木之病矣"。沈金鳌在《杂病源流犀烛》提出"忧愁思虑之郁，先富后贫曰失精，先贵后贱曰脱荣，此郁开之极难，然究不外木达火发之义"，从肝论治，治疗总不离疏肝理气之法。吴澄则在《不居集》中记载"思郁伤者，是神气受困，七情之火，交煎真阴，不久告匮……急宜调治，如地黄丸、逍遥散、归脾汤之类"，从肾论治，治疗以固本培元为主。李修之的著作《证治汇补》提出"治郁之法，多以调中为要……治宜开发运动，鼓舞中州"，从脾胃论治，治疗以调理脾胃为主。张锡纯在《医学衷中参西录》提出"忧愁思虑者，神明常常由心发露"，治疗以养心安神为主。而现代医家在治疗上无出明清诸家之外，大多以疏肝开郁为治法。

二、态靶结合话辨治

临床中，我们观察到抑郁症有着精神疲倦、乏力、注意力不集中、情绪低沉、纳差便溏、畏寒、失眠等症状，实为中医"脾肾阳虚"的表现，针对这一类型病人，传统的疏肝解郁之法疗效并不尽如人意，应用态靶辨治思想，辨治这一类型的抑郁症时，以"阳虚"为态，选择温中祛寒之四逆汤加减治疗，加用二仙、巴戟天等药物调态打靶，壮火之源，以消阴翳。

（一）四逆汤逐阴回阳，扶阳则阴霾自散

抑郁患者在临床表现上常以情绪低落、思维迟缓、意志活动减退为特点，从宏观角度来看，中医辨证多属于阳气不足、脏腑功能减退的阴证、虚证；从微观角度来看，抑郁症患者多有海马区脑组织氧化损伤，脑组织中的 5-羟色胺神经递质减少，神经突触间隙含量减少。在位置上，病位在脑，属顶焦，《灵枢·海论》载"脑为髓之海"，又《素问·阴阳应象大论》"阳生阴长"，所以治疗上更应该以温阳气、壮命火为先，利用阳气长养万物的特性，恢复海马区脑组织氧化损伤，从而达到更好的抗抑郁疗效。《素问·生气通天论》曰："阳气者，若天与日，失其所则折寿而不彰，故天运当以日光明。"阳气在人体中有着重要

地位，犹如大自然的天与太阳，明代张介宾更是在《景岳全书》中提及"天之大宝，只此一丸红日，人之大宝，只此一息真阳"，盛赞人体阳气。肾阳为人身阳气之根本，温煦一身，是以温补肾阳，壮命门之火为主。

四逆汤来源于张仲景《伤寒论》，是"阳虚"态调态"靶方"。许宏曾说："附子为君，以温经济阳，以干姜为臣辅佐之，甘草为使调和二药以散其寒。"四逆汤方中附子为君，虞抟说："附子禀雄壮之质，有斩关夺将之气，能引补气药行十二经，以追复散失之元阳；引补血药入血分，以滋养不足之真阴；引发散药开腠理，以驱逐在表之风寒；引温暖药达下焦，以祛除在里之冷湿。"附子、干姜辛温大热，有逐阴回阳之功，温中祛寒，振奋肾阳，两者与甘草配合，诚如《医宗金鉴》所言"姜、附得甘草，通关节，走四肢，有逐阴回阳之力，肾阳鼓，寒阴消"。

（二）二仙巴戟壮命火，打靶抗郁效力强

由于抑郁症的发病机制与 5-羟色胺神经递质通路、海马区脑组织氧化损伤、下丘脑-垂体-肾上腺轴（HPA 轴）相关，微观辨证，属髓系、神系不足，从中医角度来讲，"阳化气，阴成形"，海马区脑组织氧化损伤，物质的改变决定了功能上的减退，才有"不足"、"减退"等临床表现，因此"阳虚态"是脾肾阳虚型抑郁症的重要致病因素。二仙、巴戟天能壮命门之火，既能调态，又能打靶。调态方面，二仙、巴戟天相配，温肾阳，补肾精。淫羊藿辛甘，温，擅补肾阳，《神农本草经》载："主阴痿绝伤，益气力，强志。"《本草纲目》曰："性温不寒，能益精气，真阳不足者宜之。"仙茅辛、温，有毒，入肝肾二经，温肾阳，壮筋骨，《海药本草》曰："主风，补暖腰脚，清安五脏，强筋骨，消食"，"宣而复补，主丈夫七伤，明耳目，益筋力，填骨髓，益阳"。此二味药相合，如常用经典名方二仙汤，功补命门之火，壮肾阳，巴戟天辛甘，温，入肝肾经，能补肾阳，壮筋骨，与二仙汤相合，更能壮命门之火。打靶方面，淫羊藿中有效成分为淫羊藿苷，动物实验中，采用大/小鼠强迫游泳、小鼠悬尾三种实验发现，淫羊藿苷可显著缩短大/小鼠的强迫游泳不动时间和小鼠悬尾不动时间，证实了其具有抗抑郁行为作用[15]。而在细胞实验中，淫羊藿苷可以提高皮质酮损伤 PC12 细胞模型的存活率，拮抗皮质酮诱导的细胞损伤，减轻皮层及海马细胞凋亡，提高缺氧神经元的生长，证实其具有抗神经元损伤、抗炎症、促神经突触生长等脑保护作用[15-17]。同时现代药理研究亦证实淫羊藿苷可以抑制单胺氧化酶从而提高单胺递质水平[18]，也可以直接调节 HPA 轴抗抑郁[19]。无独有偶，仙茅提取物仙茅苷可以缩短学习无助模型小鼠强迫游泳和悬尾试验中的不动时间，减少其海马齿状回区的神经细胞凋亡的数量，证实了仙茅苷在学习无助诱导的抑郁样行为中具有保护作用[20]。巴戟天的药理研究中亦提示具有减少海马区神经元损伤，调节海马神经可塑性[21]；提高脑源性神经营养因子（BDNF）的表达[22]；减少脑组织氧化损伤；直接增强 5-羟色胺神经递质的表达[23]。三药协同起到抗抑郁作用。

三、病案举隅

郑某，女，73 岁。初诊，主诉：抑郁、悲伤喜哭年余。患者平素情绪抑郁，喜静寡言，

左眼失明，周身乏力，汗多，左臂活动不利，右手手指麻木，双足麻木，疼痛，发凉，上身畏热，下身畏寒，纳差，寐尚可，大便日一行，干燥臭秽，小便黄，舌淡，苔白厚，脉弦硬。

西医诊断　抑郁状态。

中医诊断　郁证 脾肾阳虚。

治法　温中祛寒，振奋肾阳。

处方　黑顺片 15g，干姜 30g，茯苓 60g，炒白术 15g，黄芪 15g，党参 15g，淫羊藿 15g，巴戟天 15g，仙茅 15g。

28 付，日 1 剂，水煎服，早晚分服。嘱患者清淡饮食，忌食生冷，适寒温，规律作息。

二诊　患者服药 1 个月后，抑郁悲伤同前，现见痰多难咯，胸闷憋气，气短乏力，四肢麻木、疼痛，全身畏风，汗出同前，活动后明显，左眼失明，近期有光感，纳寐可，大便日一行，成形，质可，小便量少，夜尿 2 次，舌颤，苔白厚，脉弦硬。患者左目有光感，故加枸杞子与巴戟天、淫羊藿成光明丸，四肢麻木疼痛，加马钱子、麻黄以散寒止痛，痰多加砂仁、陈皮以温脾燥湿化痰。28 付，日 1 剂，水煎服，早晚分服。

三诊　患者心情较前明显好转，仍有气短乏力，上述症状明显减轻，无其他明显不适。继服前方 14 剂。

【按语】　现代医家治疗郁证，往往从肝郁论治，而忽略了阳虚之"态"。本案患者的"因"态是年老体衰，脾胃虚损，不能化生元气下充两肾之间，以致命门之火衰微，釜下无火，则中焦不温，阳光消退，阴翳满布，故成此病。脾肾阳虚型抑郁病机与脾肾密切相关，本案例中可见症状有畏风怕冷、四肢麻木疼痛，是因阳气不足，不能护卫周身，则见畏风怕冷，四肢为诸阳之本，阳气衰微，不能温煦充养四肢，不荣则痛，故见四肢麻木疼痛，这是患者处于"阳虚"态的表现，也是治疗的关键。治疗上二仙、巴戟天温阳调"态"，保护脑神经、提高单胺递质调节 HPA 轴打"靶"，态靶结合疗效显著。

（陈 烁）

第三节　阴虚火旺型失眠

失眠是对睡眠时间和（或）质量感到不满足，并且影响日间社会功能的一种主观体验，以入睡困难、睡眠维持障碍、早醒、睡眠质量下降和总睡眠时间减少为主要症状表现，同时伴有日间功能障碍。根据中国睡眠研究会的睡眠调查结果，高达 38.2% 的中国成年人发生失眠，且失眠的发生率高于发达国家[24]。现代医学常采用非药物治疗和药物治疗手段进行失眠的治疗，非药物治疗虽可消除紧张情绪、减轻应激反应，但维持时间较短，治其"标"不治其"本"；药物治疗目前常用食欲素受体拮抗剂、苯二氮受体激动剂、褪黑素受体激动剂、组胺受体拮抗剂四类，但易产生依赖性或耐受，或抑制呼吸功能、损害记忆及运动功能。下文结合仝小林教授的"态靶辨治"理论浅谈阴虚火旺型失眠的辨治思路。

一、失眠的病因病机

失眠归属于中医学中"不寐"的范畴，《黄帝内经》中对其描述为"不得卧"、"目不瞑"，《难经》最早提出"不寐"这一病名。《难经》对老人不寐的病机进行阐述"血气衰，肌肉不滑，荣卫之道涩，故昼日不能精，也不能寐也"。张景岳在《景岳全书》中也对不寐的病因病机进行了较为全面的总结和归纳。可见失眠从古至今影响人们的生活。综合各医家言论，不寐多与脏腑功能紊乱、阴阳失调、营卫失调等因素有关，病位常在肝、心、脾、肾，因情志失常、饮食不节、劳倦、思虑过度及病后、年迈体虚等因素导致心神不安，神不守舍，阳不入于阴，而致不寐。肝主疏泄，若平素忧思郁虑，情志失调，致气机不畅而肝气郁结，日久郁而化火上扰心神，故而失眠，常以疏肝解郁、泻火安神为治疗原则。心者，君主之官，神明出焉，若年老体虚者，气血虚弱，则心失血养而致心神不安，故而发生失眠；若体内痰湿内结，日久痰郁生热，热扰心神，亦可致失眠的发生，常以补益气血、清化痰热、养心安神为治疗原则。《黄帝内经》载"胃不和则卧不安"，揭示了脾胃功能失常可致失眠，如平素饮食不节，脾胃运化失司，胃气失和，阳浮越于外，出现睡卧不安，而致失眠的发生，常以健脾和胃安神为治疗原则。心为火脏，居于上，而肾为水脏，居于下，若先天禀赋不足或房劳过度而致肾阴亏损，阴精不能上承心阴，心火偏亢，失于下降于肾，则出现心肾不交而致失眠，常以滋阴降火，敛阴潜阳，交通心肾安神为治则。

二、态靶结合话辨治

传统失眠（阴虚火旺证）患者多形体消瘦、心烦燥热、手足心热、舌红苔少等，常因肝肾阴虚，阴虚则火旺，阳气上越而不得下潜入阴，故致失眠。基于多年的临床经验，仝小林教授发现当下大部分失眠患者伴有心烦、焦虑、头晕、头痛等症状，却未有明显腰酸梦遗、五心烦热、口干津少等阴虚火旺表现，甚至体形偏胖。仝教授指出，当代快节奏的生活使人们长期处于用脑过度、精神紧张状态，脑主神明，病位在脑，故以失眠、心烦为主症，日久则致使心火炽盛、阳不入阴，从而引起脑局部的阴阳失衡，呈现一派虚火炽盛之象。基于此病机，失眠之"态"主要为脑局部的阴虚，以黄连阿胶汤为靶方，夜交藤、五味子、酸枣仁为靶药。

（一）芍药阿胶配芩连，交通心肾效力全

《伤寒论》中记载了黄连阿胶汤治疗失眠，云："少阴病，得之二三日以上，心中烦，不得卧，黄连阿胶汤主之。"心肾，少阴之主脏，从条文中我们可得知，心中烦可因肾阴不足，肾水不能上济于心致心阳偏亢，扰动心神，神不安则不寐。脑局部的阴虚火旺亦是如此，故失眠以阴虚为态，是其主要致病因素，黄连阿胶汤则是治疗阴虚火旺所致失眠之"靶方"。方中苦味药之黄连、黄芩相配以清心泻火、除烦热，正如"阳有余，以苦除之"，使心气下交于肾；配伍阿胶与芍药以滋阴养血而润燥，加以鸡子黄补阴以升阳，心肾交通，

其甘味药阿胶、鸡子黄以滋心肾之阴，正如"阴不足，以甘补之"，诸药合用，阴复火降、心肾相交、水火既济，敛阴潜阳，则神安得寐。现代药理研究显示，黄连阿胶汤可促进免疫学指标 Th1/Th2 的平衡偏移，改善脑内的相关神经递质含量，提高了脑内 GABA 浓度，并且降低 5-羟色胺浓度，这些作用机制可能与改善睡眠有关[25]。多项研究结果显示无论是原发性失眠还是继发性失眠，黄连阿胶汤均有较好的临床疗效[26]。

若心悸不安、梦遗失精者，可加肉桂等；若平素工作学习压力大、焦虑抑郁者，可加黄芩、夏枯草、郁金、香附等；若易惊醒、胆怯者，可加生龙骨、生牡蛎等；若嗜食肥甘厚味，时有嗳气吞酸、头身沉重者，可加茯苓、竹茹、白术等。

（二）藤味滋阴养血神，枣仁重剂起沉疴

由于失眠的病机关键为阴虚火旺、心肾不得相交，久病则耗伤心阴，心阳更亢，复不得入于阴，耗伤气血，气血亏虚，心失所养，故不成寐，而夜交藤、五味子、酸枣仁功在滋阴养血安神，故是治疗失眠的靶药。

夜交藤归心、肝经，善补阴血、养心安神，《本草正义》记载其"治夜少安寐"，《饮片新参》记载其"可养肝肾，止虚汗，安神催眠"，国医大师朱良春也曾指出，夜交藤在安神药中的催眠作用最佳；五味子甘、温，归肺、心、肾经，善敛阴、敛神、补肾宁心，与夜交藤、酸枣仁共同配伍，以敛阴养血安神；酸枣仁，历代本草著作皆有论述，《药品化义》记载："枣仁，仁主补，皮益心血……心烦不寐，用此使肝、胆血足，则五脏安和，睡卧得宁。"其具有养血宁神安五脏的作用，是治疗失眠之要药，在治疗失眠的中药中排名第一，用药频次和频率远高于其他中药[27]。仝小林教授在临床中治疗失眠常根据患者的病程、病势划分为不同程度的失眠，再根据其程度不同运用酸枣仁的剂量也大不相同，对于轻度失眠可给予 9～15g，中度失眠 15～30g，重度失眠 30g 起始，逐渐加量，对于顽固性失眠患者，用量可增加到 120～180g，其量宏力专却无不良反应，故此为治疗失眠的核心靶药。

在打靶方面，研究表明五味子中木脂素、三萜类等均具有较好的镇静和催眠作用[28, 29]。现代药理研究显示五味子有效成分中五味子醇甲可有效延长睡眠时间，有助于镇静安神，可能与调节脑内的 5-羟色胺水平有关[30]；史琳等对五味子化学成分及药理作用展开研究，表明无论是五味子的水煎液、超微粉水煎液，还是北五味子的水提取物及其有效成分五味子甲素、五味子内素、五味子醇乙等均具有明显的改善睡眠作用[31]。夜交藤中有效成分夜交藤皂苷具有改善睡眠的功效，研究中它可以通过对小鼠脑内去甲肾上腺素（NE）的提高同时对脑内多巴胺（DA）的释放进行抑制，从而中枢神经得到抑制，起到镇静催眠的作用[32]。许晓伍等研究发现，夜交藤提取物可能通过对线粒体的超微结构进行改善和增加钠钾 ATP 酶、钙泵的含量，进而改善失眠[33]。有研究显示，夜交藤、酸枣仁对睡眠潜伏期有明显缩短作用[34]。酸枣仁中多种活性成分可通过影响多种神经递质作用发挥镇静催眠、抗焦虑、抗抑郁等功效，其中酸枣仁皂苷 A 发挥镇静催眠作用的机制类似于褪黑素[35]，另外，可通过抑制中枢神经，影响深睡状态，以延长深睡时间，达到镇静催眠的作用[36]。

三、病 案 举 隅

吴某，女，55岁。初诊，主诉：失眠3年，加重4个月。既往糖尿病病史6年，口服盐酸二甲双胍0.5g tid、阿卡波糖50mg tid，西格列汀100mg qd，近3年血糖控制不佳；胆结石、高脂血症病史6年。患者近3年因在儿子家中照看孙子较劳累、精神压力大，不能够充分休息，久之出现失眠，其主要表现为心烦、不易入睡，且睡后易惊醒。自述曾口服中药治疗（具体不详），服药后睡眠未有明显改善，且未曾口服艾司唑仑等西药治疗。刻下症：入睡困难，睡后易惊醒，每晚惊醒2～3次，睡眠时间共3～4小时，心烦，心慌，乏力，情绪低落，偶有头晕、头痛，纳可，二便调。舌暗红，舌下瘀，苔薄黄，脉弦滑。

西医诊断　失眠症。

中医诊断　不寐　阴虚火旺、脑神失养夹瘀。

治疗原则　养阴清热化瘀，宁心安神。

处方　黄连6g，阿胶珠12g，鸡子黄1枚（冲），黄芩12g，赤芍15g，酸枣仁30g，五味子15g，夜交藤30g，丹参20g，生龙骨30g，生牡蛎30g。

14付，日1剂，水煎服，晚餐后、睡前分服。

二诊　患者睡眠时间延长，睡眠较深，惊醒次数减少，心情舒畅，心烦、心慌稍有缓解，体力有所回升，血糖较前控制平稳。效不更方，继续守方服用半月余，睡眠基本恢复正常，并嘱患者保持心情舒畅，调理作息时间，避免过度劳累。

【按语】　患者长期精神压力大，加之正值绝经后期，日常劳累，情绪不宁，出现心烦、睡眠差等症状。月经后期妇女往往肝肾亏虚，失眠日久则加重阴液的耗伤，致使心肾不交、阳不入阴，从而引起脑局部的阴阳失衡而致失眠，结合其舌脉可得知患者的总病机表现为阴虚火旺、脑神失养夹瘀。阴虚火旺、虚火扰动心神故见心烦、失眠；心肾不交、心神失养故见心慌、乏力。仝小林教授认为，结合失眠、心烦、头晕、焦虑等症状及舌脉，其核心病机可归纳为脑局部的阴虚火旺，故可选用黄连阿胶汤加减。患者心慌、舌下瘀，且有糖尿病病史，理应全程通络治疗，故方中芍药选用赤芍以活血化瘀，配丹参以活血通络；酸枣仁与五味子合用以滋阴养血安神；夜交藤以养心安神；生龙骨、生牡蛎以镇静安神，诸药合用，共奏养阴清热化瘀、宁心安神之功。

（王　丽）

参 考 文 献

[1] Vandertop W P. Syringomyelia[J]. Neuropediatrics, 2014, 45（1）: 3-9.

[2] Oldfield E H. Pathogenesis of chiari I - pathophysiology of syringomyelia: implications for therapy: a summary of 3 decades of clinical research[J]. Neurosurgery, 2017, 64（CN_suppl_1）: 66-77.

[3] Heiss J D, Snyder K, Peterson M M, et al. Pathophysiology of primary spinal syringomyelia[J]. Journal of Neurosurgery Spine, 2012, 17（5）: 367-380.

[4] 陈金亮, 王殿华, 张志慧. 从奇络论治脊髓空洞症[J]. 山东中医杂志, 2003, 22（9）: 520-521.

[5] 陈金亮, 许凤全, 杨三平, 等. 从奇络论治脊髓空洞症360例临床分析[J]. 中国中医药信息杂志, 2000,

7（9）：68-69.

[6] 许凤全，陈金亮，李永利，等. 益髓灵胶囊治疗脊髓空洞症 118 例临床观察[J]. 光明中医，2003，18（5）：22-24.

[7] 王梅康. 许建阳运用三才封髓丹治疗脊髓空洞症经验[J]. 中医杂志，2006，47（9）：662.

[8] 阴继爱，戴岳，安树庞. 葛根汤的药理和临床研究概况[J]. 中华中医药学刊，2007，25（6）：1275-1278.

[9] 王献宇. 葛根汤加味防治脊髓型颈椎病颈椎前路术后发生轴性症状的疗效观察[D]. 福州：福建中医药大学，2018.

[10] 黄晓巍，张丹丹，王晋冀，等. 葛根化学成分及药理作用[J]. 吉林中医药，2018，38（1）：87-89.

[11] 许良葵. 基于 TLR4/MyD88/MAPK 通路探讨桂枝-麻黄调控脑缺血后炎症反应的作用机制[D]. 广州：南方医科大学，2018.

[12] 王楠，高晓霞，代子彦，等. 鹿茸药效物质基础、药理作用、临床应用及质量控制的研究进展[J]. 中草药，2017，48（22）：4784-4790.

[13] 周龙云，田子睿，刘书芬，等. 黄芪对中枢神经系统的药理作用及毒理研究现状[J]. 中草药，2018，49（20）：4935-4944.

[14] Astbury J. Gender disparities in mental health[J]. Published，2001.

[15] 石翠格，李慧，王丽丽，等. 淫羊藿苷抗抑郁及对皮质酮致 PC12 细胞损伤的保护作用研究[J]. 中国药物应用与监测，2013，10（5）：268-270.

[16] 李梨，吴芹，蒋青松，等. 淫羊藿贰对原代培养神经元缺氧缺糖损伤的保护作用[J]. 中国脑血管病杂志，2004，1（8）：359-361.

[17] 徐瑞霞，吴芹，龚其海，等. 淫羊藿苷防治血管性痴呆的实验研究[J]. 四川生理科学杂志，2004，26（4）：174-175.

[18] 钟海波，潘颖，孔令东. 淫羊藿提取物抗抑郁作用研究[J]. 中草药，2005，36（10）：1506-1510.

[19] 沈自尹，陈瑜. 淫羊藿总黄酮与补肾复方对皮质酮大鼠 T 细胞凋亡相关基因群调控的对比研究[J]. 中国免疫学杂志，2002，18（3）：187-190.

[20] 申丰铭，杨三娟，张峥嵘，等. 仙茅苷对学习无助抑郁模型小鼠海马细胞凋亡的作用及其机制研究[J]. 安徽中医药大学学报，2019，38（6）：38-43.

[21] 邹连勇，马远林，宓为峰，等. 巴戟天寡糖对海马神经细胞再生及神经元生长的影响[J]. 中国新药杂志，2012，21（22）：2623-2626.

[22] 徐德峰，宓为峰，张素贞，等. 巴戟天寡糖抗抑郁作用机制研究[J]. 中国临床药理学杂志，2015，31（15）：1539-1542.

[23] 邹连勇，马远林，宓为峰，等. 巴戟天寡糖对海马神经细胞再生及神经元生长的影响[J]. 中国新药杂志，2012，21（22）：2623-2626.

[24] 赵忠新，张照环. 应给予睡眠更多的关注[J]. 中华神经科杂志，2011，44（8）：513-515.

[25] 庄红艳，刘杰，尹冬青，等. 黄连阿胶汤治疗不寐症的研究进展[J]. 中国药师，2018，21（12）：2223-2226.

[26] 杜杨，沈莉. 黄连阿胶汤临床及药理研究进展[J]. 现代中西医结合杂志，2019，28（17）：1922-1924，1928.

[27] 雷婕. 失眠文献用药规律分析及临床研究[D]. 济南：山东中医药大学，2013.

[28] Sowndhararajan K，Deepa P，Kim M，et al. An overview of neuroprotective and cognitive enhancement properties of lignans from *Schisandra chinensis*[J]. Biomedicine & Pharmacotherapy，2018，97：958-968.

[29] Zhu H Y，Zhang L N，Wang G L，et al. Sedative and hypnotic effects of supercritical carbon dioxide fluid extraction from *Schisandra chinensis* in mice[J]. Journal of Food and Drug Analysis，2016，24（4）：831-838.

[30] 胡竟一，白筱璐，雷玲，等. 南北五味子中几种木脂素类成分促睡眠作用的研究[J]. 四川中医，2016，34（12）：45-47.

[31] 史琳，王志成，冯叙桥. 五味子化学成分及药理作用的研究进展[J]. 药物评价研究，2011，34（3）：208-212.

[32] 李智欣. 夜交藤改善睡眠有效成份及与酸枣仁皂甙联合作用的研究[D]. 杨凌：西北农林科技大学，2007.

[33] 许晓伍，陈群，郝木峰，等. 夜交藤提取物对失眠大鼠额叶皮层神经元线粒体结构和功能的影响[J]. 广州中医药大学学报，2013，30（6）：872-875.

[34] 李峰杰，何萍，赵乐，等. 酸枣仁、石菖蒲、夜交藤、百合、郁金5味中药对对氯苯丙氨酸致失眠模型大鼠睡眠作用的影响[J]. 中国药业，2017，26（6）：1-4.

[35] 袁杨杨，孙从永，徐希明，等. 酸枣仁活性成分药理作用机制的研究进展[J]. 中国药师，2017，20（9）：1622-1627.

[36] 宁宏. 中药酸枣仁的药理作用及现代临床应用[J]. 内蒙古中医药，2017，36（6）：98.

第十二章 其他疾病

第一节 寒热错杂型痤疮

随着人们生活水平的提高和工作、学习压力的增大，内分泌失调的人群不断扩大，痤疮的发病率也随之逐年上升。痤疮主要在面部出现白头与黑头粉刺、丘疹、脓疱、结节与囊肿，可导致色素沉着和永久瘢痕，严重影响患者的美观及生活质量[1]。在古代并没有"痤疮"这一病名，多数医家认为其属于"肺风"、"粉刺"范畴，在中医辨证治疗中，诸多医家喜用清热解毒之药物，对于一部分热盛的患者治疗尚有效果，但对于一部分的患者治疗后病情反而更为严重[2]。下文结合全小林教授的"态靶辨治"理论浅谈寒热错杂型痤疮的辨治思路。

一、痤疮的病因病机

最早对痤疮进行阐述则是在《素问·生气通天论》中，其曰："劳汗当风，寒薄为皶，郁乃痤"、"汗出见湿，乃生痤痱"；唐宋之后多称为粉刺、风刺等，如《外科启玄》曰："妇女面生窠瘘作痒，名曰粉花疮。乃肺受风热或绞面感风，致生粉刺，盖受湿热也。"从明清至今，粉刺则是痤疮最常见的中医称谓。痤疮的病位是在肌肤表面，诸多医家认为其病因病机与肺、脾、肝、肾密切相关，可分为以下几个方面：肺主皮毛，肺气热蕴，从而影响肌肤，发为痤疮；脾主运化，湿邪困脾，运化失职，肠胃湿热，上蒸颜面，皮肤油腻，痤疮易发；肝主疏泄，邪气犯肝，气机失调，而成痤疮；肝藏血，肾藏精，肝肾同源，肝阴亏虚则肾阴不足，虚火上炎，上蒸于头面而发痤疮。很多中医学者根据"诸痛痒疮，皆属于火"的理论，在痤疮的治疗上经常使用清热解毒、消肿散结等寒凉药物，长期应用寒凉药物容易损伤脾胃阳气，从而形成寒热错杂、阴阳失调之证。或因痤疮患者嗜食生冷寒凉之物，导致脾阳受损，胃强脾弱，升降失调，从而形成本病，故此类痤疮主要分布在口唇或鼻周围。

二、态靶结合话辨治

（一）半夏泻心调寒热，辛开苦降并施用

寒热错杂型痤疮的患者常贪食生冷，其痤疮皮损以红色或肤色丘疹、粉刺为主，或有

痒痛，多分布在面部的口唇部或鼻部，可伴怕冷、纳呆、便秘等症状。而单纯火热型的痤疮则是皮损以红色丘疹、脓疱为主，有疼痛，面部、胸背部皮肤油腻；可伴口臭、尿黄等症状。因其病机演变及临床表现不同，治法也不尽相同。

对于寒热错杂型的痤疮，单纯地使用大量清热药物，则会损伤脾肾阳气；然而单纯地运用温补药物，又会导致上焦火热更盛，从而加重痤疮。所以在清泄热邪的同时要顾护阳气，方药需寒热并用，故选择半夏泻心汤治疗此病。此方来源于张仲景的《伤寒论·辨太阳病脉证并治》，原文曰"但满而不痛者，此为痞，柴胡不中与之，宜半夏泻心汤"，具有辛开苦降、寒热并用、调整阴阳的作用。成无己在《注解伤寒论》中提到此方可以"中气得和，上下得通，阴阳得位，水升火降"，故运用半夏泻心汤作为"靶方"调整寒热错杂之病"态"，方中半夏辛苦温，《汤液本草》记载："往来寒热……本以治伤寒之寒热，所以名半夏。"半夏为散结消痞、和胃降逆之要药，为方中之君药；干姜温中散寒，给寒湿之邪以出路，助半夏以和阴，为臣药；连芩苦寒清降，清泻里热解毒以和阳，共为佐药；半夏、干姜与黄芩、黄连寒温同用、一升一降、补泻兼施、调和阴阳，叶天士《临证指南医案》提出"微苦以清降，微辛以宣通；苦寒能清热除湿；辛通能开气泄浊"，以使气机升降功能正常。丹参与甘草为使药，共奏活血养血、解毒之功，原方中的人参易为丹参，功在凉血消痈，祛瘀止痛，一味丹参，功同四物，《滇南本草》记载"丹参……一味可抵四物补血之功"。现代药理研究也表明，丹参中的丹参酮成分具有抗炎、拟生理雌激素、抑菌的功能[3]。可通过降低局部皮肤二氢睾酮抑制皮脂生成，通过降低 IL-1α、IL-6 抑制局部皮损炎症并有改善局部血液循环作用[4]。

（二）公英消痈核靶药，薏米云苓共施强

由于寒热错杂型痤疮的病机关键在于中焦脾胃运化失职，病久则会出现多种病理产物，如湿邪、痰浊、热毒等，而云苓、生薏米、蒲公英功在健脾渗湿、清热排脓、消痈散结，不仅能够调态，同时也是治疗痤疮的靶药。云苓味甘平，李中梓在《雷公炮制药性解》中提到"主补脾气，利小便……久服延年"，《药品化义》曰："茯苓，主治脾胃不和，泄泻脾胀，胸胁逆气，膈间痰气。"具有利水渗湿、健脾益胃之功效，使脾运而湿得化，从而改善内湿蕴热之"态"；生薏米性甘，微寒，黄元御《长沙药解》曰："燥土清金，利水泻湿，补己土之精，化戊土之气。"具有健脾渗湿、清热排脓、除痹止泻的功效，故不仅可以治疗湿热停聚中焦之态，并且能够促进面部痤疮排脓消痈，达到标本同治；蒲公英性寒，味微苦、甘，朱丹溪在运用中提到"蒲公英……则其秉天地中和之性可见矣，故治诸毒。又称黄花地丁者，以治疗毒者名也"，故被历代医家称为"疮家之圣药"，消肿散结之力最强，为治疗痤疮之核心靶药。

通过现代医学生物研究发现茯苓对金黄色葡萄球菌、白色葡萄球菌均有抑制作用，茯苓三萜类化合物 1 和 12 作为蛇毒液的磷脂酶 A2（PLA2）的抑制剂，使其成为天然的潜在抗炎剂[5]，能够有效抑制痤疮丙酸杆菌繁殖和炎症反应；生薏米中所含的薏苡素能够缓解疼痛及炎症反应，其作用机制可能与薏苡仁抑制炎症组织前列腺素、一氧化氮、过氧化物及炎症因子的合成有关[6]，不仅能够更好地治疗痤疮，并可以改善患者的疼痛症状，减少临床不适感；蒲公英不仅可以抑菌、抗炎[7]，而且具有增加血清中雌二醇含量的趋势，可

以在改善体内性激素分泌情况的同时对痤疮的生长环境给予纠正[8]。

三、病 案 举 隅

患者，女，25岁。初诊，主诉：颜面粉刺2年。患者平素喜食生冷寒凉之物，曾于多处治疗效果不佳。现面部有密集样粉刺和红色丘疹，形如粟米，偶有发痒，能挤出白色分泌物，以口鼻部为多，平素手脚怕凉、受冷后加重，口有异味，寐差多梦，偶有便秘。舌质红，苔薄黄，有齿痕，脉滑。辅助检查：性激素六项、甲功五项未见明显异常。

西医诊断　痤疮。

中医诊断　粉刺　寒热错杂。

治法　辛开苦降，平调寒热，清热利湿。

处方　清半夏10g，黄芩10g，黄连5g，丹参10g，干姜5g，甘草10g，蒲公英25g，生薏苡仁30g，茯苓20g。

7付，日1剂，水煎服，早晚饭后温服。

并嘱患者清淡饮食，勿食辛辣刺激性食物；注意休息，勿熬夜；流动清水洗脸等。

二诊　患者面部痤疮减少且颜色变淡，瘙痒症状消失，口有异味症状减轻，手脚怕凉改善，寐差多梦未改善。舌淡，苔薄白，齿痕减轻，脉沉。患者睡眠改善不明显，故加用改善睡眠之靶药——炒酸枣仁30g，患者面部痤疮减少，故将蒲公英改为15g，手脚怕凉症状也明显好转，故将干姜改为生姜3片，14剂，水煎服，日1剂早晚饭后温服。

三诊　患者面部痤疮基本消失，手脚现无明显怕凉症状，寐可，上述不适症状明显减轻，无其他临床不适感。上方去炒酸枣仁继服7剂。随访1个月，未见复发。

【按语】　现代许多医家认为青壮年的痤疮患者，多是因为火毒、肝郁、心肾不交等所致，常常忽略寒热错杂之病"态"。本病例患者的"因"态则是喜食生冷寒凉之物或服用大量清热之苦寒药物，饮食不节，日久损伤脾阳，内生痰湿，郁而化热，寒热错杂，湿热循阳明经上蒸于面部而发生本病。寒热错杂型痤疮病机与脾胃的关系密切，其分布部位主要以口鼻部为主，是因为脾开窍于口，其华在唇，而足阳明胃经的循行起于口鼻部。本病例患者可见密集样粉刺、红色丘疹、口有异味、手脚发凉，既有肺经热盛、胃火炽盛，又有手足怕冷之寒证，由此可辨为寒热错杂、虚实夹杂，这是治疗本病定靶的关键所在。治疗上以半夏泻心汤调整阴阳平衡，调"寒热错杂之态"，云苓、生薏米、蒲公英三药构成了清热健脾利湿靶药组，从而提高治疗痤疮之疗效。患者眠差，加用改善睡眠之靶药炒酸枣仁，加强宁心安神的作用。态靶结合，能够快速有效地调整寒热阴阳平衡。

（朴春丽　张　琦　刘文科　潘韦韦）

第二节　郁火上炎型慢性咽炎

慢性咽炎是咽部黏膜、黏膜下结缔组织及淋巴组织的弥漫性炎症，临床主要表现为咽喉干燥、痒痛不适、异物梗阻感或干咳少痰、喜清嗓[9]，属中医学"慢喉痹"范畴。因环境污染、熬夜、工作生活压力大、吸烟饮酒、不良饮食习惯等的影响，现代社会慢性咽炎的发病率逐年升高。西医以质子泵抑制剂、糖皮质激素及抗生素局部雾化吸入、治疗周围邻近器官感染，或外科手术、物理治疗等针对局部的治疗为主，但病情易反复，难以根治。中医方面，古今医家从六淫邪气、各脏腑经络等多方面原因阐述喉痹的病因病机；外界六淫、天行疫毒等邪气内侵，结于咽喉可致病；咽喉是多个脏腑经络循行之处，五脏六腑经络之气不平，或虚或实，导致病理物质如风、寒、燥、湿、痰、火、瘀等生成，闭阻咽喉脉络，或肺肾阴虚，虚火上炎，熏于咽喉，均可发为喉痹；如《喉科指掌》中云："经云一阴一阳结而为喉痹，痹者，闭也。有风，有火、有寒、有湿、有毒、有虚，或有风火相传或寒湿相聚，其症不一，变幻莫测。"

现代城市人，普遍工作生活压力大，长期忧思焦虑，或贪凉饮冷，致脾胃气虚，阳气抑遏，形成郁火，上壅于咽喉，成为慢喉痹常见病因之一。下文结合仝小林教授的"态靶辨治"理论浅谈郁火上炎型慢性咽炎的辨治思路。

一、慢性咽炎的病因病机

慢性咽炎与脾胃关系密切。《素问·阴阳类论》曰："咽喉干燥，病在土脾。"《严氏济生方·咽喉门》曰："夫咽者，言可以咽物……胃所系。"脾胃运化功能正常，升清降浊，咽喉得以濡养。脾胃功能失调，容易累及咽喉。现代人生活节奏快，工作生活压力大，易致情志不遂，肝气郁结，气机不畅，忧思伤脾，肝郁克脾，脾胃虚弱；且物质生活丰富，饮食不节、过食寒凉（或滥用抗生素）、熬夜、静坐、夏日亦常居空调之下等不良生活方式，均可致脾胃气虚，形衰气弱；常人之阳气，随脾胃升降之机向外发散，现中焦枢纽失常，阳气郁遏，导致火郁于人体各处。郁于上者，伤于咽喉，使人咽喉干燥、痒痛不适、有异物梗阻感，形成慢性咽炎。

因机体脾胃虚弱程度轻重不同，仝小林教授运用李东垣《脾胃论》中理论，提出郁火证有 3 种病机，3 种病机有不同临床表现及发病部位：①阳气郁遏型，因脾胃壅滞，阳气不得散发，此型为阳气相对不足，发病部位常在肌表及头窍，常见四肢发烫及头面官窍疾病。李东垣《脾胃论》云："治男子妇人四肢发热、肌热、筋痹热、骨髓中热、发困，热如燎，扪之烙手，此病多因血虚而得之，或胃虚过食冷物，抑遏气机于脾土，火郁则发之。"②阳气虚型，因脾胃虚弱，阳气无力散发，此型为阳气绝对不足，除四肢发烫外，尚有小腹坠胀、语声低微、胸闷气短等中气下陷表现；③阳气虚而湿热郁遏型，因脾胃虚弱，湿浊不化，郁久化热，湿热留滞中焦，阻遏阳气，清阳不升，浊阴不降，此型阳气虚较阳气遏型重，且兼夹湿热，常见食不消化，大便溏结不调，苔黄厚等脾虚胃热的表现。郁火导致慢性咽炎常见阳气郁遏型，多数未见明显湿热阻滞及中气下陷等表现，因机制为阳气抑遏不能外达，故症见伴有四肢、胸腹部烦热，内有郁火但舌质不红。

火郁之病有火郁在表及火郁在上之别；若火郁在表，可出现肌表皮肤之病，如痤疮、带状疱疹、皮肤瘙痒症，糖尿病周围神经病变出现四肢灼热甚或灼痛者。若火郁在上，可出现眼、耳、鼻、口、咽喉等官窍疾病，如结膜炎、耳炎、鼻炎、口腔溃疡、咽炎等。慢性咽炎是火郁之病中最为常见的疾病之一，脾胃虚弱，郁热内生是核心病机。发病特点是长年不愈，反复发作。

二、态靶结合话辨治

运用态靶结合思想进行分析，脾胃气虚，郁火上炎为此类慢性咽炎患者病机，以"虚"、"郁"为态，遵循《素问·六元正纪大论》之"火郁发之"，以散郁火、补中气、恢复中焦气机运转为治疗原则。采用升阳散火汤调火郁之态，以冬凌草、桔梗、甘草为症靶药物。

（一）升阳散火散郁火，未用清热热皆消

李东垣治疗脾胃内伤诸病有"补其中，升其阳，甘寒以泻其阴火"的总则。升阳散火汤是治疗阳气壅遏，调郁火之态的"靶方"，出自李东垣的《内外伤辨惑论》。以升举阳气、发散郁火为法。《医方集解》谓："柴胡以发少阳之火为君；升、葛以发阳明之火，羌、防以发太阳之火，独活以发少阴之火为臣。"本方以柴胡、升麻、葛根、防风、羌活、独活等风药发散中焦郁火，风药性味辛温，有发散、宣通气机之功效，可疏郁、升阳，用之则可消散郁火；脾胃为气机升降之枢纽，脾升胃降，一身气机得以畅达，故使用人参、甘草治本，补脾益气；佐以白芍苦酸养血敛阴，以防疏散太过。全方散咽喉郁火为标，补脾胃为本，全方并未使用任何清热泻火之药，但"火象"皆消。李东垣治疗郁火有三方，升阳散火汤、升阳益胃汤、补中益气汤，其中升阳散火汤主要针对阳气遏型郁火症，升阳散火为主，补中为辅；升阳益胃汤介于升阳散火汤及补中益气汤之间，治疗阳气虚而湿热郁遏型，补脾益气，又能祛除湿气；补中益气汤为阳气虚型代表方，治疗中气虚象明显，有中气下陷者。此间不同，病患所需调之态各别，临床运用中不得不辨。

（二）咽炎多由菌作祟，冬凌草清热抗菌作靶药

现代研究表明，慢性咽炎另一重要病因为局部反复发生病原微生物如 A 组链球菌、肺炎支原体的感染[10]。冬凌草，又名冰凌草，性味苦、甘、微寒，功效主要有清热解毒、活血止痛。现代药理研究显示[11]，冬凌草含有单萜、倍半萜、二萜等几种萜类化合物，黄酮、少量挥发油、生物碱及其他含氮类化合物等。利用现代技术，提取其中的水溶性活性成分，发现其具有解毒、清利咽喉等功能，对咽喉疾病如急慢性咽炎、扁桃体炎等均有较好的改善作用。机制研究使用巴东冬凌草鲜叶的水提物进行抗菌实验，发现冬凌草水提物对金黄色葡萄球菌、大肠埃希菌、枯草芽孢杆菌、铜绿假单胞菌及白色链球菌等革兰氏阳性菌或革兰氏阴性菌均有抗菌活性，提示其具有广谱的抗菌作用[12]。故其可作为治疗慢性咽炎的靶药。

（三）桔梗甘草同配伍，咽喉疾病基本方

桔梗汤出自《伤寒论》311 条："少阴病，二三日，咽痛者，可与甘草汤。不瘥者，与桔梗汤。"桔梗与甘草的配伍常作为治疗咽喉疾病的基本方，后世因辨证、发病病机不同常加味使用。方中桔梗功善宣肺豁痰、利咽止痛，《名医别录》"疗咽喉痛"；甘草生用能清热

解毒，为治疗慢性咽炎的靶方。现代药理研究发现，桔梗可改善毛细血管通透性、减轻炎症反应，促进炎症消退[13, 14]。生甘草可增加气道黏膜分泌，具有抗炎、抗变态反应[15, 16]。《太平圣惠方》用桔梗汤治疗喉痹肿痛，饮食不下者。两者同用可改善咽喉炎症状态。现代药理学研究表明，桔梗的主要成分桔梗皂苷能够显著提高甘草黄酮类、皂苷类成分的口服相对生物利用度，且两者配伍后具有协同增效作用[17]。两者主要成分合用的时间协同研究提示，桔梗皂苷起效快，但维持时间短，甘草皂苷起效慢，但维持时间相对较长。合并用药后无论是抗炎还是祛痰，有效作用的时间均明显延长[18]。因此，可作为咽喉疾病专病专药，随证加减。

三、病 案 举 隅

患者杨某，男，52 岁。初诊，主诉：咽干，咽痒伴异物感 8 年余。患者 8 年前受凉后出现咽干、咽痒、咽灼痛，咽部有异物感，欲咳不出，遂至当地医院就诊，诊断为慢性咽炎，予口服中药服用后症状未见缓解，平素自行泡服菊花茶，症状反复发作，影响工作及睡眠，遂至我科就诊。刻下症：神疲乏力，自觉咽部发热，伴咽干、咽痛，咽中有异物感，手心发热，劳累后加重，纳呆便溏，舌淡胖苔黄，脉弱无力。

西医诊断　慢性咽炎。

中医诊断　慢喉痹 郁火上炎。

治法　升阳散火。

处方　葛根 30g，升麻 6g，柴胡 9g，羌活 9g，独活 15g，防风 9g，西洋参 6g，桔梗 15g，生、炙甘草各 6g，冬凌草 15g。

14 付，日 1 剂，水煎服，早晚分服。

14 付后咽部症状明显减轻，原方继续服用 1 个月而愈，至今半年未发作。

【按语】　患者神疲乏力，咽部症状劳累后加重，伴纳呆便溏等，提示其脾气虚弱，中焦不运，日久则阳气不得散发，郁积于咽部及四肢等处，郁火上炎，则见自觉咽部发热、干痛、手心发热等症状。患者自以为火热上炎，常年泡服菊花茶，菊花味辛甘苦，性微寒，常用于治疗肝火、疮痈肿毒等实热证，过服则愈伤脾胃，病势缠绵。故方中予升阳散火汤调其郁虚之态，患者咽干、痛症明显，提示郁火日久伤及阴液，故方中葛根用量独大，生发阳气之余，亦可生津止渴；人参改用西洋参，既能补气，又能养阴；加用冬凌草、桔梗、甘草等清热利咽之靶药，态靶结合，直中病机，则疗效显著。

（赖杏荣）

第三节　合并多脏器结节

结节是指在影像学检查中，与周围组织的密度不同，可触及的局限性圆形、椭圆形或形状不规则的肿块。随着生活节奏的加快，结节类疾病的发病率不断提升，如甲状腺结节超声发现的概率达 18%～67%[19]；子宫肌瘤在育龄女性中的发病率为 20%～40%[20]。结节类疾病常引起患者焦虑，严重影响患者生活质量。

临床常见的脏器结节包括甲状腺结节、乳腺结节、肺结节、肝结节、子宫肌瘤等，不同脏器结节的临床表现、合并症、预后虽有不同，但其病因病机、好发人群存在相似之处，且临床常合并出现，存在一定的相关性。

一、多脏器结节的病因病机

研究显示，不同脏器结节的发病具有相关性。王莹莹[21]检测 70 例女性患者的甲状腺、乳腺、妇科彩超，发现甲状腺损害合并乳腺增生或子宫肌瘤占 94.3%，其中三者合并出现的占 45.7%，甲状腺损害合并乳腺增生者占 42.9%，合并子宫肌瘤者占 5.7%。

从内分泌生理角度来看，下丘脑-垂体-靶腺轴通过激素调节反馈机制，可影响到甲状腺、乳腺等多个靶腺体，各靶腺体的激素水平也可以相互影响，导致多器官同病。研究认为，雌激素水平与甲状腺结节的发病呈正相关，其原因可能是雌激素能激发甲状腺干细胞和祖细胞的增殖，并且增加促甲状腺激素的分泌，影响甲状腺功能，从而导致甲状腺结节[22,23]，雌激素也是导致子宫肌瘤的主要危险因素之一。

不同器官的结节类疾病在中医病机、辨证、治疗方面有其共通之处。中医理论认为，情志内伤、肝失疏泄、肝郁脾虚、运化失司，均可造成气机不利，津液失布。痰气搏结，阻于颈前则发为甲状腺结节；凝于乳络则发为乳腺结节；阻滞肝络、肺络则发为肝、肺结节；聚于胞宫则发为子宫肌瘤。也有医家从足厥阴肝经论治内分泌轴上的多器官结节，认为肝经循行与少腹、胸胁、颈部等多部位多脏腑有关，肝之生发疏泄亦与内分泌轴分泌调节激素的功能有关。

二、态靶结合话辨治

（一）益气温阳培正气，调肝理气纠偏态

仝小林教授将临床常见的女性乳腺增生结节、甲状腺结节、子宫肌瘤合并发病称为女性"小二联征"，认为此类患者多为虚态、郁态，乃是由于气虚或阳衰，无力推动气血津液运行，出现气滞血瘀、阳虚痰凝、气郁痰结等多重病机，最终导致痰浊、瘀血等有形实邪阻滞络脉，形成肿块。基于此，《伤寒杂病论》治疗癥瘕积聚重视扶正，常用人参补气助运，桂枝温阳通经，攻邪亦不忘顾护正气，以防攻伐太过、戕害正气。根据中医"阳化气，阴成形"的理论，阳气虚衰无力运化，阴寒凝结成为有形实邪，故治疗结节，尤其是合并多脏腑结节的患者，不应拘泥于发病脏腑，而应从全身出发，通过益气温阳综合调节患者气虚、阳虚的偏态，同时考虑患者的体质和居住生活环境，如在南方湿寒地区，治疗时应尤其注意温阳。

在益气温阳调节虚态的基础上，还要重视调肝理气，纠正郁态。女子以肝为先天，肝气不舒，气机不畅，容易产生情志问题，情志不畅也是结节类疾病产生的重要"因态"之

一，肝失疏泄，气机失调可以影响气血津液的运行输布，气滞水液失布，痰浊内生；气滞血行不畅，瘀血阻络，均可造成结节。调节结节类疾病的"现态"和"因态"均需调肝解郁、调畅情志，调肝包括养肝、疏肝及调理肝经，临床调肝治疗结节常用白芍养肝柔肝，柴胡、香附、郁金疏肝理气，夏枯草清肝散结。

在结节类疾病辨证调态的过程中，视病情从轻到重、病程从短到长，辨证的重点由辨气血，转为辨脉络，再到辨脏腑。新病病程较短，病情较轻，病位多在气血，调态时考虑理气、养血；病程日久，气机不畅，营血亏耗，血脉壅滞，则络损脉伤，脏腑受损，此时病情加重，合并症也增多，病位转为脉络、脏腑，调态时注重通络逐瘀，调节脏腑正气。

对于结节类疾病的调态，也应考虑到其转归，即"果态"。结节的大小、性质变化需要定期复查、预防，或者针对恶性结节，可选用抗肿瘤作用的中药治疗，如莪术、半枝莲、白花蛇舌草、山慈菇，或龟鹿二仙胶等扶正解毒中药等[24]。结节日久，会耗气伤津，损伤脏腑正气，病机由实转虚，对于此类久病结节的患者，应考虑益气、养阴、温阳等扶正治法，如酌情选用黄芪、太子参、麦冬、五味子、肉桂等。

（二）化斑靶方消癥结，靶药精准达脏腑

基于中医"异病同治"的理论，不同脏腑的结节具有相似的病机，均可采用消痰散结的靶药靶方治疗，在调节虚态、郁态的基础上，仝小林教授运用化斑汤（莪术、三棱、浙贝母）作为散结靶方。现代药理研究证实，莪术中的莪术油、β-榄香烯有广谱肿瘤作用，还具有抗炎、抗血小板凝集、抗氧化作用[25]。三棱长于活血化瘀，所含的阿魏酸具有显著的抗炎、抗氧化和抗肿瘤作用[26]。浙贝母根据《本草正》记载，"最降痰气，善开郁结"，能治瘰疬及"痈疡肿毒"。其所含的浙贝母碱能够诱导癌细胞凋亡[26]。

此外，还可以根据不同脏腑的结节选择针对该脏腑的靶药靶方，提高中药诊疗的精准性。如针对甲状腺结节，可选用夏枯草、牡蛎、浙贝母、黄药子；针对前列腺增生，可选用荔枝核、三棱、莪术、茯苓、桂枝；针对子宫肌瘤，少腹逐瘀汤、桂枝茯苓丸等传统名方在临床研究中均对子宫肌瘤有良好疗效，仝小林教授认为子宫肌瘤以"郁"为核心病机，痰郁气滞，血行不畅，瘀血阻滞胞宫为病，创制莪术、三七、枯矾三味小方治疗子宫肌瘤，效果显著。

三、病 案 举 隅

患者，女，39 岁。初诊，主诉：倦怠乏力 1 年，加重 1 个月。患者 1 个月前外院行相关检查：双肺多发小结节伴磨玻璃影（大者直径 0.4cm）；肝内多发低密度结节及肿物（大者 4.2cm×3.1cm）；甲状腺左叶低回声结节（0.8cm×0.38cm）、左叶及峡部囊性结节（0.37cm×0.17cm）；左乳囊性结节；子宫小肌瘤（0.9cm×0.8cm）。现症见：倦怠乏力，记忆力减退，急躁易怒，畏寒，纳可，寐差，多梦易醒，小便正常，大便质黏不成形，日 1次。舌淡胖有齿痕，苔白，脉沉细。患者体型适中，BMI=21.0kg/m^2。辅助检查：甲功五项：FT$_3$ 1.99pmol/L，FT$_4$ ＜3.86pmol/L，TSH 153.838μIU/ml，TG 0.17ng/ml，TGAb 13.4U/ml，TPO-Ab 1.55U/ml；血沉 42mm/h；风湿十一项、女性肿瘤五项、肝肾功正常。患者甲功检查报告来自中国医学科学院肿瘤医院深圳医院（深圳市肿瘤医院），其中 TSH 正常值参考

范围是 0.35～0.51μIU/ml。既往史：HT 合并甲减病史；胸壁隆突性纤维肉瘤术后、胃息肉术后。

西医诊断　双肺结节；甲状腺结节；乳腺结节；子宫肌瘤。

中医诊断　瘿劳 气虚夹痰瘀。

治法　益气化痰，调肝散结。

处方　化斑汤加减。

柴胡 10g，姜半夏 10g，太子参 15g，甘草 5g，黄芩 5g，当归 15g，白芍 15g，川芎 10g，茯苓 20g，白术 20g，浙贝母 10g，远志 20g，香附 10g，黄芪 15g，莪术 20g。

14 付，日 1 剂，水煎服，早晚分服。嘱患者调适心情，规律作息，予左甲状腺素 50μg qd 补充甲状腺素。

二诊　患者情绪改善，急躁易怒、乏力倦怠改善，下肢不温，舌边尖少苔，舌中苔黄腻，脉沉弱。辅助检查：甲功五项示 FT$_3$ 3.12pmol/L，FT$_4$ 0.70pmol/L，TSH 42.675μIU/ml，TGAb 11.020U/ml，TPO-Ab 2.20U/ml；患者以下甲功检查报告来自广州中医药大学深圳医院（福田），其中 TSH 正常值范围是 0.56～5.91μIU/ml。血沉 40mm/h。腹部彩超：肝血管瘤（5.3cm×4.3cm）；肝囊肿（1.4cm×1.1cm）。中药在前方基础上加黄芪 30g，调整散结靶药（选用浙贝母 15g，莪术 20g，夏枯草 20g，牡蛎 35g），加减继服 1 个月。

三诊　患者仍有寐差多梦，余症状改善。辅助检查：甲功五项示 FT$_3$ 3.73pmol/L，FT$_4$ 1.02pmol/L，TSH 0.304μIU/ml，TGAb 7.620U/ml，TPO-Ab 1.80U/ml；血沉 34mm/h。中药加用酸枣仁 30g，茯神 25g，加减继服两个月。

两个月后　患者纳眠可，无明显不适症状。辅助检查：甲功五项示 FT$_3$ 2.90pmol/L，FT$_4$ 1.14pmol/L，TSH 0.252μIU/ml，TGAb 3.280U/ml，TPO-Ab 1.50U/ml；血沉 23mm/h。甲状腺彩超：甲状腺左叶低回声结节（0.5cm×0.4cm）。中药以益气通络、调肝安神为主，予黄芪 35g，炒白术 25g，柴胡 10g，炒白芍 20g，莪术 35g，延胡索 20g，首乌藤 30g，芡实 30g，炒酸枣仁 30g，远志 20g，浙贝母 15g，诃子 10g，郁金 10g，桂枝 15g，茯神 25g。继服 14 剂。

【按语】　本例患者存在素体气虚气郁的"因态"，兼有桥本甲减，全身代谢减慢，气血津液运行不畅，形成气、痰、瘀互结的"态"，表现为全身多脏腑结节。因此中医辨为"气虚夹痰瘀"，中药选用黄芪、太子参、白术、茯苓益气健脾，扶助正气；川芎、白芍、香附、柴胡疏肝理气，综合调态。针对结节选用化痰散结靶药浙贝母、莪术、夏枯草、牡蛎，针对患者的失眠症状加用安神助眠之靶药酸枣仁、茯神，并灵活应用多种中医适宜技术共同治疗。态靶结合，在宏观调态的基础上精准治疗，有效减轻患者的临床症状，改善甲功、血沉等理化指标，并使甲状腺结节减小，控制结节的进展。

（刘添娇）

第四节　阴虚火旺型多囊卵巢综合征

多囊卵巢综合征（polycystic ovary syndrome，PCOS）是育龄期女性常见的生殖内分泌紊乱性疾病，在各国之间的患病率高达 5%～10%[27]，中国为 5.6%[28]，随着生活方式、环境等改变，其发病率具有上升趋势。PCOS 具有发病原因不明，临床表现高度异质性的特点，高雄激素血症是其重要的病理特征之一。研究显示 80%～85% 的 PCOS 患者具有雄激素增多的临床或生化表现[29]，因此，降低雄激素是 PCOS 的基础治疗之一。中医药作为我国独特的医疗资源，临床实践已证明其在改善患者的临床表现、生化指标等方面发挥了重要作用。辨证论治对中医治疗该病起到十分关键的作用。然而，临床在强调辨证的同时，往往忽略了 PCOS 本身所具有的病理机制，缺乏对该病整体的把握。因此，这就提示我们有必要寻求一种新的辨治思维和策略，抓准 PCOS 不同病理特征的核心病机，以提高临床疗效以及治疗的可重复性和精准性。下文结合仝小林教授的"态靶辨治"理论浅谈阴虚火旺型多囊卵巢综合征的辨治思路。

一、多囊卵巢综合征的病因病机

中医学中并没有 PCOS 这一病名，但可根据临床表现判断其属于"月经失调"、"闭经"、"不孕症"、"癥瘕"等范畴。其常见病因有先天因素、生活因素、情志因素、体质因素等。中医学者认为本病是因"肾-天癸-冲任-胞宫"生殖轴功能失调导致，病机以肾、肝、脾三脏功能失常为本，血瘀、痰湿、气滞为标，本虚标实，虚实夹杂，其中医证型主要集中在肾虚证、肝郁证、痰湿证、血瘀证几类及其相关兼证。

肾为封藏之本，内藏先天之精，是生殖的根本，正如傅青主所言："经水出诸肾。"故经孕之本在于肾，而肾藏精，精化血，血气充盈冲任胞宫又为女性的经带胎产提供物质基础。脾为后天之本，气血生化之源，脾虚则无以生气血，气血不足则无以养胞，冲任失调，血海失于溢泄。肝主疏泄，肝气过盛而乘脾，脾失健运，津液输布异常，聚湿生痰，故肢体肥胖；肝郁日久化火，火性炎上，泛溢肌肤，而生痤疮。因而本病的治疗牵涉脏腑较多辨治相对复杂。

二、态靶结合话辨治

（一）阴虚火旺型 PCOS 的"态靶因果"分析

"态靶因果"中"态"是指机体所处的状态、环境，当机体的阴阳平衡被打破，就会出现各种病"态"。虚火即为本型患者所处之态。"靶"即目标，包含疾病、症状、临床指标3 个层次的含义。肾阴虚火旺型患者的靶可分为以下 3 个方面：①临床表现，痤疮、面红、脱发、月经稀发、闭经或不孕；②生化指标，血清睾酮水平升高；③影像学指标，单侧或双侧卵巢呈多囊样改变。"因"即因态，对疾病的认识前移，认清疾病的病因并准确截断，防止疾病的发展。PCOS 的病因至今尚不清楚。"果"即果态，是对疾病发展、预后的动态把握，强调临床诊疗过程中要提前干预，将预防理念贯穿始终。PCOS 的"果"为子宫内膜增生、子宫内膜癌等。

（二）靶方——知柏地黄汤浓缩方

知柏地黄汤浓缩方是由知柏地黄汤化裁而成，为治疗肾阴虚火旺型 PCOS 患者的靶方。

知柏地黄汤出自清代吴谦所著的《医宗金鉴》，由六味地黄丸加知母、黄柏组成，主治肾阴不足，虚火亢盛证，为滋阴降火之代表方，其中，知母，味苦、甘，性寒，归肺、胃、肾经，善清虚火燥热，《本草纲目》曰："知母之辛苦寒凉，下则润肾燥而滋阴，上则清肺金泻火。"善"泻无根之肾火，疗有汗之骨蒸，止虚劳之热，滋化源之阴"（《用药法象》）。黄柏，味苦，性寒，归肾、膀胱、大肠经，"黄柏补水，能清自下泛上之阴火，火清则水得坚凝，不补而补也"（《得配本草》），能"治膀胱命门中之火"（《本草纲目》），与知母相须为用，有"金水相生之义"，故为滋阴降火之要药。仝小林教授在临床应用时将熟地黄易为生地黄，以增强滋阴泄火之功效。生地黄，味甘、苦，性寒，归心、肾、肝经，能"内凉血滋阴，外润皮肤荣泽"、"病人虚而有热者宜加用之"（《本经逢原》）。笔者在临床实践中发现，以上三味药合用，常用剂量均为 30g 时，能显著改善患者的痤疮、面红、脱发等阴虚火旺状态。因此，将以上三味药命名为知柏地黄汤浓缩方，即为治疗阴虚火旺型 PCOS 的靶方。运用滋肾阴泄火法治疗 PCOS 高雄激素血症（HA）患者，结果显示该法能显著降低 PCOS 患者的血清睾酮水平，改善痤疮等临床症状[30]。由此可知，知柏地黄汤浓缩方所含的药物（知母、黄柏、生地黄）既可以调态，又可以打靶，为态靶同调的靶方。该方可针对肾阴虚火旺型 PCOS 患者发挥整体调节作用，改善机体所处的病态环境，即古人所认为中药治病是"以偏纠偏"，利用药物的偏性来纠正机体的"阴阳偏盛偏衰"，以恢复整体的阴阳平衡。

（三）靶药——淫羊藿、菟丝子

仝小林教授在临床实践中发现，促进阴虚火旺型 PCOS 患者卵泡的发育、成熟的靶药主要为淫羊藿、菟丝子。其中，淫羊藿始载于《神农本草经》，味辛、甘，性温，归肝、肾经，具有"补命门，益精气，坚筋骨"的功效（《本草纲目》），专补命门之不足。现代药理研究表明，淫羊藿具有雌激素样作用，其提取物可显著降低小鼠促卵泡生成素水平[31]，升高 PCOS 大鼠血清雌_醇水平，降低睾酮水平，调节黄体生成素/卵泡刺激素（LH/FSH），改善卵巢功能[32]。菟丝子，味辛、甘，性平，归肝、肾、脾经，具有补益肝肾、固精缩尿、安胎、明目、止泻的功效，"补而不峻，温而不燥"（《本草汇言》），且"于滋补之中，皆有宣通百脉，温运阳和之意"（《神农本草经》）。《本草正义》云："菟丝为养阴通络上品。其味微辛，则阴中有阳，守而能走，与其他滋阴诸药之偏于腻滞者绝异。"研究发现菟丝子可促进下丘脑-垂体-性腺轴功能的恢复，提高垂体及卵巢对激素的反应性，促进卵泡的发育，增强卵巢激素受体的数目与功能，具有类雌激素样活性[33]，能明显改善卵巢功能，促进卵泡发育、优势卵泡成熟及颗粒细胞增殖[34]。

淫羊藿、菟丝子均具有雌激素样作用，笔者常用两者作为促进卵泡发育、成熟的靶药，临床常用剂量均为 15~30g。雌激素的有效补充可改善 PCOS 患者的月经稀少、闭经等症状[35]。月经的来潮即子宫内膜的剥脱，可预防 PCOS 患者的果态——子宫内膜增生、子宫内膜癌的发生。两者均具有增加雌激素，促进卵泡发育的作用。由于雌激素的合成是以雄激素为底物，故淫羊藿、菟丝子两者合用，可以配合靶方在降低雄激素的同时不影响雌激素的生成。此外，两者药性均偏温，可以佐制靶方——知柏地黄汤浓缩方中药物的寒凉之性，以免损伤脾胃。

三、病案举隅

患者，女，24岁。初诊，主诉：月经后期10年。10年前无明显原因，患者月经推后，2～3个月行经1次，量中等，有血块，色暗，经期无腰腹疼痛。2012年在北京某医院诊为PCOS，之后至2016年2月间断口服炔雌醇环丙孕酮片，服药期间月经正常，停药后月经仍延后。末次月经为2016年4月20日（服黄体酮胶丸行经），末次月经为6月2日（服黄体酮胶丸行经），于6月3日来我院查女性激素示卵泡刺激素（FSH）6.1（3.03～8.08）mIU/ml，黄体生成素（LH）6.37（1.8～11.78）mIU/ml，雌二醇（E_2）23（21～251）pg/ml，睾酮（T）0.62（0.108～0.569）ng/ml，泌乳素（PRL）21.74（5.18～26.53）ng/ml，胰岛素、血糖、甲状腺激素、皮质醇、促肾上腺皮质激素均正常。6月11日查B超示子宫大小3.8cm×3.9cm×2.9cm，内膜厚0.5cm，双侧卵巢呈多囊样变。刻下症：腰酸，足跟痛，性急易怒，脱发，口干，面红，纳可，眠安，大便调，舌质红，苔薄白，脉弦细。

西医诊断 PCOS。

中医诊断 月经后期 阴虚火旺。

治法 滋阴泻火，养阴柔肝。

处方 知柏地黄汤加减

知母30g，黄柏15g，生地黄30g，淫羊藿30g，菟丝子30g，山茱萸15g，杜仲30g，白芍15g，生甘草10g。

7付，日1剂，水煎服，早晚分服。

二诊 患者因来京不方便，自行于当地医院开上方21付，全部服完。现偶有腰酸、足跟痛，口干、面红消失，舌淡红，苔薄白，脉弦细。2016年7月12日复查女性激素均正常，其中睾酮0.47ng/ml。复查B超示内膜厚0.7cm，右卵巢内可见一个大小为1.3cm×1.5cm的优势卵泡。患者阴虚火旺的状态已大部分祛除，且出现了优势卵泡，故改以他法调经。

【按语】 该患者月经推后10年，B超示双侧卵巢呈多囊样变，西医已明确诊断为PCOS。根据其腰酸、足跟痛、性急易怒、脱发、口干、舌质红、苔薄白、脉弦细等临床表现，辨证为肾阴虚火旺。治法以滋阴泄火为主，佐以养阴柔肝。治疗以知母、黄柏、生地黄滋肾阴、清虚热，调"虚火"态，并改善标靶——血清睾酮水平。用淫羊藿、菟丝子促进卵泡发育，改善月经周期以打靶。结合患者腰酸、足跟痛、脱发等症状，使用杜仲30g，山茱萸15g以补肾填精。辅以白芍15g养阴柔肝，改善性急易怒症状。二诊时患者腰酸、足跟痛已明显好转，口干、面红消失，说明患者之前所处的肾阴虚火旺的状态已基本祛除，并且血清睾酮降至正常和出现了优势卵泡。全方以"态靶因果"辨治方略为指导组成，取得了满意疗效。

（张莉莉）

参 考 文 献

[1] 靳培英. 痤疮的分型论治[J]. 中华皮肤科杂志，2002，35（1）：67-69.

[2] 刘庆帮，吴德. 从火热病机辨治痤疮探讨[J]. 新中医，2011，43（12）：1-2.

[3] 石乃玉，董华民，黄海金. 丹参酮药理及临床应用[J]. 中国医师杂志，2001，3（2）：150-151.

[4] 蒋献，何燕，李利. 一清胶囊对痤疮丙酸杆菌及表皮葡萄球菌的体外抑菌作用研究[J]. 中国药房，2009，20（33）：2573-2574.

[5] Cuélla M J, Giner R M, Recio M C, et al. Two fungal lanostane derivatives as phospholipase A2 inhibitors[J]. Journal of Natural Products，1996，59（10）：977-979.

[6] 张明发，沈雅琴. 薏苡仁药理研究进展[J]. 上海医药，2007，28（8）：360-363.

[7] 林云，江林，蒋健，等. 蒲公英的药理作用研究进展[J]. 中国现代中药，2011，13（8）：42-47.

[8] 翁小刚. 蒲公英汤对卵巢切除小鼠脑内和血清中雌二醇及孕酮含量的影响[J]. 国外医学（中医中药分册），2001，23（6）：346-347.

[9] 黄选兆，汪吉宝，孔维佳. 实用耳鼻咽喉头颈外科学[M]. 2版. 北京：人民卫生出版社，2008.

[10] 杜利军，张莉滟，吕志跃，等. 180例慢性咽炎患者咽部细菌分布的调查与分析[J]. 热带医学杂志，2007，7（11）：1103-1105，1115.

[11] 闫学斌，雷萌，可钰，等. 冬凌草的化学成分研究[J]. 化学研究，2006，17（3）：80-82.

[12] 宋发军，吴士筠，梁建军. 巴东冬凌草的抗菌活性研究[J]. 中南民族大学学报（自然科学版），2004，23（4）：9-11.

[13] 邹葭霜，单进军，谢彤，等. 桔梗皂苷D的研究进展[J]. 中成药，2014，36（4）：823-827.

[14] 罗祖良，李倩，覃洁萍，等. 光果甘草的研究进展[J]. 中草药，2011，42（10）：2154-2158.

[15] 邹葭霜. 基于药代动力学的桔梗汤配伍机制研究[D]. 南京：南京中医药大学，2014.

[16] 刘彬，齐云，宋杨，等. 甘草皂苷与桔梗皂苷合用的时间协同研究[J]. 中国实验方剂学杂志，2007，13（4）：28-31.

[17] 高惠宝，宁光. 内分泌系统[M]. 上海：上海交通大学出版社，2012.

[18] 陈静，单永梅. 疏肝散结汤联合米非司酮在腹腔镜术后子宫肌瘤患者中的应用[J]. 中国合理用药探索，2021，18（2）：30-34.

[19] 王营营，钱秋海. 甲状腺损害患者与乳腺增生、子宫肌瘤的相关性研究及中医学认识[J]. 江西中医药，2013，44（10）：25-27.

[20] 王昆. 甲状腺结节相关危险因素的流行病学调查研究[D]. 南京：南京中医药大学，2016.

[21] 黄惠铭，杨爱琳，田颖颖，等. 肿瘤耐药性产生机制及中药逆转作用的研究进展[J]. 中国实验方剂学杂志，2022，28（1）：92-99.

[22] 陈晓军，韦沽，苏华，等. 莪术药理作用的研究新进展[J]. 药学研究，2018，37（11）：664-668，682.

[23] 刘军标，熊英，杨堃，等. 三棱活性成分研究概况及质量标志物的预测分析[J]. 中国药房，2021，32（6）：763-768.

[24] Sharpless J L. Polycystic ovary syndrome and the metabolic syndrome[J]. Clinical Diabetes，2003，21（4）：154-161.

[25] Ghazeeri G, Kutteh W H, Bryer-Ash M, et al. Effect of rosiglitazone on spontaneous and clomiphene citrate-induced ovulation in women with polycystic ovary syndrome[J]. Fertility and Sterility，2003，79（3）：562-566.

[26] Azziz R，Carmina E，Dewailly D，et al. The androgen excess and PCOS society criteria for the polycystic ovary syndrome：the complete task force report[J]. Fertility and Sterility，2009，91（2）：456-488.

[27] 刘新敏，徐信，郑冬雪，等. 加减知柏地黄汤治疗肾阴虚火旺证多囊卵巢综合征高雄激素血症的临床观察[J]. 中国中西医结合杂志，2018，38（1）：29-32.

[28] 徐彩生，罗丽莉，曾如辉，等. 淫羊藿总黄酮对多囊卵巢综合征大鼠性激素水平的影响[J]. 重庆医科大学学报，2013，38（2）：147-150.

[29] Li X H. Research advances in pharmacological action of Chinese Dodder seed[J]. Mod Med Health，2012，28（3）：402-403.

[30] 黄晓，吉柳，谢红梅，等. 二甲双胍治疗多囊卵巢综合征研究进展[J]. 中国药房，2014，25（12）：1143-1145.

索　引